LEÇONS

SUR LES

PHÉNOMÈNES PHYSIQUES

DE LA VIE.

IMPRIMERIE DE MOQUET ET COMPAGNIE ,
Rue de la Harpe, 90.

LEÇONS

SUR LES

PHÉNOMÈNES

PHYSIQUES

DE LA VIE,

PROFESSÉES AU COLLÉGE DE FRANCE

Par M. MAGENDIE,

RECUEILLIES PAR C. JAMES,

INTERNE DES HÔPITAUX.

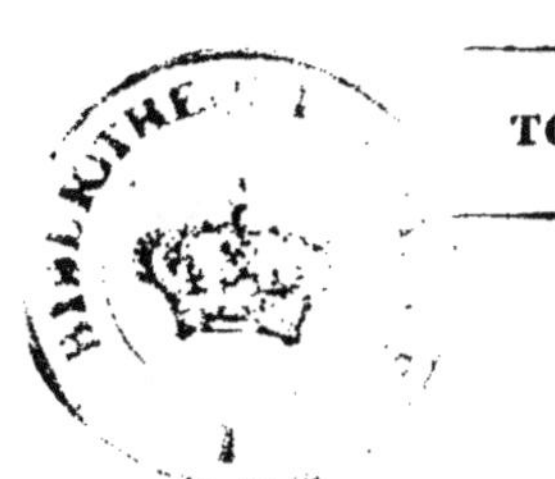

TOME III.

PARIS,

J.-J. ANGÉ, ÉDITEUR,

RUE GUÉNÉGAUD, 19.

1837.

LEÇONS

SUR LES

PHÉNOMÈNES PHYSIQUES

DE LA VIE.

PREMIÈRE LEÇON.

22 avril 1857.

MESSIEURS,

Je ne veux pas reprendre le cours de nos expériences sans vous rappeler en quelques mots les
sujets que nous avons traités dans le précédent
semestre. Il sera d'autant plus important de mettre
sous vos yeux les principaux résultats où nous
sommes arrivés qu'à chaque instant nous invoquerons dans nos études ultérieures l'autorité des
faits qui doivent maintenant nous être familiers.

Magendie. III.   1

En physique, un phénomène n'est bien souvent que la conséquence d'un autre phénomène. Un problème paraît compliqué parce qu'on néglige d'analyser les éléments qui le constituent, et qui, isolés, sont souvent d'une grande simplicité. L'hydraulique animale est une question des plus importantes par ses applications à la physiologie de l'homme sain comme à celle de l'homme malade, par l'étroite alliance qui l'associe aux destinées de notre art. Il faut le dire, jusqu'à présent on l'a peu étudiée : ce qu'on sait n'est rien auprès de ce qui reste à apprendre. Et pourtant des hommes d'un grand talent ont écrit des volumes sur la circulation du sang et ont épuisé, à ce sujet, tout ce que l'esprit a de ressources, l'imagination de conceptions brillantes. Pourquoi leurs travaux ont-ils été en grande partie stériles? parce que de déplorables préjugés dominant dans la science, comprimaient tout essor vers la vérité; les meilleurs esprits ne pouvaient secouer leur joug importun.

Les mots de *humoriste*, *solidiste*, tour à tour en honneur ou proscrits, ont été créés pour désigner les adeptes de deux grandes sectes médicales. Les premiers rattachaient tout aux liquides, les seconds tout aux solides. L'économie entière se trouvait ainsi partagée en deux éléments qui, au dire d'ardents adeptes, devaient mutuellement s'exclure.

Le solidisme est maintenant le système prédominant, je dirai même exclusif. Cependant, Messieurs, la composition physique et chimique du liquide vivant est aussi importante à connaître que les tissus de nos organes. Nos appareils ne fonctionnent qu'à la condition que des courants sanguins versent sans cesse dans leur parenchyme de nouvelles substances, et entraînent celles qui ne doivent plus servir à la nutrition. Si vous n'envisagez que les modifications de texture des solides, vous vous mettez à la place d'un mécanicien qui, dans une machine hydraulique, négligerait les liquides pour concentrer toute son attention sur l'état des chaudières, des tuyaux, des réservoirs, etc.

Oui, celui-là s'abuserait étrangement qui voudrait faire de la médecine seulement avec les renseignements fournis par les lésions matérielles des organes. Malheureusement, telle est la prétention de certains hommes dont le but est fort louable, mais dont les moyens d'exécution me semblent on ne peut plus défectueux. L'observation, disent-ils, l'observation est tout dans la science. Jusqu'à nous, on n'a pas su observer : avec nous commence une ère nouvelle. Je veux bien me contenter d'applaudir à ce que cette proposition renferme de sage et ne point relever ce qu'elle a de présomptueux. Sans doute les anciens médecins ne connaissaient point l'art de grouper les chiffres, de tirer de faits isolés des préceptes généraux ; mais au lieu de tables statistiques, ils nous ont laissé des modèles inimitables d'un tact exquis et d'une rare sagacité d'observation. Mais qu'importe ? Ceci ne change rien à la question, et pour avoir méconnu les travaux de vos prédécesseurs, les vôtres n'en auront pas moins de prix : voyons donc un peu quelle marche vous suivez.

D'abord vous énumérez les qualités qu'il faut réunir pour faire un bon observateur, les préceptes dont l'usage facilite l'examen des maladies, la manière d'interroger les organes, l'ordre qu'il convient d'adopter, en un mot, les formalités préliminaires d'une étude plus sérieuse. Arrivons à l'application des principes. Les solides sont successivement passés en revue, leurs moindres nuances de couleur, de consistance, de densité minutieusement scrutées. Il en est de même des symptômes qui se rattachent à chaque lésion organique. Quant aux liquides, pas un mot. Non, Messieurs, il n'en est pas question. Lisez plutôt ce qu'on a écrit dernièrement sur l'art d'observer : je suis encore sous l'impression de cette lecture que je faisais il n'y a que quelques jours, et je déplorais les fâcheuses conséquences que des omissions graves entraînent dans la marche des études médicales. L'observation consiste à tout voir, à tout embrasser. Oublier les liquides, c'est négliger le point le plus capital, c'est reculer jusqu'au berceau de la science.

Aussi, à propos de la circulation, ne nous sommes-nous pas contentés de l'examen des pompes et des tuyaux. Le liquide a été envisagé avec un soin tout spécial ; ses propriétés physiques et chimiques nous ont arrêté à cause de leur importance dans la production des phénomènes hydrodynamiques. Nos notions sont ici très restreintes. Ce que nous savons de la composition du sang,

nous montre bien toutes les difficultés que la nature avait à résoudre, mais il ne nous apprend pas
comment elles les a surmontées.

Dans les machines ordinaires, le liquide est
presque toujours le même : l'eau est celui dont on
fait le plus habituel usage. Ceci vous explique
comment on a très peu tenu compte, dans l'appréciation des difficultés mécaniques, de la nature et
des éléments des liquides. Il est toutefois des circonstances qui compliquent le problème et qu'il
importe' de prendre en grande considération. Je
n'en veux qu'un exemple. L'eau qui se distribue
dans les divers quartiers de Paris n'est point partout la même : celle d'Arcueil contient une notable
quantité de carbonate de chaux qui se dépose
sous forme solide dans ses tuyaux, oblitère leur cavité et nécessite de fréquents travaux pour les net-
toyer. Si des conduits aussi considérables que
ceux-là se trouvent bouchés par des dépôts calcaires, que serait-ce s'il s'agissait de tubes aussi fins
que les ramifications capillaires ? Cependant la
même difficulté mécanique se rencontre pour le
sang, ou plutôt la nature des obstacles est bien plus
puissante et bien plus compliquée. Le liquide vivant ne contient pas seulement quelques particules susceptibles de se solidifier, il charrie avec
lui des myriades de petites lentilles suspendues
dans une matière éminemment coagulable. Le
moindre arrêt dans ses canaux le ferait se prendre
en masse : de là des obstructions d'abord partielles,
puis générales, la distension des parois vasculaires qui ne pourraient plus revenir sur elles–mê-

mes, par suite de cessation de la circulation. L'ingénieur chargé de veiller à la distribution des eaux dans la capitale ne jette point le cri d'alarme dans les quartiers où les tuyaux hydrauliques sont bouchés ; les ouvriers n'apportent point, au lieu d'outils, des pompes à incendie : cependant, Messieurs, il s'agit de feu. *L'inflammation* s'est développée dans les conduits en fonte comme elle se développe dans nos conduits vivants; car le liquide a cessé de se mouvoir. C'est là une idée absurde! direz-vous. Oui, Messieurs, et ce qui est plus absurde encore, c'est qu'elle ait servi de base à une doctrine dont chaque jour vous voyez crouler les derniers débris.

Lors même que vous supposeriez que le sang a la limpidité de l'eau distillée, vous ne pourriez pas davantage expliquer son passage dans les infiniment petits canaux appelés capillaires. Tirez un tube en verre à la lampe d'émailleur, et essayez de faire passer un liquide dans sa cavité, vous aurez beaucoup de peine, si même vous y réussissez. Cependant son diamètre comparé au diamètre du capillaire représente un large conduit. Prenez un tube plus fin encore ; il n'est plus perméable. Le problème que la nature a si admirablement résolu est donc beaucoup plus compliqué, car il ne s'agit pas d'un fluide limpide, mais bien d'une liqueur visqueuse, de tuyau d'un certain volume, mais bien d'un tuyau inappréciable à l'œil nu.

Une circonstance fort curieuse sous le rapport physique, c'est que la moindre modification apportée dans la faculté qu'a le sang de se coaguler entraîne des troubles immédiats. On conçoit comment l'injection d'un acide dans les veines empêche la circulation par la formation de caillots qui se déposent dans les conduits vasculaires et obturent leur lumière. Mais ce qu'on ne peut s'expliquer, c'est que le sang, par cela seul qu'il ne peut plus se prendre en masse, cesse de respecter la barrière que lui opposent les parois de ses tuyaux pour s'épancher dans les tissus voisins. Rappelez-vous nos expériences sur la fibrine, le sous-carbonate de soude, l'éther œnanthique. Toujours nous avons rencontré des transsudations morbides du sang en substance ou de quelques-uns de ses éléments. Je vous avais fait remarquer que dans les dernières saignées faites aux animaux *défibrinés*, il se déposait sous forme de caillots un masse demi-solide que je me proposais d'examiner avec soin. Il m'a semblé qu'elle était constituée par de l'albumine, mais de l'albumine d'une nature particulière, se coagulant spontanément à la manière de la fibrine. Je ne partage pas l'opinion des chimistes qui pensent que l'albumine et la fibrine ne sont qu'une même substance sous deux aspects différents : leurs propriétés me paraissent trop bien tranchées pour qu'on puisse établir entre elles une complète analogie. Seulement j'ai cru trouver ici quelques caractères communs importants à signaler.

Un des plus grands services que la chimie pût rendre à la médecine, ce serait de lui fournir les moyens de restituer au sang sa coagulabilité. Bon nombre de maladies, et ce sont les plus meurtrièrés, sont évidemment liées à une altération de ce liquide tel qu'il ne peut plus se prendre en masse pour former un caillot. La peste, le choléra, le typhus, la fièvre jaune, la fièvre typhoïde, etc., reconnaissent, sinon comme cause unique, du moins comme un de leurs principaux éléments, un défaut de coagulabilité du sang. Et ce vomissement noir, si fréquent dans les contrées méridionales, croyez-vous qu'il faille l'expliquer autrement que par une exhibition morbide du sang à travers ses conduits poreux ? Le même phénomène arrive chez les animaux dont nous avons altéré les liquides par une injection dans les veines de matière putride. Quelques atomes suffisent pour développer cet accident, presque constamment mortel.

Il est une maladie qui excite en ce moment d'orageux débats au sein de l'Académie de médecine : on discute pour savoir quel est le traitement qu'il convient d'adopter contre la fièvre typhoïde. L'empirisme des chiffres paraît destiné à trancher la question que n'ont pu résoudre d'éloquents plaidoyers en faveur de telle ou telle méthode. Sans vouloir prendre part à la lutte, je vous ferai observer combien on est loin du génie même de la maladie, alors qu'on n'envisage que l'éruption de quelques follicules ou la coloration de la muqueuse intestinale. Ces engorgements des parotides, ces obstructions pneumoniques, ces pétéchies, cette décomposition putride qui avait si fortement frappé les anciens médecins, ce sont là autant de symptômes liés à un principe morbide général. Quel est

l'agent matériel destiné à mettre en relation les
divers tissus de l'économie vivante ? C'est le sang.
Supposez ce liquide altéré, et vous vous rendrez
admirablement raison des troubles qui frappent
chaque organe, chaque appareil. J'ai dit supposez;
j'aurais pu parler avec plus d'assurance, car tous
les observateurs ont été frappés de l'état particulier du sang extrait de la veine chez les individus
atteints de fièvre typhoïde. On a compté minutieusement le nombre des plaques ulcérées, leurs variétés depuis l'aspect *gaufré* jusqu'à la décou-
pure de leurs bords comme avec un *emporte-pièce*,
mais on s'est tû sur la composition des liquides.
C'est à peine si l'on dit que le caillot était mou,
petit, diffluent, ou qu'il n'existait pas. Et cependant croyez – vous que ces modifications des
propriétés physiques du sang ne soient pour rien
dans les phénomènes morbides? qu'il soit indifférent que ce liquide ait ou n'ait plus la faculté de se
solidifier ? Nos expériences sont là pour répondre
à une semblable question. J'ai été conduit par les
recherches auxquelles je me suis livré, à regarder
comme très probable, j'ai presque dit comme certaine, l'opinion qui veut que la fièvre typhoïde
reconnaisse pour point de départ une altération du
sang : s'il me fallait préciser davantage, je dirais
que cette altération consiste principalement dans
un défaut de coagulabilité. On peut guérir avec
les purgatifs; c'est incontestable : on peut guérir
avec les saignées, ainsi que l'atteste le témoignage
des médecins qui, à toutes les époques, les ont pres-
crites sous toutes les formes. On peut guérir avec

tous les traitements imaginables, le meilleur, à mon avis, est de rester à peu près inactif. Mais, Messieurs, on meurt aussi avec tous, et je crois qu'ici la mort ne deviendra *une exception* que quand on sera parvenu à restituer au sang l'intégrité de ses propriétés. Nous avons trouvé le moyen de lui enlever sa coagulabilité : il s'agit maintenant de chercher à la lui rendre.

Nous vous avons dit en parlant de la circulation pulmonaire que la température plus élevée du sang, après son contact avec l'oxigène, favorisait sa marche dans les tuyaux : ceci est également important à noter relativement à la propriété dont il jouit de se solidifier. Chaque année pendant l'hiver nous recevons dans nos hôpitaux des individus dont les orteils ont été gelés par suite de l'impression long-temps prolongée d'un froid excessif. Les points mortifiés deviennent bleuâtres, livides, peu à peu ils se détachent des tissus encore vivants, enfin on les sépare avec l'instrument tranchant ou ils tombent par escarres. Que s'est-il passé dans ces parties privées de vie ? Par l'effet d'un abaissement subit de température, le sang s'est coagulé dans ses canaux, la circulation s'est suspendue dans le membre qui a été frappé de mort. Les caillots fibrineux ont agi dans ce cas comme la ligature appliquée sur les parois d'une artère. Le sang a cessé de parcourir ses conduits devenus imperméables, et soumis comme toute substance animale aux lois de la décomposition, il s'est altéré en altérant les tissus ambiants.

Mais, Messieurs, l'influence du froid n'est pas

la seule cause capable de solidifier le sang , et par
suite de frapper de mort les parties auxquelles ce
liquide était destiné; il est une maladie qu'on observe surtout chez les vieillards, et qui pour cette
raison a reçu le nom de gangrène *sénile*. Vous la
trouverez décrite dans tous les traités de chirurgie depuis les premiers moments de son apparition , jusqu'à sa terminaison qui est ordinairement la mort. Quels sont ses caractères anatomiques ? Si elle frappe le membre inférieur, vous
trouvez les artères de la jambe, ou même la poplitée et la fémorale bouchées par des caillots solides , adhérant aux parois vasculaires et formant
une digue contre laquelle la colonne sanguine
vient battre inutilement. Plusieurs fois j'ai eu l'occasion de rencontrer sur le cadavre ces altérations.

Savoir que le sang s'est coagulé, ce n'est pas avoir
beaucoup avancé la question ; ce qu'il importe
surtout de bien connaître, de bien établir, c'est
la cause première qui lui a ôté la propriété de rester fluide. Les anciens attribuaient à l'impuissance des contractions du cœur l'arrêt de la circulation ; aussi prescrivaient-ils une médication
stimulante. Les modernes n'ont pas laissé échapper une occasion si belle d'enrôler cette maladie
dans la grande famille des inflammations, et ils en
ont fait une artérite. Le traitement a dû nécessairement se ressentir de cette diversité d'opinions :
aux topiques excitants on a substitué les sangsues
et les moyens antiphlogistiques. Ici encore les liquides ont été mis hors de cause. Il semble pourtant bien naturel de supposer que le sang peut

s'altérer lui-même, sans maladie intérieure de ses conduits, de manière à perdre sa fluidité. Quelques gouttes d'acide sulfurique introduites artificiellement dans le torrent circulatoire suffisent pour le coaguler, et vous ne voulez pas qu'un élément morbide quelconque, développé dans l'économie ou apporté du dehors, produise les mêmes effets ? On a trouvé les parois artérielles rouges ! Oui, mais parce qu'elles sont poreuses et qu'elles se sont laissé imbiber par la matière colorante du sang. Ce sont là des effets tout mécaniques; probablement aussi leur cause doit-elle être cherchée dans les modifications physiques des liquides.

Je n'ai pas prétendu que toute espèce de trouble survenu dans les divers points de l'appareil vasculaire, doive être rattaché à une altération du sang. Ce qui est constant pour moi, c'est qu'une foule de maladies reconnaissent une semblable origine. J'aurais pu énumérer la longue liste de celles que je crois devoir être rattachées à un principe morbide, charrié par les liquides ; mais ennemi de toute théorie hypothétique, j'ai dû prendre mes réserves et abandonner à l'observation la solution de ces graves questions. J'ai prononcé le mot observation, j'aurais peut-être mieux fait de développer ma pensée en d'autres termes. Un bon observateur n'est point à mes yeux celui qui ne sait qu'additionner des symptômes, interroger les solides dans une minutieuse autopsie : c'est là quelque chose, sans doute, mais ce n'est pas tout. Il faut encore soumettre à l'analyse le sang, ce liquide dont les fonctions sont telles qu'à peine elles se

troublent, l'organisme est bouleversé dans son ensemble, ou du moins dans quelques-uns de ses
grands appareils.

C'est surtout dans la fièvre d'hôpital proprement
dite qu'on voit partout, sous toutes les formes, le sang
transsuder à travers ses vaisseaux et pleuvoir entre les mailles de chaque tissu. Je n'ai eu que trop
d'occasions d'étudier cette maladie en 1814, lorsque
de la Pologne et de l'Allemagne elle arriva jusqu'à
Paris. Chez les individus qui y succombaient, nous
trouvions des exhalations sanguines dans les muscles, les membranes muqueuses, la substance nerveuse, les divers parenchymes et jusque dans les cellules osseuses. Plusieurs fois j'ai rencontré des épanchements de sang liquide dans les cavités séreuses.
On voulut comme aujourd'hui, localiser la maladie, et attribuer aux solides la cause de tous ces
désordres : il fallut renoncer alors à l'appréciation
des symptômes pour ne plus spéculer que sur de
misérables hypothèses. Qu'est-il arrivé ? qu'on en
est encore à savoir les premiers mots sur la nature
et le traitement de ce redoutable fléau. Le sang
extrait de la veine ne se coagulait plus, ses propriétés physiques et chimiques étaient évidemment
modifiées. Il s'agissait bien de cela vraiment ! la
grande affaire c'était de rattacher tous les phénomènes morbides à la rougeur de l'estomac ou à
l'injection des membranes cérébrales. Sans doute,
ces organes étaient malades, mais comment l'é-
taient-ils ? Est-ce par sympathie que le poumon,
l'encéphale, l'intestin, l'universalité des viscères
peuvent être simultanément affectés ? On l'a dit,

parce que le mot sympathie ne précise rien , et qu'on avait intérêt à ne rien préciser. Aussi la science n'a-t-elle pas fait un pas sur ces questions, ou plutôt, je me trompe, elle a reculé dans de fausses routes , emportée loin de la vérité par les esprits systématiques.

La coagulabilité du sang , cette propriété à laquelle on n'a fait jusqu'ici jouer aucun rôle, tant en physiologie qu'en pathologie , me paraît un point fondamental digne des plus scrupuleuses investigations. Modifiée dans nos expériences, elle entraîne immédiatement des conséquences fatales : modifiée dans les maladies, elle s'accompagne d'un ensemble de symptômes variables par leur intensité, mais toujours graves par leurs résultats. Dans l'une et l'autre circonstance, ce sont toujours des exhalations morbides dans les tissus les plus riches en vaisseaux sanguins. Nous nous sommes arrêtés longuement sur ces questions dans le dernier semestre. Nos expériences ont montré , et la marche qu'il convenait de suivre pour diriger ses recherches , et les résultats imprévus auxquels on arrive quand on sait observer. L'examen des liquides a été négligé par ceux-là mêmes qui se glorifient de ne rien négliger ; soit dédain, soit oubli, leur étude est encore à faire. C'est donc elle qui devra surtout nous occuper, et , traitant spécialement de l'hydraulique animale, nous aurons soin de vous tenir au courant de nos travaux sur les propriétés du sang.

Prétendre qu'avec les solides seuls on peut faire de la médecine, est une idée tellement erronée,

que les personnes qui l'ont embrassée avec le plus
d'enthousiasme sont obligées à chaque instant d'ê-
tre inconséquentes avec leurs propres principes.
Voilà une inflammation locale (pour parler votre
langage), qu'allez-vous faire ? Sans doute favoriser vers ce point l'afflux des liquides pour éteindre l'incendie allumé au sein des tissus. Pas du
tout : vous voulez que l'on saigne. Le sang que
vous ôtez de la veine était donc pour quelque chose
dans la maladie que vous voulez combattre ? La
quantité de liquide extraite ne fait rien à la question, ce qu'il importe de connaître, c'est le motif
qui vous porte à vous adresser directement au
sang. Que l'un des rouages d'une machine hydraulique se brise, le mécanicien ne s'avisera pas, pour
la réparer, de faire un trou à un des gros tuyaux,
afin de donner issue au liquide. De même, je ne
vois pas pourquoi vous ouvrez la veine à propos
d'une inflammation. La saignée a été employée
dès la plus haute antiquité, prescrite sous mille
manières : copieuse ou faible, répétée à tout instant ou à de longs intervalles ; on s'est fait illusion quand on a cru dernièrement l'administrer
sous une forme nouvelle. Si les solides sont seuls
malades, pourquoi être resté fidèle à cette antique
pratique ? C'est qu'il est quelque chose plus puissant que les plus entrainantes théories, quelque
chose qui, par une sorte d'instinct, nous avertit
que le sang ne peut être étranger aux fonctions
organiques, et que le plus souvent ses altérations
précèdent ou accompagnent les troubles des solides. Quand vous prescrivez un purgatif, vous

agissez sur la masse des liquides. Par suite d'une augmentation de la perméabilité des parois vasculaires, une plus grande quantité des matériaux du sang s'échappe par exhalation à la surface de l'intestin. La composition du liquide vivant est donc encore ici modifiée.

Il n'y a pas de médecin antiphlogistique qui, à propos d'une inflammation , ne prescrive des boissons délayantes, de l'eau de poulet, de gomme, de mauve , etc. Que devient le liquide ingéré dans l'estomac? Absorbé par les veines , il passe dans la circulation. Cependant ce sont les solides que vous voulez atteindre; pourquoi donc vous servir de l'intermédiaire des liquides? Il y a là, je le répète , inconséquence. Ou le sang est constitué normalement, ou il ne l'est plus : dans le premier cas , vos tisanes sont inutiles , nuisibles même; dans le second , elles sont indiquées, mais alors vos théories sont fausses.

Les topiques agissent—ils exclusivement sur les solides ? Je ne le pense pas. Un cataplasme chaud appliqué sur un point engorgé a, pour effet d'élever la température des liquides , de favoriser par conséquent leurs mouvements dans les vaisseaux, et de rendre aux conduits obstrués leur perméabilité. Quant à la macération de l'épiderme et à l'imbibition qui s'effectue à la surface du chorion, ce sont ici des phénomènes d'une moindre importance.

Ainsi, Messieurs, les liquides peuvent s'altérer; leurs altérations manifestes par leurs effets sont encore inconnues dans leur nature intime. Telle est l'importance du rôle joué par le sang dans l'organisme, que les désordres matériels des tissus sont souvent créés par ce liquide, et que seul il transporte nos agents médicamenteux. Nous pouvons lui enlever sa coagulabilité, non la lui rendre : la moitié du problème est résolue, l'autre attend une solution. J'ignore si nous serons assez heureux pour la trouver. Les solides ne seront pas non plus oubliés par nous, car ils constituent un des principaux éléments de la machine humaine, et le plus souvent c'est par leurs maladies que nous reconnaissons celles des liquides. Mais pour bien connaître, pour bien expliquer les troubles pathologiques de l'appareil vasculaire, il faut savoir comment le sang se meut, quelles puissances président à ses mouvements, quelles influences y apportent des obstacles, en un mot, quel est le mode normal de la circulation. Cette étude nous a occupé pendant le premier semestre; son importance est telle qu'elle nécessite encore de notre part de nouveaux développements.

L'un d'entre vous, Messieurs, m'a fait l'honneur de m'écrire pour me demander de traiter de la circulation lymphatique. Malheureusement il n'y a pas grand chose à dire sur cette question ; ce qu'on sait de positif à cet égard peut se résumer en quelques mots. Si le temps me le permet, je consacrerai quelques séances plutôt à faire de nouvelles expériences sur ce point qu'à vous exposer la longue et fastidieuse énumération des hypothèses stériles imaginées par les physiologistes.

Il est surtout une question qui a besoin d'être

envisagée d'une tout autre manière qu'on ne l'a fait jusqu'à présent, c'est la circulation du fœtus. La présence de tuyaux et d'ouvertures de communication qui s'oblitèrent à la naissance, l'état rudimentaire de quelques organes, le développement précoce de plusieurs autres, toutes ces dispositions anatomiques ont servi de base à la théorie des mouvements du sang pendant la vie intra-utérine ; mais je ne sache pas qu'on ait fait des expériences précises et satisfaisantes à ce sujet. Si j'en juge par quelques recherches auxquelles je me suis déjà livré, le jeu des pompes, des réservoirs, se comporterait autrement que chez l'adulte ; les phénomènes hydrodynamiques différeraient sous beaucoup de rapports de ceux qu'on suppose exister. Il est donc probable que nous serons amenés à découvrir quelques nouveaux faits. Lors même que notre attente serait trompée, ces études nous seraient profitables en ce qu'elles nous mettraient à même d'apprécier à leur juste valeur les idées accueillies comme vraies dans la science, bien qu'elles soient dépourvues de preuves authentiques.

DEUXIÈME LEÇON.

14 avril 1857.

Messieurs,

Une des branches les plus importantes de l'art de guérir, la chirurgie, repose presque tout entière sur des connaissances précises de la manière dont se meuvent les liquides dans les tuyaux vivants. A chaque instant les chirurgiens sont consultés pour des maladies qui réclament l'emploi de moyens hydro-dynamiques. S'agit-il, par exemple, de suspendre une hémorrhagie ? La couleur du sang, son écoulement rapide ou lent, uniforme ou saccadé, vous indiquent seuls la nature du vaisseau blessé. Ici vos notions physiologiques vous seront d'un plus grand secours que les données anatomiques, car une artère est presque constamment accompagnée d'une veine, et par conséquent, le simple trajet de la plaie ne vous permet pas d'établir avec précision lequel de ces deux vaisseaux est intéressé. Les difficultés sont bien plus grandes encore quand on veut se servir de l'instrument tranchant, soit pour faire une ligature, soit pour tenter la plus légère opération. Il n'est pas jusqu'à une simple saignée qui n'exige le secours de la physiologie. Cependant l'enseignement de la médecine, tel qu'il existe aujourd'hui, au sein même de cette capitale, est loin, bien loin de réunir les conditions nécessaires pour donner sur ces points capitaux un savoir véritable. Vous entendrez dire dans le monde qu'un médecin n'inspire la confiance que quand il a acquis de la pratique : malheureusement cette pratique s'acquiert trop souvent aux dépens des malades, tandis que si les études médicales étaient mieux dirigées, l'humanité n'aurait pas à subir ce triste apprentissage. Ces paroles, Messieurs, vous paraîtront un peu sévères; ne leur reprochez toutefois que leur franchise, car il me serait facile d'en fournir la preuve expérimentale, non d'après des essais tentés sur des chiens et des lapins, mais d'après des tentatives faites sur nos semblables.

Si encore on suivait un bon système dans l'étude de l'anatomie proprement dite, peut-être arriverait-on par des connaissances précises sur la disposition des organes, à faire face aux plus pressantes indications : on est privé de cette dernière ressource. Je n'en veux pour preuve qu'un examen succinct de la marche généralement adoptée.

Les os, leurs articulations, les muscles, voilà par où on commence l'étude de l'anatomie. L'élève se surcharge la mémoire d'une foule de mots sans

valeur, ou même qui expriment des idées passa-
blement barbares. Ainsi il apprend qu'à la base
du crâne est un os qui a une selle de turc (selle
turcique), de grandes et de petites ailes , des an-
gles de lit (apoph. clinoïdes) une sorte d'épée
(apoph. xyphoïde), une épine , enfin , qu'il ressemble par sa forme à une chauve-souris , par sa
position à un coin (σφην), ce qui lui a mérité le nom
de sphénoïde. Je m'abstiendrai de passer en revue
chaque os , chaque articulation , chaque muscle ,
car vous voyez où cet examen nous entraînerait.
J'arrive au système vasculaire, à l'angéiologie.
Laissons de côté les noms pour ne nous occuper
que des objets eux-mêmes.

Afin de bien apercevoir les tuyaux artériels, on
remplit une seringue d'un mélange de suif , de
résine et de vermillon , puis on pousse cette matière en fusion dans l'aorte, après avoir préalablement enlevé le sternum : c'est ce qu'on appelle
faire une injection. On a eu soin de choisir un sujet maigre , car il est plus propre que tout autre à
ce genre d'étude. Il est rare que la liqueur se répande uniformément dans tout le système artériel,
car telle est la brutalité avec laquelle le piston est
poussé, qu'il se fait souvent des crevasses et des épanchements. Supposons, je le veux, les conditions les
plus heureuses. Voilà l'injection qui *a bien réussi.*
Ordinairement on s'en tient là , et chacun avec son
scalpel commence à disséquer le membre qui lui
est échu. Mais ceux qui veulent faire les choses
plus en conscience , ceux qu'anime l'espoir de
briller dans un examen ou un concours, vont plus

loin et se mettent en mesure d'étudier les veines.
On sait que le sang, dans ces tuyaux, va des extrémités au centre, c'est donc par les branches et
non par les troncs qu'on doit introduire l'injection. Mais si la même liqueur sert pour ces deux
ordres de vaisseaux, comment les distinguer l'un
de l'autre ? Le moyen de résoudre la difficulté consiste à changer la matière colorante. Il y a plus,
pour que l'analogie soit plus parfaite, on respec-
tera la dénomination de chacun, et vous aurez,
en substituant le noir d'ivoire au vermillon, un
système vasculaire à injection rouge, un autre à
injection noire, comme vous avez un système vasculaire à sang rouge, un autre à sang noir. Par
cet ingénieux artifice, on distingue à première vue
une artère d'une veine.

Tous ces préparatifs achevés, la dissection commence. On sent avec les doigts quelque chose de
dur, de rond, de mobile, et on coupe dans cette
direction afin d'arriver à l'artère : c'est bien elle ;
on en est d'autant plus certain que souvent le
scalpel a divisé une partie de ses parois et mis à
nu la matière injectée. Pour faire une belle préparation, on nettoie soigneusement le vaisseau de
tout voisinage qui nuirait à l'agrément et à la net-
teté du coup-d'œil : aponévrose, nerfs, faisceaux
musculaires, tout est retranché avec art. On a
ainsi un gros cylindre rouge, escorté d'un double
cylindre noir: l'un est l'artère, les autres les veines.
Les branches collatérales ne sont pas oubliées,
leur nombre est appris avec soin, et même on
se sert de tableaux synoptiques pour se graver

plus facilement leurs noms dans la mémoire. Deux ou trois sujets suffisent pour cette étude, après quoi on sait *son angéiologie.*

Mais l'odeur des cadavres, la difficulté de se les procurer, l'ennui de mettre la main à l'œuvre, effraient bon nombre d'élèves. Et d'ailleurs, pour répondre aux examens, il ne s'agit pas d'avoir observé sur l'homme lui-même : l'objet principal, c'est de faire preuve de mémoire devant les juges. On y parvient tout aussi bien, et même mieux, en étudiant sur les planches ou des pièces artificielles. Vous savez avec quelle fidélité, quel luxe d'exécution le burin et le carton en pâte ont imité les formes, les contours, la structure détaillée de nos organes. MM. Jacob, Broc et Auzoux ont poussé cet art à un haut degré de perfection. Quand on demande à un élève (et cette question est fréquemment adressée) la description des osselets de l'ouïe, il répondra mieux s'il se rappelle l'*enclume*, le *marteau*, l'*étrier* qu'il aura vus, de dimensions gigantesques, que s'il avait essayé de les étudier sur le cadavre. Suivons maintenant l'anatomiste devenu opérateur.

Il débute par faire une saignée. Après avoir appliqué la ligature, il voit des vaisseaux se dilater, faire relief sous la peau, ce sont les veines. Il fait une piqûre avec la lancette ; mais tout d'un coup un jet de sang s'élance, plus rouge, plus rapide qu'il ne doit être : la pointe de l'instrument a blessé l'artère, il y a hémorrhagie. Cet accident, vous le savez, n'est que trop fréquent. S'il arrive dans un hôpital ou une grande ville, on envoie chercher aussitôt un chirurgien pour pratiquer la ligature du vaisseau ; mais si c'est au fond d'une province, à la campagne, il ne se trouve personne pour donner des soins immédiats. Et alors que devient le malade ? il est aussi embarrassé que l'opérateur. Cependant celui-ci, revenu de son premier trouble, fait un tampon de charpie, l'applique sur la plaie, l'assujettit avec une bande vigoureusement serrée. Le reste est abandonné aux ressources de la nature. Croyez-vous que tout chirurgien à qui pareil accident arrive soit nécessairement un ignorant ? Non, Messieurs : demandez-lui la description anatomique du pli du bras, il vous répondra souvent d'une manière satisfaisante. Ce qu'il ignore, c'est que les veines, au lieu d'être constamment distendues comme par l'injection solidifiée, s'affaissent aussitôt qu'une incision faite à leurs parois donne issue au sang liquide. En enfonçant la lancette dans le vaisseau, il n'a pas rencontré la résistance à laquelle la dissection des cadavres l'avait accoutumé ; la pointe de l'instrument a blessé l'artère avant même qu'il n'ait pu soupçonner que la veine était ouverte. Sans doute qu'il est coupable de maladresse ; mais cette maladresse n'est bien souvent que le résultat de la mauvaise direction donnée aux études anatomiques.

S'agit-il dans une amputation de lier l'artère coupée en travers ? On voit bien le sang s'élancer par jets saccadés, mais on n'aperçoit point de vaisseau. On nettoie la plaie avec l'éponge ; les mors d'une pince ouverts ou fermés alternativement, ne saisissent que des cordons nerveux ou des fibres musculaires ; l'hémorrhagie continue. Il était si facile de voir sur un cadavre injecté l'artère proéminer à la surface du moignon ! C'est que dans les conditions ordinaires, son tissu élastique se rétracte, s'enferme dans les chairs et se dérobe aux yeux du chirurgien. Souvent alors pour arrêter le sang on saisit en même temps la veine, le nerf, les portes molles voisines, et enfin, dans les cas heureux, l'artère elle-même : le tout est embrassé dans une ligature. Je n'ai pas besoin de vous dire quelles sont les conséquences de procédés aussi vicieux.

Une fois que l'élève s'est exercé aux dissections, on lui fait faire de la *médecine opératoire*. Lorsqu'il est déjà d'une certaine force, on n'a plus recours aux injections, et il faut qu'avec le seul aide de ses connaissances anatomiques, il mette à nu les artères et les embrasse dans un fil. Le bistouri tenu dans certaines positions, les téguments sont coupés par couches successives ; à droite est la veine, à gauche le nerf : on sait tout cela, et d'ailleurs on a le livre sous les yeux. Après quelques hésitations, l'artère est saisie, soulevée avec la sonde : voilà l'opération terminée.

Ce n'est plus cela quand il s'agit de la pratique de la chirurgie sur l'homme vivant. Les tuyaux vasculaires, au lieu d'être d'un volume constamment le même, sont tantôt aplatis, tantôt gonflés; leur couleur n'est point aussi tranchée. Avant d'arriver à l'artère, on est obligé d'inciser des tissus vivants, parcourus par une multitude de petits vaisseaux qui versent du sang. L'œil ne peut plus distinguer l'ordre et la nature des parties ; il n'est plus guidé que par les sensations que perçoit le doigt prolongé au fond de la plaie, voyez combien ces difficultés réunies apportent d'obstacles à la manœuvre opératoire.

La texture des parois artérielles ne leur permet pas de se dilater autant que les veines, aussi offrent-elles sur le vivant quelque chose de l'aspect qu'elles offrent sur le cadavre. Les veines, au contraire, présentent des conditions essentiellement différentes. Examinez sur des pièces desséchées ces gros cylindres bleuâtres dont le diamètre est énorme : accoutumés que vous êtes à les voir constamment distendues, vous êtes loin de soupçonner que ces mêmes tuyaux présentent pendant la vie de continuelles variations de volume. Voulez-vous opérer à l'instant où vous essayez d'isoler l'artère, la veine affaissée jusque-là, se gonfle, va au devant de l'instrument ; sans même que vous ayez fait un mouvement, ses parois ont été divisées et le sang s'est élancé de leur blessure. Croyez-vous que cet accident fût arrivé si on avait fait déjà quelques expériences sur les animaux et appris à connaître quelle différence présente un vaisseau rempli ici de suif durci, là d'une colonne liquide en mouvement ?

Un bon chirurgien d'amphithéâtre ne sera pas toujours un bon chirurgien d'hôpital. Il sera à tout instant exposé à de graves erreurs avant d'arriver à opérer avec sécurité : cette habitude, une longue pratique pourra seule la lui donner, tandis qu'il l'eût acquise dès le principe si ses études avaient été mieux dirigés.

Il n'y a pas long-temps qu'à Paris un de nos premiers chirurgiens, en voulant lier l'artère carotide chez un individu qui l'avait eue ouverte par un instrument vulnérant, a donné un coup de bistori dans la veine jugulaire interne. Le malade est mort, non de la blessure de l'artère, mais de celle de la veine. Vous n'accuserez pas l'opérateur d'ignorance, car il a donné dans maintes circonstances des marques d'une grande habileté. Ce qu'il faut accuser avant tout, c'est le mode d'étude si vicieux, si contraire au but qu'on se propose, qui aujourd'hui encore, est en faveur dans nos écoles. On passe sans transition aucune de la nature morte à la nature vivante; on s'expose à n'acquérir de la pratique qu'aux dépens de l'humanité, qu'aux dépens de la vie de ses semblables. Eh ! Messieurs, avant de s'adresser à l'homme, n'est-il pas des êtres qui ne doivent point être aussi précieux à nos yeux, et sur lesquels il est permis de tenter ses premiers essais ? Vous ne pourrez fixer le nombre des années au bout desquelles seulement le chirurgien réunira les conditions d'un bon opérateur. Quand on voit un chef de service, depuis long-temps à la tête d'un hôpital, blesser, disons le mot, tuer un malade par un défaut d'expérience, que sera-ce d'un jeune praticien, fort habile peut-être dans l'art de disséquer un cadavre, mais dont le scalpel a toujours respecté l'animal vivant ? De semblables échecs lui sont inévitablement réservés.

Non pas, Messieurs, que je conteste l'utilité des études anatomiques. Pour bien connaître la structure du corps humain, il faut nécessairement examiner les diverses parties qui constituent son ensemble, suivre les vaisseaux le long de leur trajet, noter avec soin leurs rapports, dire où ils sont accessibles à nos instruments; mais là ne doivent pas s'arrêter les travaux. Je voudrais que comme complément de l'instruction médicale, on exigeât des expériences sur l'animal vivant. Celui qui est accoutumé à ce genre de recherches, se rit, pour ainsi dire, des difficultés contre lesquelles vous voyez tant de chirurgiens échouer. Mettre à nu une artère, une veine, faire une ligature, ce sont des jeux d'enfant pour celui qui s'y est tant soit peu exercé. Je ne me fais assurément pas un grand mérite d'avoir acquis quelque habitude dans la pratique expérimentale : vingt-cinq années de ma vie consacrées dans de semblables travaux ont dû me donner de la précision, de l'assurance à manier le bistouri. Ne croyez pas qu'il soit plus difficile d'opérer sur l'homme que sur un animal quelconque : les personnes qui assistaient ce matin à ma visite ont eu la preuve du contraire.

On venait d'apporter dans ma salle une femme apoplectique dans un état tellement grave qu'elle me paraissait vouée à une mort inévitable. A ce degré extrême, notre habitude est de laisser les malades s'éteindre tranquillement, sans les fatiguer par des traitements inutiles. Cependant j'ai voulu voir si en ouvrant une artère, on ne pourrait pas diminuer un peu la compression cérébrale et prolonger la vie de quelques instants. Je n'avais point grande confiance dans ce moyen : je ne me suis déterminé à agir que pour ne pas rester témoin inutile du spectacle douloureux d'un individu qui meurt sans recevoir aucun secours. L'artère temporale ouverte n'a pas donné de sang; la circulation ne s'y faisait plus d'une manière assez active. Voyant que la sensibilité était à peu près éteinte, et qu'une seconde opération ne pouvait aucunement être préjudiciable à la malade, je me suis décidé à ouvrir seul l'artère brachiale au pli du bras. D'une main fixant le membre, de l'autre j'ai incisé avec le bistouri la peau et les parties molles, et je suis arrivé jusqu'au vaisseau : mon doigt porté au fond de la plaie a reconnu ses battements. Alors, sans voir l'artère, j'ai glissé sous elle une sonde cannelée et l'ai soulevée avec une anse de fil. Une ponction faite à ses parois a donné issue à un sang noirâtre, coulant par un jet à peine saccadé ! Après quoi j'ai appliqué deux ligatures l'une au-dessus, l'autre au dessous de l'ouverture que j'avais faite, et la plaie a été pansée. Il ne m'a fallu ni aide pour inciser, ni éponge pour étancher le sang, ni tout cet attirail de précautions recommandées dans les livres. L'opération a été finie en moins de temps que je n'en mets à vous la raconter. Malheureusement elle n'a pas pu prolonger les jours de la malade : celle-ci est morte quelques heures après. Et ne croyez pas, Messieurs, que j'aie voulu faire un tour de force, négliger sciemment tous les préceptes religieusement suivis par les chirurgiens; non, je n'y ai pas seulement songé. J'oubliais que

j'agissais sur une femme, pour ne voir qu'une artère à mettre à nu, chose tellement simple quand
on a l'habitude des expériences, que par une seule
incision j'ai pu disposer à mon gré du vaisseau.

Je pourrais multiplier ces exemples en les puisant dans ma pratique, mais je craindrais qu'on
ne me supposât une intention qui est loin de ma
pensée, savoir, d'oublier un instant l'auditoire à
qui je parle pour me souvenir un peu trop de
moi-même. D'ailleurs vous n'avez pas besoin que
j'insiste de nouveau sur l'avantage des études expérimentales. Vous avez su apprécier dans le précédent semestre combien elle nous a servi à éclairer
les questions les plus obscures et les plus délicates. Dans celui-ci nous suivons la même marche,
persuadés que nous sommes que c'est la seule
bonne, la seule à l'abri des reproches si justement
adressés aux autres.

Il fut un temps où la physiologie était un roman. On imaginait beaucoup plus qu'on ne décri-
vait comment les grands phénomènes de l'économie
vivante s'expliquent, s'enchaînent, se coordon-
nent. Ainsi, la circulation du sang ne fut long-temps
qu'un assemblage d'épisodes dont chacun s'empara
pour les développer au gré de son caprice et de
ses inspirations. Chaque fois qu'un esprit positif
cherchait à en faire l'application à la médecine ou
à la chirurgie, il voyait les faits en désaccord avec
les théories, et alors il rejetait sur la science les
reproches qui n'aurait dû s'adresser qu'à ceuxqui
l'avaient dénaturée. La chaleur, l'enthousiasme,
remplaçaient la vérité : la physiologie n'était donc

qu'une science fallacieuse. Enfin, Messieurs, l'observation, aidée de l'expérience, vint à son tour
s'emparer de la question : elle montra toute la futilité des hypothèses admises sur l'autorité de quelques hommes, et substitua des assertions positives
aux créations mensongères. La science y gagna,
car c'est toujours un événement heureux que la découverte d'une vérité long-temps méconnue.

Je ne puis m'expliquer les regrets qui accom-
pagnèrent les erreurs chassées de la science dont
elles avaient usurpé le domaine ; elles étaient ingénieuses, dira-t-on, cela peut être, mais sous le
rapport du mérite de l'invention, elles étaient bien
au-dessous de ce que la nature a créé. Quelque
brillantes que soient nos conceptions, toujours elles
se ressentent de la faiblesse de notre imagination :
envisagées isolément, elles paraissent quelque
chose ; comparées à la réalité, elles ne sont plus
qu'une misérable rêverie. Aujourd'hui la physiologie n'a pas seulement la prétention de marcher
de front avec les autres parties des sciences médicales ; elle réclame la première place et veut pré-
sider à la pratique qui jusqu'ici avait dédaigné sa
puissante intervention. Beaucoup de phénomènes
pathologiques n'ont pu encore être éclairés par
elle. Cela tient à l'oubli où elle avait été plongée,
cela tient à l'insuffisance de nos connaissances actuelles, cela tient surtout aux antiques erreurs
auxquelles une sorte d'habitude nous a rendus
fidèles. Vous retrouvez à chaque instant dans
l'exercice de la médecine des traces de ces idées erronées qu'on n'oserait plus avouer publiquement.

Parmi les grands appareils dont l'ensemble constitue les corps vivants, l'appareil circulatoire est celui où les lois physiques jouent le principal rôle : aussi, tant que ces lois ont été méconnues, n'a-t-on eu que des idées fausses sur la nature des phénomènes hydrauliques qui nous sont propres. Dans les maladies, c'est aux liquides qu'on s'adresse de préférence ; les préceptes qu'on a établis sur la manière d'extraire le sang ont dû nécessairement se ressentir de l'ignorance complète des praticiens, relativement à la circulation.

Je lisais hier l'article *Saignée* d'un de nos dictionnaires de médecine les plus estimés, je suis resté confondu des idées étranges que l'on émet au sujet des mouvements de nos liquides : c'est à n'y rien comprendre. Qu'est-ce, physiologiquement parlant, qu'une saignée *révulsive*, *dérivative* ? Je n'en sais rien, je le sais encore bien moins après avoir lu les prétendues explications par lesquelles on veut démontrer comment l'ouverture de telle veine est préférable à celle de telle autre. La tête est-elle pesante, ouvrez la veine saphène. Le sang qui se portait au cerveau se dirigera vers les pieds, le trop plein des vaisseaux cérébraux affluera vers les extrémités inférieures. Voilà ce que vous voyez écrit, voilà ce que chaque jour vous entendrez dire par nos premiers médecins. Comme si dans un système de tuyaux communiquant librement entre eux, il pouvait y avoir vacuité dans un point, réplétion dans un autre.

On discute fort gravement pour savoir si l'on peut saigner du pied dans les inflammations du tube digestif; la question est résolue négativement, car le sang, se portant en masse vers la veine ouverte, serait obligé de passer par les intestins, et par conséquent, il activerait l'élément inflammatoire. Dans les pneumonies droites, faut-il saigner à droite ? dans les gauches, à gauche ? Les opinions sont partagées encore aujourd'hui; cependant bon nombre de médecins sont fidèles à cette pratique jadis très en honneur dans la science : il paraît fort naturel que le bras droit soit solidaire du poumon droit, le bras gauche, du poumon gauche. Le corps n'est-il pas composé de deux moitiés ? n'y a-t-il pas également deux cœurs dans l'organe central de la circulation ?

Il est surtout un moyen qu'on n'emploie que dans les grandes circonstances, et auquel des praticiens fort honorables accordent une efficacité incontestable, je veux parler de la saignée *croisée*. Tout a été inutile, le mal fait des progrès, l'art est impuissant, que faire ? Les notabilités médicales sont appelées en consultation , et là on délibère pour savoir s'il ne serait pas opportun d'ouvrir la veine du bras droit , en même temps que la veine du pied gauche. J'assistais dernièrement à une de ces réunions où cette proposition amena une discussion digne de figurer à côté des meilleurs scènes de notre premier comique. Je ne cherche point, Messieurs , à exciter votre hilarité : il s'agissait d'un moribond qui n'avait plus que quelques instants à vivre. Qui dirait que dans un siècle sévère comme le nôtre envers les préjugés de nos pères, on tolère ou même on vante des pratiques aussi surannées? Entre l'emploi des amulettes dont on s'est tant moqué, et la confiance attribuée aux saignées dont le jet se croise en X, y a-t-il donc une si grande distance ? Un jour viendra, et puisse-t-il n'être pas loin de nous, où l'on se refusera à croire qu'en 1837, au sein de la capitale du monde civilisé, des hommes consciencieux aient pu accueillir de pareilles absurdités.

C'est donc sur des connaissances précises que nous vous expliquons la circulation du sang. Ce qu'il y a de plus grossier dans les phénomènes est généralement connu ; on sait que le sang dans les artères va dans tel sens, dans les veines, dans tel autre ; mais de la mécanique, point. C'est inutile, vous répète-t-on sans cesse, la mécanique n'est bonne qu'aux mécaniciens. Qui vous tient ce langage ? Ceux-là même qui ne connaissent pas deux syllabes des sciences qu'ils rejettent avec tant de dédain. A l'appui de leurs assertions, ils peuvent citer les travaux qu'ils ont faits, et dans lesquels se reflète l'image de leur propre ignorance. D'autres plus hardis essaient des applications physiques, et tout surpris de voir leurs tentatives impuissantes, ils accusent la science. N'accusons personne; disons seulement que de même que pour parler une langue, il faut l'avoir apprise, de même pour expliquer des déplacements de liquide, il faut connaître les lois hydrodynamiques.

Avant d'arriver à l'étude de ce qui se passe dans les tuyaux vivants, nous avons dû insister sur les propriétés physiques de leurs parois, propriétés qui persistent après la mort à peu près

au même degré que pendant la vie. C'est même
là un de leurs caractéres essentiels , à tel point
que si on trouvait le moyen de mettre en jeu les
nombreux compartiments de l'appareil vasculaire,
on pourrait simuler sur le cadavre une circulation
véritable. L'élasticité ne peut cesser un seul instant d'être élasticité : appelez-la *contractilité organique*, les mots n'y font rien , le fait reste toujours le même. Nous vous avons expliqué comment
elle alterne avec la contraction de la pompe pour
presser et faire mouvoir la colonne liquide : c'est
le phénoméne du joueur de musette qui comprime
avec son bras le réservoir de son instrument, aprés
l'avoir préalablement rempli en y soufflant de
l'air.

La dilatation et le resserrement des artéres sont
maintenant pour vous des faits bien connus. Nous
avons vu que ces vaisseaux sont constamment *distendus* par le sang : circonstance importante qui
a d'immenses résultats sous le rapport mécanique
et physique. Ce que nous avons constaté sur un
seul tuyau existe pareillement sur plusieurs en
vertu de la loi d'égalité de pression. Ainsi l'aorte,
la carotide, la crurale, la poplitée , etc., devront
être soumises à une pression égale, en un mot, l'ensemble des tuyaux artériels devra partout être également comprimé par le liquide. Jusqu'ici on avait
pensé que la force du cœur s'épuisait graduellement par le redressement des courbures des vaisseaux, la dilatation des parois, le frottement du
sang, etc. Eh bien ! Messieurs, M. Poiseuille, par des
expériences aussi simples qu'ingénieuses a montré

que dans l'universalité du système artériel, la force du cœur était également distribuée. Ces faits parurent extraordinaires et même ils furent généralement accueillis avec un sentiment d'incrédulité : il fallut bien se rendre à l'évidence. La théorie seule n'aurait point prévu ces résultats, et cependant l'application des lois physiques en rend facilement raison.

A la fin de la séance, M. Poiseuille applique son instrument sur deux artères, la carotide et la crurale d'un chien. A chaque contraction de la pompe droite on voit le mercure monter, à chaque dilatation on le voit descendre. Les deux colonnes sont à une hauteur uniforme dans les deux tubes. Une échelle graduée permet d'apprécier les variations de chaque vacillation. Les mouvements de la respiration exercent une immense influence sur l'ascension du mercure ainsi qu'on s'en assure chaque fois que l'animal se débat, crie, fait de violents efforts.

L'heure avancée ne permet point au professeur d'insister sur ces divers phénomènes. Dans la prochaine séance, l'expérience sera répétée et l'instrument décrit avec soin.

TROISIÈME LEÇON.

19 avril 1857.

Messieurs ,

Nous nous sommes appesantis dans la séance précédente sur la nécessité d'étudier autrement qu'on ne le fait d'habitude les phénomènes de la circulation du sang. Ces phénomènes sont trop complexes pour être à la portée du premier venu. Il ne suffit pas pour les comprendre de se dire et de se croire bon observateur, il faut encore avoir reçu une éducation première , il faut surtout être au courant des connaissances physiques sans lesquelles les mouvements des liquides sont autant de problèmes insolubles. L'ardeur du travail , l'ambition de bien faire ne peuvent jamais remplacer le savoir indispensable. Vous n'exigeriez pas du matelot qui va parcourir des régions inconnues, les mêmes observations que feront les personnes chargées de la partie scientifique du voyage. Telle plante , tel insecte, tel astre arrêteront à peine ses regards qui seront pour le naturaliste et l'astronome l'objet de précieuses découvertes. De même, vous attendrez en vain du médecin étranger aux sciences physiques des notions précises sur la manière dont le sang se meut dans ses tuyaux : il ne verra que phénomènes vitaux, contractions insensibles, tonicité, sensibilité organique, etc., là où il s'agit uniquement d'applications plus ou moins simples des principes fondamentaux de la mécanique.

Que sait-on sur l'action du cœur, l'élasticité des artères, le gonflement des veines, les déplacements des liquides? apparemment ce que nous ont appris les travaux les plus modernes. L'antiquité ne nous a transmis sur la circulation que des aperçus grossiers et des théories erronées; par le mot *antiquité*, je comprends les temps qui se sont écoulés depuis Hippocrate jusqu'à Harvey. Celui-ci changea la face de la science : mais à la manière dont ses successeurs ont dénaturé ses idées et embrouillé les questions les plus simples, il était à craindre que la science ne retombât dans le domaine des spéculations hypothétiques. Heureusement que la physique a ramené les esprits dans une voie dont des hommes de talent s'étaient si imprudemment écartés.

Bien entendu que dans toute espèce d'explication, il faut rester dans les limites du possible. Nous ne cherchons point à faire revivre l'école des intro-mathématiciens, ni à représenter par des formules et des chiffres les phénomènes mécaniques de la circulation. Une semblable tentative est aussi loin de notre pensée qu'elle est contraire à une judicieuse méthode. N'avons-nous pas sous les yeux l'exemple des médecins qui ont voulu faire de la physiologie une science de calcul ? Prétention absurde contre laquelle se sont élevés avec force d'Alembert et tant d'autres hommes éclairés qui ont montré par des preuves irréfragables que les phénomènes , quelques simple d'ailleurs que vous les supposiez, dont les corps vivants sont le siége, ne peuvent être résolus comme un problème de mathématiques. Vous verrez toutefois qu'on peut , d'une manière approximative, arriver à exprimer par des chiffres les degrés d'énergie de la pompe gauche à l'instant où elle se contracte pour faire mouvoir les colonnes sanguines.

Nous nous sommes arrêtés sur les phénomènes les plus simples. Ce que nous avons voulu vous faire bien constater, c'est la pression intérieure que supportent les tuyaux remplis et distendus par le sang. Le mot *pression*, peu usité dans le langage physiologique , est ici le seul qui me paraisse exprimer littéralement le fait, aussi est-ce lui que nous emploierons désormais. Dire d'une manière générale que les parois artérielles sont dilatées par le liquide , c'est s'exprimer en termes un peu vagues : en fait de science , il faut préciser davantage. On n'a pas appris grand chose en estimant que cette pression est *faible* ou *forte*, car ces dénominations sont tout à fait arbitraires , puisqu'il n'y a pas de point de comparaison , et qu'on est obligé de s'en tenir au témoignage peu fidèle des sens. Aussi M. Poiseuille a-t-il rendu un service important à la science en imaginant un instrument propre à mesurer cette pression.

Vous concevez à combien d'erreurs on était exposé quand on était réduit à ne juger que d'après la tension des parois. Supposez deux tubes en caoutchouc; l'un mince, l'autre épais : il est évident qu'en les comprimant entre les doigts, ils ne vous donnent point la même sensation. S'ils sont remplis de liquide, il vous sera impossible d'estimer le degré de pression que chacun supporte à la seule résistance de leurs parois. Il faudra une plus grande dépense de forces pour dilater le tuyau fort que pour dilater le tuyau faible ; ainsi vous serez exposés à attribuer à l'effort du liquide ce qui appartient à des différences de structure. La difficulté est la même entre une artère et un tube en caoutchouc. L'instrument de M. Poiseuille est donc éminemment avantageux en ce qu'il donne le moyen d'arriver à des évaluations rigoureuses, et qu'il explique certains phénomènes dont la solution jusque-là avait été un problème. Comme il nous servira dans plusieurs expériences, je vais vous dire quelques mots des principales pièces qui le composent. En raison de sa destination à évaluer la force qui fait mouvoir le sang, son inventeur lui a imposé le nom de *hémodynamomètre*.

L'instrument est constitué par un tube en cuivre, présentant une branche horizontale et une branche verticale descendante, articulée avec un tube en verre. Celui-ci, après un certain trajet, se recourbe en demi-cercle, devient ascendant et se termine par son orifice ouvert, de manière à dépasser le tube opposé de plusieurs millimètres. L'extrémité de la branche horizontale présente un pas de vis qui est apte à recevoir une petite pièce d'ajutage destinée à être introduite dans l'artère, et dont le diamètre varie suivant le calibre du vaisseau sur lequel on expérimente. On remplit d'une solution concentrée de sous-carbonate de soude, le tube en cuivre, jusqu'à son point de jonction avec le tube en verre : cette liqueur a la propriété de conserver au sang sa fluidité ; le reste de l'instrument est rempli de mercure. Comme la moindre inclinaison ferait varier les colonnes liquides, un fil à plomb adapté à l'appareil sert à le maintenir dans une position verticale. Deux échelles graduées en millimètres sont adaptées à chaque branche parallèle. Le zéro de chacune correspond à la hauteur de la colonne mercurielle.

Pour mettre l'instrument en communication avec le sang, on découvre l'artère, on la comprime avec les doigts, après avoir eu soin de passer un fil au-dessous d'elle, puis on fait une incision longitudinale au-delà du point comprimé. Les deux bords de l'incision, saisis chacun avec une pince, sont éloignés l'un de l'autre de manière à rendre l'ouverture à peu près circulaire. Alors on introduit le tube dans l'artère et on fait la ligature au-dessous de l'arrêt qu'il présente. Immédiatement après on cesse de comprimer, et le sang, passant de l'artère dans le tube, se mêle au sous-carbonate de soude, et transmet ainsi à la colonne de mercure sa force d'impulsion. Le mémoire de M. Poiseuille, inséré dans mon journal de physiologie, contient tous les détails de ces expériences.

Il est évident, d'après les lois de l'hydro-statique, que la moindre pression exercée à l'extrémité du tube horizontal retentira dans toute la longueur de l'appareil : la colonne mercurielle s'élèvera dans la branche ascendante de la même quantité qu'elle s'abaissera dans la branche descendante. Ainsi, la force totale avec laquelle le sang se meut dans l'artère sera mesurée par le poids d'un cylindre de mercure, dont la base est un cercle qui a pour diamètre celui de l'artère, et dont la hauteur est la différence des deux niveaux du mercure. Il faut faire déduction, pour plus d'exactitude, de la pression de la petite colonne de sous-carbonate de soude.

Au moyen de cet instrument, on est arrivé à un résultat fort remarquable, savoir que la pression exercée à l'intérieur des artères est la même dans toute l'étendue de ce système. Prenez une artère dans le voisinage du cœur, une autre dans le point le plus éloigné de cet organe, l'instrument appliqué sur chacun de ces vaisseaux indiquera une égale hauteur de la colonne mercurielle. M. Poiseuille a fait l'expérience sur la carotide concurremment avec un rameau musculaire de la cuisse chez un cheval. Eh bien ! malgré la différence énorme qui se fait remarquer entre ces deux tuyaux sous le rapport de leur diamètre, et de la distance du cœur, les résultats ont été parfaitement identiques.

Cette égalité de pression dans l'universalité du système artériel est un fait fort important relativement à la pratique. Si vous voulez diminuer la masse des liquides, il importe peu que vous ouvriez telle artère plutôt que telle autre ; car l'équilibre est simultanément rétabli dans les conduits vasculaires, et les parois de chaque tuyau se trouvent soulagés d'une pression partout uniforme. Il est des médecins qui attachent une grave importance au choix de l'artère qu'il convient de saigner. Aussi la temporale est-elle généralement préférée dans les cas d'affection cérébrale : ce sont là des prétentions scolastiques qui n'ont aucune espèce de fondement, que repousse une saine théorie. La vérité, ici comme dans beaucoup d'autres circonstances , est plus simple que ce que l'imagination avait enfanté ! A quoi bon se fatiguer la mémoire de tous ces préceptes erronés, consignés dans tous les livres, sur le vaisseau qu'il convient de choisir dans telle ou telle maladie ? Le seul fait d'égalité de pression simplifie singulièrement la question. C'est ainsi qu'à mesure que des connaissances positives remplaceront des spéculations illusoires , la physiologie, et avec elle les diverses sciences qui en émanent, se dépouilleront des préjugés qui maintenant encore compriment leur essor.

Voilà pour le système vasculaire d'un même animal. Comme il n'y a qu'un seul agent d'impulsion, on ne voit pas pourquoi la force qui meut le sang dans une artère serait différente de celle qui meut le sang dans les autres. Mais si vous appliquez deux instruments, l'un sur un chien, l'autre sur un cheval, n'est-il pas très probable que chez chaque animal les colonnes mercurielles s'élèveront à une inégale hauteur ? Ne devra-t-il pas y avoir entre les degrés de pression du liquide la différence qui existe entre le volume et l'énergie des pompes ? C'est effectivement ce que M. Poiseuille avait supposé quand il voulut faire l'expérience sur de grands animaux, tel que le cheval. Aussi s'était-il muni d'un très long tube, capable d'indiquer la pression de plusieurs atmosphères. Mais quelle ne fut pas sa surprise de voir le mercure s'élever au même niveau que chez le chien ! Il appliqua de nouveau l'appareil sur d'autres animaux aussi disproportionnés en volume et en force, et il arriva toujours à des résultats semblables. De sorte qu'un cœur de trois à quatre onces donne la même pression aux parois artérielles qu'un cœur de six à sept livres. Ce sont là sans doute des résultats fort curieux, qu'*à priori*, on eût été loin de soupçonner : cependant on les comprend, car il ne s'agit pas ici d'évaluer la force totale du cœur, mais la surface de la colonne de sang qui se déplace.

Il paraît que dans les petits animaux tels que les lapins, les cochons-d'inde, etc., le mercure s'élève dans le tube à peu près à la même hauteur. Je dois à ce sujet vous signaler une circonstance qui peut influer un peu sur l'exactitude des données expérimentales. Une certaine quantité de sang se mêle nécessairement au sous-carbonate de soude, et ce sang se trouvant soustrait à la masse totale du liquide mu par la pompe, la pression des parois artérielles doit être diminuée. Chez les grands animaux, cette perte d'un peu de sang est insignifiante : chez les petits, il faut en tenir compte dans l'appréciation des phénomènes.

Maintenant que nous connaissons les moyens d'évaluer cette pression , voyons quelles sont les circonstances qui peuvent la faire varier. Voici un tube en caoutchouc rempli de liquide sans que ses parois soient distendues. Il se rencontre quelquefois dans l'économie vivante des circonstances où les artères, pleines de sang, ne sont pas dilatées : mais ces cas sont exceptionnels. J'injecte dans le tube une nouvelle quantité d'eau ; à mesure que le liquide y pénètre, ses parois se distendent; quand je reporte le piston en arrière , la distension diminue. Ce phénomène est très simple. De même, il arrive quelquefois que le sang contenu dans ses tuyaux vivants devient plus abondant , et par conséquent augmente la pression. Comment la rendre moindre ? Ce sera en soustrayant une certaine quantité de liquide : c'est ce que vous faites, sans y réfléchir , quand vous ouvrez une artère. La saignée n'a pas seulement pour effet de diminuer la pression des vaisseaux dont la lancette a ouvert les parois , mais elle diminue en même temps la pression que supporte la généralité du système vasculaire.

Je ne reviendrai pas sur les phénomènes physiques dus à l'élasticité des tuniques artérielles. L'alongement du vaisseau à chaque impulsion de la colonne sanguine est connu, mais il a beaucoup moins fixé l'attention des physiologistes que sa locomotion. Je crois cependant qu'il mérite un examen tout spécial. Dans les opérations chirurgicales, les bouts d'une artère divisée en travers se raccourcissent, laissant entre eux un large intervalle, quelquefois même ils se perdent dans les chairs au point qu'on ne peut plus les retrouver. Il faut bien se tenir sur ses gardes et ne point négliger ce retrait élastique du cylindre membraneux, sans quoi on serait exposé à de graves accidents. C'est ainsi que dans l'extirpation du testicule, il est arrivé plusieurs fois qu'après la section du cordon, l'artère rentrait brusquement par l'anneau jusque dans l'abdomen avant d'avoir été liée, et devenait la cause d'une hémorrhagie mortelle. Si l'opérateur n'avait pas perdu de vue l'élasticité des parois artérielles, nul doute que cet accident, qui n'en est que la conséquence, ne fût point arrivé.

On s'est beaucoup occupé du redressement des artères et de la formation de courbures nouvelles. Nous vous avons expliqué par l'adhérence ou la laxité des tissus ambiants, ces phénomènes en apparence contradictoires. Si l'artère était libre à ses deux extrémités, elle s'alongerait toujours dans le sens de sa longueur, sans offrir de sinuosités. Est-elle fixée sur un plan résistant, elle ne peut plus obéir directement en ligne droite à l'impulsion du sang, et alors elle décrit des courbures qui ne sont elles-mêmes que l'expression de l'alongement qu'elle éprouve dans sa totalité. Quant au redressement des artères, il n'est pas aussi sensible chez l'animal vivant que sur les tubes de nos expériences ; vu son adhérence aux parties voisines, le vaisseau tend plutôt à se redresser qu'il ne se redresse réellement.

Pour bien juger des courbures réelles des artères, il ne faut pas toujours s'en rapporter à ce qu'on trouve sur le cadavre injecté. Examinés sur l'estomac et l'intestin, les tuyaux sanguins présentent des anses flexueuses qui se déploient lorsque ces organes acquièrent de plus amples dimensions. Si l'on peut expliquer par les continuelles variations de volume des parties l'utilité de ces sinuosités, il n'en est plus de même pour les artères qui, comme la temporale, reposent sur une surface immobile. On peut se demander en quoi la présence de courbures au milieu des tissus solidement fixés est appropriée à des conditions anatomiquesparticulières. Voici comment je comprends cette disposition. L'artère temporale ne présente pas autant de flexuosités sur l'individu vivant que sur le cadavre. Par l'effet de l'injection, les parois du vaisseau sont soumises à une pression infiniment plus forte que celle qui existe sous l'influence du cœur ; comme les courbures sont en raison directe de la pression, il est tout naturel que vous les trouviez plus nombreuses et plus marquées sur le cadavre que sur l'individu vivant. Chez celui-ci, je sais qu'on les rencontre, mais je le répète, elles sont moins sensibles. Remarquez aussi qu'elles sont d'autant plus prononcées qu'on s'approche davantage de la vieillesse, circonstance importante en ce qu'elle explique leur mode de formation. A chaque contraction ventriculaire, l'artère forme une courbe, au moment de la dilatation, la courbe s'efface : mais la fixité des tissus voisins ne permet pas au vaisseau de revenir à chaque fois à sa première place. Insensiblement il se dévie, se contourne, ses flexuosités de temporaires deviennent permanentes, et petit à petit sa direction se trouve notablement changée.

Nous allons maintenant voir sur l'animal vivant cette pression. Les circonstances qui la modifient peuvent être ralliées à deux causes principales, la masse du liquide et la force d'impulsion. En augmentant ou diminuant l'une de ces deux influences mécaniques, on arrive nécessairement à augmenter ou diminuer d'une proportion égale la pression exercée à l'intérieur des parois vasculaires. Il nous faut aussi tenir un compte immense des mouvements de la respiration. M. Poiseuille a eu la complaisance de préparer lui-même tous les détails de l'expérience : nous lui devons des remerciments pour son empressement à saisir cette occasion de nous être utile.

L'animal qui doit nous servir est calme ; d'ailleurs, ainsi que vous le voyez, toutes les précautions sont prises pour empêcher que ses mouvements ne troublent l'expérience. Deux instruments ont été appliqué, l'un à la carotide gauche, l'autre à la crurale du même côté. Le mercure reste à la même hauteur dans chaque tube, parce que les robinets sont fermés : je les ouvre, aussitôt vous voyez les colonnes osciller. Étudions le phénomène.

Déjà sans doute vous aurez remarqué que la hauteur du mercure est moindre dans l'inspiration, plus grande dans l'expiration. D'où nous devons conclure que dans l'inspiration la force avec laquelle le sang se meut dans les artères est diminuée, tandis qu'elle est augmentée dans l'expiration. Il se passe même ici une chose assez curieuse. Chaque fois que l'animal tousse, la colonne monte rapidement au-dessus de son niveau ordinaire. Jamais on ne s'est imaginé de mettre la toux au nombre des causes qui accélèrent le mouvement du sang, et cependant cet instrument vous montre combien est grande l'influence de ce phénomène sur la progression de ce liquide. C'est à cette cause accidentelle qu'il faut attribuer ces ascensions subites de 10, 15, 20, 30 millimètres : ne croyez pas que ce soit la contraction du cœur. Le cœur est l'agent constant de la circulation, mais la pompe aérienne exerce une action tellement puissante que dans les grandes expirations, la force qui meut le sang artériel devient presque deux fois aussi grande qu'à l'état normal.

L'animal ne fait plus d'efforts, et les mouvements respiratoires se succèdent régulièrement : aussi les ascensions et les descentes de la colonne mercurielle semblent-elles osciller de la même quantité au-dessus et au-dessous d'un même point du tube. L'échelle marque :

100–110. 80–105 mill.

Les deux instruments marchent avec une harmonie parfaite. Pour obtenir le chiffre exact de la pression, il suffit de prendre la moyenne entre les degrés extrêmes fournis par un certain nombre d'expériences.

Par l'identité que présentent ces résultats , on voit qu'une molécule de sang dans l'artère carotide se meut avec la même force qu'une molécule de sang dans l'artère crurale. Maintenant que l'égalité de pression nous est démontrée avec la dernière évidence, appliquons l'instrument à d'autres essais. Ce sujet est tellement neuf que je ne sache pas que personne, excepté M. Poiseuille, se soit occupé de semblables recherches. Et cependant la simple ascension du mercure par l'impulsion du sang résout un problème pour lequel Borelli et Keil avaient en vain épuisé toute la science des chiffres et des formules algébriques ; nouvelle preuve de la supériorité de la méthode expérimentale sur toutes les autres méthodes.

Nous savons que le liquide contenu dans les vaisseaux ne peut augmenter sans que ceux-ci n'éprouvent une pression plus considérable. Nous devons donc faire monter ou descendre à notre gré la colonne mercurielle, suivant que nous ajouterons ou soustrairons aux courants sanguins des quantités données de liquide. Le volume de celui-ci sera la mesure des variations de chaque pression. Maintenant que l'animal est parfaitement calme, la colonne marque 80-105 , c'est-à-dire qu'elle oscille entre 25 millimètres, ce qui, pour les deux colonnes, donne 50 millimètres.

Je mets à nu la veine jugulaire. Une ligature est appliquée sur son bout supérieur afin de prévenir l'écoulement du sang ; dans le bout inférieur j'introduis l'extrémité de cette seringue remplie d'eau tiède. Elle contient à peu près un quart de litre. Je pousse lentement le piston. La colonne mercurielle reste à

80-100, 85-105 mill.

Nous n'avons pas là des effets bien marqués ; peut-être la quantité de liquide injectée est-elle trop peu considérable relativement à la masse totale du sang. Cependant ce résultat me parait singulier; comme on peut doubler le volume, pour ainsi dire, d'un chien en introduisant de l'eau dans ses veines, je vais pousser une nouvelle injection dans la jugulaire. La colonne a sensiblement baissé, elle n'est plus qu'à

35-50, 35-60, 30-45 mill.

Ainsi, loin de produire une élévation du niveau du mercure, comme nous nous y attendions, nous voyons au contraire une diminution très manifeste. Tant il est vrai, Messieurs, qu'il faut être très sobre en conjectures sur l'issue des expériences, et que souvent les résultats obtenus sont de toute autre nature que ceux que l'on avait annoncés.

Préoccupés de l'influence exercée par le volume du liquide sur les parois artérielles, nous négligions l'agent d'impulsion principal, la pompe gauche. Nos injections augmentent, il est vrai, la pression; mais l'introduction dans le sang d'une notable proportion d'eau diminue la force du cœur. Ce que nous gagnons d'un côté se trouve perdu de l'autre, et en somme, la colonne de mercure, au lieu de monter, est descendue au-dessous de son niveau. Cette expérience vous montre un résultat neuf et inattendu, savoir : que le volume du liquide ne contribue pas autant à la pression que l'énergie du cœur. Si vous affaiblissez par un moyen quelconque la contraction de la pompe, vous aurez beau augmenter la somme du liquide, ces deux influences se contrebalanceront, et la colonne mercurielle baissera, ainsi que nous venons de nous en assurer. Comme c'est la première fois que je fais ces expériences, vous ne serez pas surpris de me voir hésiter à chaque instant, corriger une assertion trop absolue ou même inexacte, revenir sur des phénomènes dont l'explication m'avait échappée. Il n'y a que ceux qui ne font rien par eux-mêmes qui ne se trompent jamais.

Puisque l'animal est tout préparé et que nous pouvons disposer encore de quelques instants, je vais injecter du café à l'eau dans la jugulaire, afin de voir quelle sera l'action de cette liqueur sur la force d'impulsion du cœur. On sait généralement que le café est un excitant, qu'il active la circulation, mais comme on ne l'a jamais, que je sache, introduit directement dans les veines, je suis curieux de voir ses effets sur la pression artérielle. En théorie, il doit accélérer la contraction ventriculaire; mais j'ignore si en même temps il en accroîtra l'énergie. Nous allons en juger. L'expérience toutefois ne sera pas aussi concluante qu'elle pourrait l'être, l'animal ayant déjà reçu de l'eau dans les veines, car l'augmentation du liquide circulatoire devra rendre moins sensible la présence d'une nouvelle liqueur. L'échelle marque toujours 30-45 millimètres. Il n'y a que dans les efforts que le mercure s'élève de quelques degrés.

J'injecte deux gros à peu près de café dans la jugulaire. Vous voyez déjà que la respiration s'accélère ; le pouls est plus fréquent, plus fort, il y a, comme dirait un médecin, *surexcitation générale*. Quel est le niveau de la colonne ? elle oscille entre

45-50, 40-50, 50-65, 70-75, 85-90, 60-90 m.

Ainsi elle a notablement remonté; la voilà même à 70-105. Je ne doute pas que l'ascension du mercure n'eût été beaucoup plus considérable si nous eussions expérimenté avant l'introduction dans les veines d'une injection aqueuse.

Pour compléter l'expérience , et rendre ses résultats plus applicables à l'homme , ajoutons une petite quantité d'eau-de-vie : je vais mélanger la liqueur à la moitié de son volume d'eau ; car si elle était pure , elle coagulerait le sang et suspendrait la circulation. Cette précaution de notre part est peut-être superflue , car comme nous avons fait prendre cette demi-tasse et ce verre d'eau-de-vie au café voisin, il ne serait pas impossible qu'avant de nous l'envoyer, on eût corrigé , dans une intention autre que la nôtre , la trop grande énergie de l'alcool. Je remplis cette petite seringue : elle contient à peine un gros. L'injection est maintenant poussée. Je ne vois point de différence bien sensible dans le niveau du mercure ; la colonne qui était à 60-95 n'est plus qu'à

75-80, 70-80, 65-90.

Je réinjecte une égale quantité d'eau-de-vie.

Résultats toujours à peu près insignifiants , nous avons

70-80 , 75-90 , 60-90.

Ainsi la liqueur alcoolique n'a pas eu sur la circulation artérielle la même influence que le café; il semblerait même que le mercure ait baissé de quelques degrés. Ces expériences, je le répète, ont besoin d'être répétées avant d'avoir une véritable valeur scientifique; on ne peut rien conclure d'un fait, surtout quand ses résultats ne sont pas très nettement tranchés, et qu'on l'étudie pour une première fois.

Enfin nous terminerons cette séance en faisant à l'animal une saignée, autant comme moyen curatif des troubles que nous venons de déterminer que pour examiner les effets que la soustraction du sang déterminent dans la pression artérielle. J'ouvre la jugulaire : il ne s'écoule que très peu de liquide, ce que vous vous expliquez très bien par la présence de l'instrument appliqué à l'artère correspondante. Comme le passage du sang est intercepté dans ce dernier vaisseau, la veine ne recevant plus de liquide ne peut plus en rapporter. Ajoutez à cela que la carotide du côté opposé avait été liée par moi il y a un mois.

Le même obstacle existe à l'artère crurale; cependant je vais ouvrir la veine qui l'accompagne , car en raison de son volume elle devra nous donner plus de sang , et nous ne serons point obligés de faire subir au chien une nouvelle opération. Je la pique avec la pointe d'un bistouri : il s'en

échappe du sang, mais lentement, en petite quantité. La colonne, qui était restée à 75-90, marque
maintenant

75-85, 75-80, 70-85, 65-80 mill.

Il n'y a donc qu'une faible diminution du niveau du mercure; ce qui tient sans doute à ce que
l'écoulement n'est pas assez rapide pour que l'é-
quilibre de la pression soit momentanément interrompu dans l'appareil circulatoire. Je lie la veine
afin de suspendre l'hémorrhagie.

Nous reviendrons sur ces expériences dans la
prochaine séance. L'instrument de M. Poiseuille,
par la précision et l'exactitude des résultats qu'il
donne, est trop précieux relativement à ces questions d'hydraulique, pour que nous négligions de
le soumettre à de nouvelles applications.

QUATRIÈME LEÇON.

21 avril 1837.

Messieurs,

Nous savons, par le témoignage irrécusable de l'expérience, que le sang se meut avec la même force dans tous les tuyaux du système artériel. La pression que supportent les gros troncs est parfaitement identique à celle des branches d'un moindre calibre. Le voisinage ou l'éloignement du cœur ne changent rien au phénomène. Par suite de la réaction élastique des parois vasculaires, la force des contractions ventriculaires ne perd rien de son énergie, et malgré le redressement ou la formation des courbures, la colonne sanguine conserve la même intensité de pression jusqu'aux dernières ramifications artérielles. Nous ne la suivons pas plus loin que ce dernier point en ce moment. Non pas qu'il existe là aucun obstacle, aucun arrêt, ou que

l'action du cœur expire ainsi que le prétendait Bichat. Il n'en est rien : seulement pour la facilité de
la description, et pour l'intelligence des phénomènes, nous nous conformons à l'usage généralement
adopté de diviser le cercle circulatoire en trois
segments : les artères, les capillaires, les veines.

Il est un fait fort curieux dont la connaissance
est due à M. Poiseuille, c'est que les hauteurs ob-
tenues dans le tube ne sont nullement en rapport
avec le nombre des fibres du cœur. Prenez deux artères de même calibre, l'une sur le chien, l'autre sur le
cheval, malgré la différence énorme dans le poids
de ces animaux, dans le volume des pompes, les
forces totales qui meuvent le sang dans chacune de
ces artères seront littéralement les mêmes. Nous
ne pouvons faire l'expérience sur l'homme, mais
d'après les considérations où nous sommes entrés
précédemment, nul doute que chez lui la pression
artérielle ne soit tout-à-fait semblable. Il n'en est
pas des phénomènes physiques comme des phénomènes intellectuels. Ceux-ci nous placent au
premier rang des êtres vivants, mais les premiers
nous ramènent au niveau du plus humble mammifère, dont l'organisation peut le disputer à la
nôtre par la perfection et l'harmonie de son ensemble. Ainsi que ces rapprochements de l'homme
à l'animal, ne blessent point notre orgueilleuse
susceptibilité.

M. Poiseuille, par l'application de son instrument, a établi ce théorème général, *que la force
totale statique, qui meut le sang dans une artère,
est exactement en raison directe de l'aire que pré-*

sente le cercle de cette artère, ou en raison di-
recte de son diamètre, quel que soit le lieu qu'elle
occupe. Vous concevez comment on procéderait
pour avoir la force correspondante à une artère,
l'aorte, par exemple. Il suffirait pour l'obtenir de
prendre le carré de son diamètre, on aurait alors
la surface du cercle ; multipliant par la masse de
la colonne mercurielle, dont la base est représentée par la surface du cercle, on arriverait à apprécier avec une exactitude mathématique la force
de la pompe gauche. Bien entendu qu'il faut tenir
compte des variations que présente la pression par
suite des mouvements respiratoires, des efforts,
du volume de liquide, de l'activité des contractions ventriculaires, toutes circonstances qui,
comme nous l'avons vu, modifient l'impulsion de
la colonne sanguine. L'exploration attentive du
pouls indique que cette impulsion n'est pas toujours semblable à elle-même.

Quelque lumière que ces données physiques
aient jetée sur la question qui nous occupe, il est
encore plusieurs points de l'hydraulique animale
dont nous ne pouvons avec nos ressources actuelles,
dissiper l'obscurité. La vitesse avec laquelle le sang
se meut n'a pas encore été rigoureusement éva-
luée ; on en est réduit à des approximations. Pour
mesurer la rapidité du courant d'une rivière,
on se sert aujourd'hui d'un instrument, l'*hasta
reometrica*, qui permet de représenter par des
chiffres la vitesse du liquide. Cet instrument est
formé d'une sorte d'entonnoir dont on tourne le
pavillon du côté du courant, de manière à ce que

le flot vienne s'y engouffrer. Un tube adapté à son extrémité rétrécie indique le degré d'ascension du liquide et permet d'évaluer la rapidité de son cours, Suivant qu'on maintient l'instrument à la superficie ou au fond de la rivière, on voit la colonne s'élever à une hauteur inégale; ainsi les différentes couches du liquide ne marchent pas avec une vitesse identique. Il serait bien à désirer que nous eussions aussi un moyen d'apprécier le degré de rapidité des courants sanguins dans les nombreux compartiments du système circulatoire. Ce serait d'autant plus avantageux que nous pourrions faire la part de ce qui appartient à la pression du liquide, d'avec ce qui appartient à la vitesse : or, vous savez que la pression et la vitesse ne sont pas toujours dans un rapport exact.

Vous vous rappelez, Messieurs, le démenti formel que l'expérience a donné à une de nos assertions. Nous ne voulons point essayer de justifier notre erreur, mais bien plutôt rechercher en quoi nous nous étions laissé abuser. Je venais de parler de l'influence exercée par le volume du liquide sur les divers degrés de pression, et tout rempli de cette vérité mécanique, je voulais en faire la démonstration immédiate. Pour cela j'ai poussé une injection d'eau dans les veines. Mais nous avions affaire à une question complexe, et l'omission de quelques-uns de ses éléments pouvait nous amener à des résultats tout-à-fait opposés à ceux que nous avions prévus : c'est ce qui est arrivé; la colonne mercurielle, au lieu de monter est descendue. Plus nous essayions, par de nouvelles quantités de liquides, de produire son ascension, plus nous le voyions baisser : elle suivait une marche directement inverse de celle que la théorie nous avait fait annoncer. Je suis loin d'être contrarié de ce résultat : il m'a frappé, et j'ai la conscience qu'il vous a frappé davantage que si je l'eusse prévu. Eh ! qu'importe la manière dont la vérité se fait jour, soit qu'elle confirme nos assertions, soit qu'elle les démente? Du moment que nous la trouvons, notre but n'est-il complètement atteint ?

La quantité d'eau introduite dans les veines de l'animal ne s'élevait pas à plus d'un demi-litre, aussi était-elle trop faible pour changer de beaucoup la pression du système circulatoire. Les chiens peuvent recevoir d'énormes injections dans l'appareil vasculaire, sans en paraître notamment incommodés, tant est grande la capacité des vaisseaux sanguins. Ceci est encore une nouvelle preuve de l'élasticité des tuniques artérielles et veineuses. En augmentant le volume du sang, nous n'avons pas songé que l'eau a une influence directe sur la contractilité de la fibre musculaire dont elle diminue l'énergie. Tandis que la pression exercée par les colonnes liquides était à peine modifiée, la pompe gauche avait perdu une partie de sa force. Ainsi deux causes ont concouru à l'abaissement de la colonne mercurielle : d'une part l'affaiblissement de la contraction ventriculaire, d'autre part une plus lourde masse à déplacer.

Les effets débilitants de l'eau passée dans le torrent circulatoire par voie d'absorption sont connus depuis l'antiquité la plus reculée : dans quelle intention prenait - on des tisanes de gomme, de mauve, de chiendent, etc.? C'était afin d'augmenter la partie aqueuse du sang, et par suite d'abattre l'excitation fébrile, ou, pour parler le langage d'une certaine école : l'*orgasme inflammatoire*. Nous concevons donc comment la présence d'une plus grande quantité d'eau dans les tuyaux vivants a dû diminuer la force du cœur aortique.

M. Poiseuille avait déjà fait une expérience qui, par ses résultats, a quelques rapports avec la nôtre : ayant appliqué son appareil sur la carotide d'un chien, il mesura la hauteur de la colonne mercurielle, afin d'avoir la pression normale des parois de l'artère. Après quoi il fit l'extraction d'une certaine quantité de sang qu'il remplaça par une égale quantité d'eau à la même température. Le volume du liquide circulatoire ne fut pas changé ; cependant il y eut un abaissement notable du mercure. Aussi il est bien prouvé que l'eau passée dans le sang, soit par absorption, soit directement par une injection, a pour effet de diminuer la force progressive du liquide par suite d'un affaiblissement de la contractilité musculaire.

Quant à l'action du café, elle est bien digne de fixer notre attention. Vous vous souvenez avec quelle rapidité ses effets se manifestèrent. A peine deux gros de cette liqueur avaient pénétré dans le système vasculaire, qu'aussitôt le mercure monta graduellement jusqu'à son premier niveau.

Nous allons continuer aujourd'hui ces expériences. Une fois que les phénomènes seront bien constatés, nous essaierons d'en donner la théorie.

Ce n'est pas seulement sous le point de vue scientifique que ces questions nous intéressent ; la médecine et surtout la chirurgie y trouvent la matière d'une foule d'applications utiles , souvent même d'une haute portée. Chaque fois que vous liez une artère , il faut bien savoir que la pression que vous soustrayez dans un point se répartit dans tout le système artériel. L'appareil vasculaire forme une chaîne dont tous les anneaux sont solidaires les uns des autres. En voulez-vous un exemple? Lorsque pour l'anévrisme de l'artère poplitée vous suspendez la circulation dans le membre inférieur; immédiatement après la peau devient brûlante , la face s'injecte , le pouls bat avec force, le malade se plaint de bouffées de chaleur; vous avez là tous les signes d'une suractivité dans les mouvements du sang. Attribuez-vous tout ce cortége de symptômes au simple fait d'une opération douloureuse ? Non , certainement. Sans doute que la plaie que vous venez de pratiquer y est pour quelque chose , mais le véritable point de départ de la fièvre doit être cherché dans les modifications apportées aux phénomènes hydrodynamiques de la circulation. La force déployée par la contraction de la pompe gauche lutte en vain contre la ligature: elle n'est point dépensée inutilement ; se décomposant en autant de forces partielles qu'il existe de tuyaux sanguins, elle accroît l'énergie de la pression dans chaque point du système artériel. De là cette plénitude du pouls, ces pulsations dont le malade a la conscience, et dont l'explication a tant embarrassé les chirurgiens qui, en général,

sont plus adroits opérateurs qu'habiles physiologistes.

Il est une foule d'autres cas où le cercle circulatoire se trouve rétréci. Dans les amputations de
la jambe, de la cuisse, vous supprimez d'un quart,
d'un tiers l'étendue de ce cercle, et par conséquent la pression est d'autant plus considérable
que les tuyaux où elle s'exerce sont moins nombreux. Ces résultats tout mécaniques trouvent leur
application dans les précautions à prendre avant
et après des opérations de cette nature. Vous voyez
qu'il est sage de désemplir artificiellement les vaisseaux sanguins pour s'opposer aux effets de l'augmentation subite de la pression intérieure. C'est
dans de semblables circonstances que la saignée
peut être d'une grande utilité: maniée avec intelligence et discrétion, elle devient un puissant
auxiliaire de la thérapeutique.

Vous allez voir qu'en rétrécissant le cours du
sang on accroit la force progressive du liquide.
Nous affirmons hardiment ces résultats, car l'expérience a déjà été faite par M. Poiseuille. Quand
il s'agira de simples conjectures, nous serons un
peu plus réservés dans nos assertions. Plus d'une
fois vous nous avez entendus nous élever contre
la prétention de ceux qui veulent parler avant les
faits : c'est à nous de joindre l'exemple au précepte.

Voici l'extrémité de l'instrument introduite dans
l'artère carotide gauche. Le robinet est fermé ;
aussi les deux colonnes de mercure restent-elles
immobiles au même niveau. Maintenant que l'ani-

mal est revenu de son émotion, faisons communiquer le sang avec l'intérieur du tube.

Vous apercevez de suite les mouvements d'ascension et d'abaissement du mercure ; les degrés extrêmes correspondent aux grands efforts respiratoires. Il est difficile d'isoler, même par la pensée, ce qui appartient à chacune des puissances qui concourent à produire la pression artérielle. Le volume du liquide, la pompe hydrodynamique, la pompe aérienne, ce sont là autant d'agents mécaniques dont l'action se confond. Suivant que l'un ou l'autre devient prédominant, la hauteur de la colonne éprouve de notables variations. Dans l'état normal, la respiration parait exercer la principale influence à tel point que, dans les grands efforts inspiratoires, la force qui meut le sang est très près d'être nulle. En revanche, dans les expirations correspondantes, cette force est presque doublée.

L'échelle marque ici 60-90 mill. ; si nous comprimions l'artère opposée, il serait possible que la colonne s'élevât à une plus grande hauteur. Toutefois cette différence, si elle existe, ne devra pas être très considérable, car la pression répartie dans chaque tuyau artériel sera faible pour chacun isolément. Faisons l'expérience.

Je mets à nu la carotide droite. C'est elle que je soulève maintenant avec la sonde. Je l'embrasse dans un fil en faisant un simple nœud, que je puis serrer ou relâcher à volonté. Il sera facile ainsi de juger de l'influence exercée sur la force statique totale du sang, par l'interruption de son passage en un point du système vasculaire. Je serre la ligature : la colonne oscille entre

75-100, 75-105 mill.

J'éloigne la ligature ; nous avons

75-95, 70-90 mill.

Ainsi le mercure a baissé de plusieurs degrés. Voyons si ces résultats vont se soutenir :
Je serre de nouveau la ligature : la colonne remonte à

85-105, 80-105 mill.

J'enlève la ligature, il n'y a plus que

75-90, 75-85 mill.

Il est donc évident que le degré de pression n'est pas le même, suivant que la carotide droite est ou n'est pas perméable au sang.

Le phénomène devra être encore bien plus sensible, si nous expérimentons sur un vaisseau plus volumineux tel que l'aorte. Pour arriver jusqu'à cette artère, nous n'allons point ouvrir l'abdomen, car cette opération jetterait l'animal dans un état qui ne nous permettrait plus d'apprécier aussi rigoureusement l'impulsion de l'ondée sanguine. Il existe un moyen plus simple, qu'on a quelquefois employé chez les femmes récemment accouchées, pour arrêter l'hémorrhagie utérine, je veux parler de la compression de l'aorte à travers les parois abdominales.

Mes doigts réunis en faisceau appuient fortement sur l'ombilic, dans la direction du trajet de
l'artère. Je suis sûr maintenant que les parois du
vaisseau sont appliquées l'une contre l'autre , et le
passage du sang intercepté, car on ne perçoit plus
aucun battement dans les artères crurales. Qu'indique le tube ?

90-115, 95-120, 95-115, 100-120 mill.

Je cesse la compression , la colonne retombe à

80-100 mill.

D'après les résultats fournis par l'expérience précédente , il était bien impossible que la force qui
meut le sang dans l'aorte , se trouvant subitement
répartie dans une moitié du cercle artériel , la pression n'y fût pas notablement augmentée. Ce sont
là des phénomènes dont nous avons et la certitude
expérimentale, et la théorie scientifique. Poursuivons :

Nous avons , dans la séance dernière , injecté
une certaine quantité d'eau par la veine jugulaire :
le liquide, avant de pénétrer dans le système artériel , a été obligé de passer par le réservoir et la
pompe droite, le poumon, le réservoir et la pompe
gauche , puis enfin il est arrivé à l'aorte. Ce cir-
cuit un peu long n'a pas permis d'étudier immédiatement les effets de l'injection. Puisque l'eau
avait touché les fibres du cœur et diminué leur force
contractile avant de se mêler à la masse sanguine ,
elle a agi d'abord comme débilitant ; aussi l'aug-

mentation légère du volume du liquide n'a pu compenser sous le rapport de la pression intérieure la perte d'énergie de l'agent d'impulsion.

Aujourd'hui je vais procéder autrement. Au lieu d'injecter par la veine , j'injecterai par l'artère de manière à pousser le liquide contre la direction normale du cours du sang. Nous pourrons ainsi juger de l'influence directe exercée par un certain volume d'eau ajouté au fluide circulatoire. Je ne sais si je me fais comprendre. L'expérience est bien simple : je passe deux fils sous l'artère carotide droite; l'un est destiné à lier le bout supérieur, l'autre à assujétir le bout inférieur sur le tube de la seringue. En poussant le piston , que va-t-il arriver ? Le liquide ne pourra pas atteindre les divisions capillaires de l'artére où je l'injecte, puisqu'il marchera dans une direction opposée; il ne pourra pas pénétrer dans le ventricule gauche, puisque les valvules sygmoïdes en s'abaissant forment soupape. Il faudra donc qu'il se mêle au sang de l'artère, et se répande avec ce liquide dans la généralité des tuyaux vasculaires. Ou je m'abuse, ou cette addition influera sur la hauteur du mercure.

Le bout supérieur de la carotide est lié. Avant de faire la ponction, je vais comprimer le bout inférieur du vaisseau de manière à soustraire dans une portion du cylindre la colonne sanguine à l'action du cœur. J'incise les parois artérielles. Vous venez de voir sortir un jet de liquide par suite du retour sur elles-mêmes des tuniques élastiques : l'échelle indique 80 – 100. Suivez des

yeux la hauteur du mercure afin de bien apprécier ses variations.

Je pousse lentement le piston : si je le poussais
brusquement, nous pourrions rapporter à l'action
du liquide, ce qui n'appartiendrait qu'au mouvement progressif que je lui imprimerais. La seringue est à moitié vide, nous avons

100-115, 90-105, 100-125 mill.

A l'instant où je cesse de presser le piston,
vous le voyez remonter de lui-même; c'est la pression du sang qui le soulève ; aussi chaque saccade correspond-elle à une pulsation artérielle.
La seringue est presque entièrement remplie de
sang mélangé à l'eau. ce qui vous explique comment la colonne est retombée à 75-90.

Je pousse de nouveau le piston, l'échelle marque

90-105 mill.

Je le retire, il n'y a plus que

55-75, 60-70 mill.

Je réintroduis le sang, nous retrouvons

70-85 mill.

Il est donc évident que la pression augmente ou
diminue en raison directe de la présence ou de la
soustraction du liquide.

Vous devez remarquer que l'élévation de la colonne de mercure est bien moins sensible à la fin
de l'expérience qu'au commencement. M. Poi-

seuille me fait très-judicieusement observer que déjà une certaine quantité d'eau est revenue par les veines jusque vers les pompes hydrauliques, et que par conséquent elle a affaibli leur force de contraction. La seringue contient 108 centimètres cubes. Quelque faible que soit cette quantité de liquide, elle doit diminuer l'énergie de la fibre musculaire. Je lie l'artère qui a servi à l'injection.

Si nous n'avions pas introduit dans le torrent circulatoire un fluide débilitant, je ne doute pas que la colonne ne s'élevât maintenant au-dessus de son niveau normal, par suite de la ligature appliquée sur la carotide droite. Le cercle circulatoire se trouvant rétréci, nous devrions nécessairement avoir une augmentation dans la pression des parois artérielles. La diminution de la force de contractilité du cœur peut seule nous rendre compte de cet affaiblissement de la pression de l'onde sanguine.

Un travail intéressant consisterait à essayer avec l'hydrodynamomètre l'action des principaux médicaments employés dans la thérapeutique. La digitale est une des substances dont l'action sur le cœur est le mieux constatée; administrée à une certaine dose, elle ralentit singulièrement les contractions ventriculaires à tel point que j'ai vu sous son influence le pouls de certains malades tomber à 12 ou 15 pulsations par minute. Je ne crois pas qu'on ait jamais étudié avec la précision désirable ses effets : nous allons injecter une petite quantité de teinture de digitale dans la veine jugulaire de ce chien. Il est probable que les battements du cœur tomberont au-dessous de leur rhythme normal, du moins la théorie nous le fait soupçonner. Je m'assure d'abord du nombre des pulsations artérielles ; j'en compte à peu près 120 dans une minute. La colonne de mercure oscille entre 70-95. Elle est presque revenue à son premier niveau.

J'incise les téguments dans la direction de la jugulaire, afin de la mettre à nu. Cette veine est petite, affaissée, à peine apparente. Vous vous expliquez facilement cette circonstance par les deux ligatures appliquées sur la carotide de chaque côté. Le sang n'étant plus apporté vers la tête par ces artères, ne peut plus revenir au cœur par les veines correspondantes. Comme la circulation est interceptée dans la jugulaire, ce vaisseau, j'aurais dû le prévoir, est peu propre à recevoir l'injection ; aussi vais-je la faire pénétrer par une autre voie.

Toute membrane absorbe, du moment qu'elle n'est point recouverte d'une couche épidermique : nous pourrions donc en introduisant la liqueur dans la cavité abdominale la faire arriver dans le courant sanguin. Chez le chien la tunique vaginale communique avec le péritoine ; c'est vous expliquer dans quel but je viens de fendre la peau du scrotum, et d'y plonger le tube de cette petite seringue d'Anel.

J'injecte un gros à peu près d'alcool de digitale. Attendons quelques instants, car il faut que la liqueur ait le temps d'être absorbée avant de manifester ses effets. Voici le pouls qui diminue de fréquence, il n'offre plus que 90 pulsations. Quant à la colonne, elle reste à

70-90, 70-95 mille.

Ainsi il y a diminution de battement du cœur sans abaissement ni augmentation de la pression. Le pouls est maintenant à 84, le mercure à

75-100, 70-90 mill.

Vous voyez que l'action de la digitale se fait manifestement sentir, puisque les pulsations artérielles sont tombées de 120 à 84 : peut-être ses effets eussent-ils encore été plus sensibles si nous eussions mis la liqueur en contact avec une membrane où l'absorption est plus active.

J'en injecte un demi-gros dans la plèvre. Malheureusement l'animal commence à se fatiguer de nos expériences : ses efforts, ses mouvements désordonnés troublent la circulation et nous empêchent de bien apprécier le degré d'action du médicament. Le pouls remonte, il est maintenant à 100.

Nous ne pouvons pas tirer de grandes conséquences de cette expérience : ce qu'elle nous a présenté de plus remarquable, c'est la diminution de fréquence des pulsations du cœur sans variation de la pression artérielle.

Quoi qu'il en soit, messieurs, la composition du liquide est pour beaucoup dans la production des phénomènes hydrauliques, dont le corps de l'homme, malade ou sain, est le siège. Toute substance, avant de se déposer dans les solides, tra-

verse les pompes et les tuyaux chargés de sa distribution. Ceci vous explique comment l'absorption d'une molécule délétère retentit tout d'abord
sur l'appareil circulatoire. Un médicament agit
sur l'énergie de la fibre ventriculaire, tel autre
sur la fréquence de ses contractions. Les variétés
de plénitude, de faiblesse, de force que présente
le pouls dépendent principalement de la manière
dont la pompe gauche lance le liquide dans le système artériel : les mouvements respiratoires exercent aussi une grande influence. Quant au volume
même du sang, je n'ai pas d'opinion bien arrêtée
sur son mode d'influence ; bien qu'il me semble
tout naturel que la pression augmente en raison
directe de la masse de liquide, je crois qu'il est
prudent de ne rien affirmer avant que de nouvelles expériences aient prononcé. Dans tous les cas
les idées que l'on s'est formées jusqu'ici des effets
de la saignée ne me paraissent guère solidement
établies, et doivent être soumises à un nouvel examen.

Dans l'énumération des causes les plus apparentes de la force statique du sang, je ne vous ai
point parlé de la faculté qu'on a supposée à ce
liquide de se mouvoir spontanément, sans le concours d'aucun agent mécanique. Ce sont là de ces
stupidités dignes tout au plus d'exciter le sourire. Extrait de ses vaisseaux, le sang n'a pas
d'autre force vitale ou physique que la force d'i-
nertie. Il en est du sang comme de tout corps composé de molécules inertes, pour se mouvoir il lui
faut un agent d'impulsion : renfermez-le dans une

anse d'intestin de poulet, ou dans un tuyau en caoutchouc, jamais il ne se déplacera de lui-même. En vérité, messieurs, il faut ne pas avoir d'yeux pour avoir pu soutenir que le sang a une puissance motrice, inhérente à sa nature. Une idée semblable est une véritable hallucination.

Quand on fait des expériences, il faut chercher à trouver l'explication des phénomènes et non à l'imaginer; on ne s'expose pas à des divagations pareilles à celle que nous venons de relever. C'est surtout par le secours de la physique qu'on arrive à quelque chose de positif en physiologie. Malheureusement ces deux sciences, bien loin de se prêter un mutuel appui, ont presque toujours, dans les livres, conservé l'une envers l'autre une attitude hostile. Nos continuels efforts tendront, comme par le passé à provoquer, non pas un simple rapprochement, mais une réconciliation, une fusion complète. La médecine a plus besoin de la physique que la physique de la médecine : c'est à nous de faire les premiers pas vers une alliance d'où dépend en grande partie le succès de nos travaux.

CINQUIÈME LEÇON.

27 avril 1857.

Messieurs,

Avant de reprendre la série de nos expériences sur les questions d'hydraulique animale, je veux vous dire quelques mots des nouveaux résultats que nous ont fournis nos recherches sur la coagulabilité du sang. Vous vous rappelez l'immense importance de cette propriété physique sur les phénomènes circulatoires : l'intégrité de ceux-ci est intimement liée avec la faculté qu'a le liquide vivant de se solidifier. Comment agissent les alcalis, les solutions de sous-carbonate de soude, l'éther œnanthique ? Injectés dans les veines, ils ôtent au sang sa coagulabilité, et par suite, le rendent impropre à se mouvoir dans ses tuyaux. De là ces engouements pulmonaires, ces exhalations sanguinolentes dans les cavités séreuses, ces transsudations du sang en substance ou de quel-

ques-uns de ses éléments entre les mailles des tissus parenchymateux.

Tout en nous applaudissant de ces résultats qui
nous semblent propres à jeter une vive lumière
sur divers points de pathologie, nous exprimions
le regret de ne pouvoir restituer au sang sa coagulabilité ; car, disions-nous, à cette question se
rattachent celles de toutes les fièvres graves. Entre
le véritable typhus et les symptômes offerts par les
animaux soumis à nos expériences, il y a une analogie incontestable. Peut-être que si l'on parve-
nait à rendre au sang la propriété de se prendre
en masse, ce serait un grand pas de fait pour la
thérapeutique des maladies dont nous ne savons
qu'analyser et non combattre les désastreux effets.
C'est donc dans cette direction d'esprit que nous
continuions nos recherches : voici ce que nous
avons eu hier l'occasion d'observer.

J'ai fait recueillir le sang d'un cochon d'Inde,
dans un vase contenant une certaine quantité de
sous-carbonate de soude. Il ne s'était pas formé
de caillots au bout de deux heures. Voyant que
le sang avait évidemment perdu sa coagulabilité, j'essayai de le lui rendre en le mélangeant
avec une faible quantité d'acide sulfurique, tellement étendu d'eau, qu'il offrait à peine à la
langue des traces d'acidité. Presqu'aussitôt la liqueur s'est séparée en deux parties, l'une solide,
l'autre fluide : on aurait dit d'une saignée avec sérum et caillot l'un et l'autre dans les conditions normales. Ce fait m'a paru fort curieux. On sait bien
en chimie que les acides coagulent le sang, mais

on n'avait jamais essayé de restituer à ce liquide sa coagulabilité après la lui avoir enlevée une première fois. Vous voyez dans ce vase le sang sur lequel nous avons fait l'expérience: il tient en suspension un caillot ferme, résistant, volumineux. Il serait impossible de dire à première vue que ce liquide a été soumis à l'action de deux réactifs chimiques, et qu'il est passé par divers états avant que sa partie coagulable se soit séparée de son sérum.

J'ai reçu également dans une seconde éprouvette une certaine quantité de sang, à laquelle j'ai ajouté une plus grande proportion de sous-carbonate de soude. L'addition d'un peu d'eau acidulée a précipité un caillot un peu moins volumineux que dans l'expérience précédente. Cela tient à ce que la solution alcaline, trop abondante pour être saturée par l'acide sulfurique, a maintenu la fluidité du sang dont une partie n'a pu se solidifier.

Voici un troisième vase où j'ai fait un semblable mélange de sang et de sous-carbonate de soude. Il ne s'est pas formé de coagulum. Un peu d'acide sulfurique très étendu a été versé dans la liqueur, et quelques instants après nous avons trouvé une petite masse visqueuse, rougeâtre, rappelant assez la couleur et la consistance d'un caillot. Nous continuerons ces recherches.

Je ne connais pas de question plus palpitante d'intérêt (pour me servir d'une expression à la mode), que celle de la coagulabilité du sang. Le typhus, le choléra, la fièvre typhoïde, la peste, etc. toutes ces maladies si meurtrières reconnaissent comme un de leurs éléments l'altération du sang; cette altération paraît consister surtout dans un défaut de coagulabilité. Je n'oserais vous affirmer que dans ces circonstances morbides, il y a dans l'économie une surabondance d'alcalis, et que le moyen de neutraliser leurs efforts est de faire passer dans les courants circulatoires une certaine quantité d'eau acidulée. Non, telle n'est pas notre pensée. Il ne faut pas prononcer légèrement sur un fait de cette gravité ! Ce que je dis, c'est qu'il faut tenir compte des moindres découvertes qui tendent à mettre sur la voie de rendre au sang sa coagulabilité, lorsqu'il l'a perdue par une cause quelconque. Peut-être l'expérience que nous avons faite est-elle susceptible de quelque application utile à la thérapeutique de ces maladies : l'observation prononcera. Mais ne nous faisons pas illusion, la génération contemporaine n'entend rien, absolument rien à ces questions d'altération des liquides; témoins les derniers débats où l'Académie a discuté le traitement de la fièvre typhoïde. C'est surtout en étalant solennellement ce qu'on croit savoir qu'on montre jusqu'à la dernière évidence ce que l'on ne sait pas.

J'ai fait apporter ce matin de l'Hôtel-Dieu le cœur et les poumons d'une femme morte subitement dans une des salles de médecine. A l'autopsie, l'interne n'a rien trouvé qui pût expliquer l'instantanéité des accidents. Ce qui l'a frappé surtout, c'est la liquidité du sang qui dans aucun organe ne présentait de traces de caillot. Une certaine quantité de sang à l'état fluide comprimait le cerveau et

était mélangée à la sérosité sous-arachnoïdienne.
Les poumons sont engoués, le cœur ramolli, infiltré d'une liqueur visqueuse. Nul doute qu'ici encore le point de départ de la maladie n'ait été un
défaut de coagulabilité du sang.

Revenons maintenant à nos expériences sur la
circulation artérielle : toute question qui ne s'y
rattache pas sera pour le moment secondaire à nos
yeux.

L'égalité de pression à l'intérieur des tuyaux
qui appartiennent à la grande pompe est un phénomène capital dans l'histoire des mouvements du
sang. Les problèmes d'hydraulique se trouvent
ainsi ramenés à une bien grande simplicité. Le
système artériel tout entier peut être représenté
par un tuyau unique : ce qu'on observe sur ce
tuyau est applicable à la généralité des conduits
de même espèce, grands ou petits, voisins ou éloignés de l'agent central d'impulsion. C'était donc
avec raison que je vous disais que la réalité est
beaucoup moins compliquée que les hypothèses.
On a fait de bien laborieuses suppositions sur la
manière dont le sang se meut dans les diverses
branches de l'appareil circulatoire : on voulait que
l'action du cœur expirât à l'entrée des ramifications
capillaires. Eh bien ! voilà qu'avec l'instrument
de M. Poiseuille on démontre que bien loin d'être
épuisée, la force de la pompe est aussi énergique
en ce point que dans les troncs les plus volumineux. Ce simple fait est d'une immense application
pratique. Quand vous ouvrez une artère, vous ne
diminuez pas seulement la pression dans un point;

l'équilibre des colonnes sanguines se rétablit immédiatement, ou plutôt il n'est pas un seul instant interrompu. Tous les vaisseaux de ce système sont solidaires les uns des autres; s'attaquer à un, c'est s'attaquer à tous simultanément.

Ce que je dis des artères n'est pas applicable aux veines. Ces deux ordres de tuyaux, bien que soumis à une même puissance hydrodynamique, le cœur, ne présentent pas des phénomènes identiques. Aussi les parois des veines dans les circonstances ordinaires, ne supportent pas ou presque pas de distension, tandis que les parois des artères sont soumises à une distension constante et uniforme. Nous insisterons sur ces particularités en traitant de la circulation veineuse.

Je dois aussi vous faire remarquer que la manière dont fonctionne l'appareil vasculaire sous le rapport physique n'est pas la même chez l'individu bien portant et chez l'individu malade. Il est des circonstances pathologiques où le volume du sang diminue d'une notable quantité : c'est en vain alors que vous essaieriez d'appliquer à ces cas les lois déduites de l'étude des phénomènes dans les conditions normales. Chez les phthisiques il y a trop peu de sang dans les vaisseaux pour que la pression soit très considérable. A la suite d'abondantes hémorrhagies les artères, revenues sur elles-mêmes par le retrait élastique de leurs parois, ne sont que médiocrement comprimées par la colonne de liquide. La faiblesse ou même l'absence du pouls chez les moribonds qu'ont épuisés de longues souffrances, et de fréquentes évacuations sanguines, vous indiquent également que la pression intérieure s'exerce avec une bien moindre énergie. Il faut tenir compte de toutes ces particularités individuelles, sans quoi il n'y a plus de théorie raisonnable de la circulation.

Si le cœur était la seule puissance motrice du sang, il suffirait de calculer à chaque contraction ventriculaire la hauteur de la colonne de mercure, et l'on pourrait rigoureusement évaluer sa force statique. Mais nous savons que la pompe aérienne exerce une influence immense sur la marche des liquides. Ce n'est qu'en empêchant le jeu du thorax qu'on peut arriver à un chiffre exact sur le degré de pression que le cœur fait supporter aux tuyaux artériels. L'instrument de M. Poiseuille nous servira à résoudre ce problème d'hydraulique.

Prenez un tube en caoutchouc, et poussez dans sa cavité plus de liquide qu'il n'en faut pour la remplir : ses parois cèdent et se dilatent. Ajoutez-y une nouvelle quantité de liquide, la distension devient plus forte. Ainsi la pression intérieure est en raison directe du volume du liquide. Il me semble tout naturel que les artères soient soumises aux mêmes lois physiques. Cependant ce phénomène a besoin d'être vérifié. Déjà dans l'avant-dernière séance nous avons voulu augmenter la pression en augmentant la masse du sang, et la colonne de mercure, au lieu de monter, a sensiblement baissé. L'explication de ce résultat si opposé à ce que nous avions prévu nous a semblé devoir être cherché dans les modifications apportés par notre expérience à la composition des liquides. Le volume du sang était plus considérable, il est vrai, mais la contractilité musculaire était moins énergique par suite du passage d'une certaine quantité d'eau dans le torrent circulatoire. Il en a été de notre injection comme des tisanes dont les malades font usage pour calmer la fièvre. L'augmentation de la partie aqueuse du sang a diminué la force d'impulsion de la pompe gauche, et la pression est devenue moindre dans tout le système artériel.

Je me propose aujourd'hui de reprendre cette expérience. Mais au lieu d'introduire dans les tuyaux vasculaires de l'eau ou toute autre liqueur débilitante, nous allons nous servir de sang extrait d'un animal de même espèce. Ce sera une véritable transfusion. Je suis bien aise de saisir cette occasion de faire devant vous une opération jadis fort en honneur, et qui maintenant est tombée dans un discrédit complet. Cependant il est des circonstances où il serait opportun d'y recourir ; nous-mêmes plusieurs fois nous avons injecté directement dans les veines de l'individu vivant des liquides médicamenteux.

Lors de sa découverte, la tranfusion fut reçue avec un enthousiasme voisin du délire ; des tentatives imprudentes faites sur l'homme eurent les conséquences les plus fâcheuses, et alors on abandonna avec autant de légèreté qu'on l'avait accueilli un moyen sur lequel reposaient de si flatteuses illusions. Je crois qu'on s'est trop hâté d'accepter, trop hâté de proscrire cette ressource

extrême de la médecine. Si l'on voulait faire rentrer dans le domaine chirurgical la transfusion
du sang , il serait indispensable de l'assujettir à
des préceptes rigoureux , de tenir un compte immense des propriétés physiques du liquide et de
sa composition. Les globules n'ont point chez les
divers animaux la même forme, le même volume :
la coagulabilité n'est pas au même degré chez
tous. Suivant que le sang sera introduit par tel
ou tel procédé , la circulation restera libre ou
deviendra impossible. En cela comme en toute
épreuve expérimentale, il convient d'étudier sur
les animaux les résultats de l'opération avant de
se hasarder à en faire l'application à l'homme lui-
même.

Il y a deux méthodes principales de faire la
transfusion : tantôt le sang passe immédiatement
du vaisseau de l'animal qui donne dans celui de
l'animal qui reçoit , tantôt il est recueilli dans un
vase pour être ensuite réinjecté. Cette seconde méthode est plus en usage que la première parce
qu'elle est plus facile, et permet de mesurer la
quantité de liquide avec laquelle on expérimente.
C'est elle que nous allons employer ici. Je vous
ferai toutefois remarquer que la plasticité du sang
est telle , surtout chez les chiens, que le seul
contact des parois métalliques de la seringue suffit
pour lui faire perdre sa fluidité , et par suite le
rendre impropre à la circulation. Comme nous
ne voulons point étudier maintenant les modifications apportés dans l'appareil hydrodynamique
par la composition du liquide , mais seulement

par son volume, l'inconvénient que je vous signalais n'aura point de sérieuses conséquences pour les résultats de notre expérience. Ainsi au lieu d'introduire par une sorte d'invagination l'extrémité d'un vaisseau dans la lumière d'un autre vaisseau, je vais me servir d'un instrument intermédiaire.

Nous modifierons un peu le manuel opératoire de l'expérience. Au lieu d'être veineux, le sang qui sera injecté dans le système vasculaire de ce chien sera artériel et pris sur un animal de la même espèce. Ce sera, je crois, la première fois qu'on étudiera aussi directement l'influence du volume de liquide sur la pression intérieure que supportent les vaisseaux. La contractilité des fibres ventriculaires devrait rester la même, sans augmenter ni diminuer d'énergie, puisque le sang qui arrive au cœur n'est ni plus débilitant ni plus excitant que de coutume. Agissons :

Voici deux chiens. Ils sont de force à peu près égale, seulement l'un est plus âgé que l'autre. Chez tous deux l'artère carotide droite a été mise à nu et l'instrument y a été appliqué par M. Poiseuille lui-même. Afin d'éviter dans la description de l'expérience des circonlocutions fastidieuses, nous désignerons, si vous le voulez, par le n° 1 le chien à qui nous allons ôter le sang, par le n° 2 celui à qui nous allons en injecter. Sur ce dernier animal la veine jugulaire a été isolée, et une canule introduite dans sa cavité de manière à permettre l'introduction du bec de la seringue. Les colonnes mercurielles sont immobiles parce que les robinets sont fermés : je les ouvre ; elles oscillent à peu près entre les mêmes dégrés. Ce sont :

N° 1 — 75-100, 75-100, 70-90, 65-95 mil.

N° 2 — 70-105, 75-105, 65-100, 60-105 mil.

Il n'y a donc pas de différence bien sensible entre la hauteur du mercure de chaque instrument. Si les deux animaux respiraient dans le même instant, de manière que les mouvements d'inspiration et d'expiration se correspondissent exactement, il est probable que les deux échelles indiqueraient le même degré.

J'avais omis de vous dire que sur le chien n° 1 la carotide gauche a été mise à nu , et une ouverture pratiquée à ses parois pour recevoir le canon de la seringue. Ces préparatifs ont été faits avant la séance, car ils auraient absorbé une partie de la leçon si nous les eussions ajournés jusqu'au moment même de l'expérience. J'y trouve encore l'avantage que les animaux sont beaucoup moins agités : d'ailleurs l'opération est tellement simple qu'il suffit de l'avoir vu faire une seule fois pour la comprendre.

J'aspire en soulevant le piston le sang lancé dans l'artère par la pompe gauche. La seringue se remplit; et même il n'est pas besoin pour cela d'effort de ma main, car telle est l'énergie avec laquelle le cœur pousse l'ondée sanguine, que le piston est brusquement chassé à chaque contraction ventriculaire. On pourrait même évaluer ainsi la force

d'impulsion du sang. Bien entendu que ce ne seraient que des donnés approximatives très vagues
auprès de la précision mathématique de l'instrument de M. Poiseuille. Aussi ai-je appelé votre attention sur ce phénomène plutôt comme accident
curieux que comme susceptible d'application importante. La seringue est remplie. L'échelle marque :

N° 1 — 60-85, 55-95, 70-80 mill.

J'injecte le sang dans la jugulaire de l'autre
chien ; nous avons

N° 2 — 70-100, 65-90, 70-90 mill.

Il n'y a pas de différence bien appréciable dans
la hauteur de nos colonnes. Nous avons eu affaire
à trop peu de liquide pour que les résultats puissent
déjà être sensibles. On dirait que le n° 2 a baissé
légèrement au lieu de monter. Répétons la même
manœuvre. J'évalue à quatre onces à peu près la
capacité de la seringue que nous employons. Le
sang n'a pas eu le temps de se coaguler, car il n'a
séjourné que quelques secondes dans l'instrument dont les parois avaient été préalablement
chauffées de manière à offrir la même température.
Voici pour la seconde fois la seringue remplie ;
la colonne mercurielle oscille entre

N° 1 — 70-100, 50-65, 60-75, 60-80 mill.

La diminution est légère. Nous avons pour le
chien qui vient de recevoir l'injection :

N° 2 — 65-95 , 70-100 , 75-95 , 60-95 mill.

Une troisième seringue de sang est transfusée. L'échelle indique

N° 1 — 40-70 , 60-85 , 50-75 mill.

N° 2 — 70-100 , 75-100 , 60-95 mill.

Il y a bien un peu de diminution chez le chien qui donne, mais chez celui qui reçoit , la pression reste à peu près uniforme. Je charge pour la quatrième fois la seringue , l'injection est poussée dans le jugulaire de l'autre animal. Nous trouvons

N$_o$ 1 — 60-80 , 50-65 , 35-55 , 45-70 , 25-50 mill.

N° 2 — 75-90, 70-80, 70-90, 60-95, 70-95. mill.

Ainsi l'augmentation ou la diminution de la masse du sang ne sont pas en rapport avec la hauteur de la colonne mercurielle. La pression est sensiblement moindre sur l'animal que nous avons rendu presque exsangue; elle est normale, peut-être même un peu diminuée sur celui dont le système vasculaire a été distendu par nos injections. Ces résultats ne sont point littéralement tels que nous les avions annoncés. Nous reviendrons sur ces expériences qui ont besoin d'être répétées de nouveau pour pouvoir fournir des indications précises et rigoureuses.

Le degré de fréquence du pouls chez ces deux animaux , est assez remarquable. Le chien qui a reçu le sang n'a que 72 pulsations par minute;

le chien qui l'a donné a 150 pulsations par minute. Les contractions répétées du cœur s'expliquent par le besoin qu'éprouve l'économie de recevoir à tout instant une nouvelle quantité de liquide, et par le maintien de l'équilibre des courants sanguins. Cette fréquence, cette petitesse extrême du pouls dans les cas de pertes de sang abondantes, ont été signalés par tous les observateurs, et même ce sont des signes précieux pour reconnaître certaine hémorrhagie intérieure.

Je vais maintenant laisser couler librement le sang du chien à qui nous en avons extrait de si notables proportions. La carotide est largement ouverte. La colonne mercurielle est à

N° 1 — 25-30, 25-27, 20-30, 23-25, 20-25 mill.

Vous voyez qu'à mesure que le sang coule, la pression diminue. Je n'ai pas besoin de vous expliquer pourquoi le liquide en s'échappant ne forme qu'un faible jet : il est tout naturel que sa force progressive décroisse en raison directe de l'affaiblissement de l'énergie avec laquelle se contracte la fibre musculaire. Je lie maintenant l'artère afin d'empêcher l'animal de périr d'hémorrhagie.

Malgré les renseignements positifs fournis par l'instrument de M. Poiseuille, j'avoue que je ne sais maintenant à quoi m'en tenir sur le rôle joué par le volume du sang dans la pression des parois artérielles. Ce qui, il n'y a encore que quelques jours, me semblait une question jugée, n'est plus aujourd'hui aussi évident pour moi. La colonne a notablement baissé chez le chien à qui nous avons enlevé la presque totalité du fluide circulatoire , mais ce n'est que vers la fin de l'expérience , alors que le système vasculaire, revenu sur lui-même par son élasticité, n'était plus dilaté par les courants sanguins. A l'état physiologique les artères sont non-seulement pleines , mais distendues : aussi ne pouvons-nous conclure rigoureusement que les choses se passent dans les circonstances ordinaires comme dans l'expérience qui vient d'être faite sous vos yeux. Les conditions physiques n'étant pas les mêmes, les phénomènes doivent également différer.

Si la théorie n'a point ici reçu un démenti formel , nous ne pouvons nous dissimuler que nous ne nous soyons abusés sur l'influence exercée par l'augmentation de la masse sanguine. Une première fois nous injectons de l'eau dons les veines , et le mercure baisse. Surpris de ce résultat , nous attribuons à l'action débilitante du liquide passé dans le sang la diminution de la pression des artères. N'y avait-il pas là quelque autre cause dont l'action échappait à nos explications ? L'expérience seule pouvait apprendre jusqu'à quel point nos soupçons étaient fondés ou erronés : c'est donc à elle que nous dûmes en appeler. Eh bien! il paraîtrait que réellement le volume du sang n'est que pour peu de chose dans la force avec laquelle les colonnes liquides pressent les parois artérielles. Je n'ose point tirer de conséquences prématurées d'un fait isolé , mais nous venons de voir que l'injection successive de plus d'une livre de sang n'a point augmenté l'élévation de la colonne mercurielle; et même celle-ci, à la fin de l'expérience, oscillait au-dessous de son niveau normal.

Ces questions, messieurs, bien loin d'être débattues dans les ouvrages de physiologie les plus récents, n'y sont même pas mentionnées. On est trop occupé du rôle qu'il convient de faire jouer aux *fluides vivifiants,* aux *matériaux réparateurs,* aux *principes assimilables,* pour s'arrêter à des phénomènes d'hydraulique. Nous ne pouvons ici invoquer l'autorité de personne; il nous faut nous en rapporter à nos premières impressions.

Ne croyez pas qu'un candidat au doctorat eût bonne grâce à établir devant son juge du savoir en semblable matière; il ne serait pas compris. Mais que, prenant à sa naissance l'artère maxillaire interne, il la suive dans toutes ses flexuosités, nomme toutes ses branches, signale ses anomalies, c'est alors qu'il recueille des suffrages unanimes. Ne lui demandez pas non plus quelles sont les fonctions de la cinquième paire, ce serait l'embarrasser. Laissez-le plutôt décrire le trajet de la corde du tympan ou opposer par de doctes antithèses le rameau gros et court au rameau grêle et long. Cette science factice est celle qui convient pour briller aux examens. Si encore on l'apprenait en disséquant! mais non, le plus souvent on étudie l'anatomie sur des planches comme la géographie sur des cartes; et pourvu qu'on fasse preuve de mémoire, peu importe le reste.

Vous voyez par l'incertitude où nous sommes sur les modifications apportées dans la pression artérielle par le volume du liquide, que jusqu'ici on n'a tenu aucun compte de cette circonstance importante. Cependant il n'est point de question plus intimement liée à la pratique médicale. Soit que vous prescriviez des tisanes, soit que vous ôtiez du sang par des saignées, la masse du liquide vivant est augmentée ou diminuée : de là des résultats mécaniques inévitables.

L'influence exercée par ces moyens thérapeutiques n'a point été soumise à une rigoureuse analyse. On sait que souvent après une ou plusieurs saignées, le pouls devient moins fréquent, moins fort, mais on se contente d'énoncer ce fait, sans en donner l'explication. Je crois qu'on n'arrivera à des données réellement scientifiques qu'en envisageant ces questions sous une toute autre face qu'on ne l'a fait jusqu'à présent. Les modifications que l'on voit survenir dans l'économie ne sont que la conséquence des changements survenus dans le volume et la composition des liquides : il faut donc étudier les phénomènes hydrodynamiques avant d'attaquer les phénomènes vitaux.

SIXIÈME LEÇON.

29 avril 1857.

MESSIEURS ,

Nous avons appelé votre attention sur les troubles fonctionnels que détermine dans l'économie
vivante toute modification des propriétés physiques du sang. La température du liquide, les proportions de ses éléments, l'addition de nouveaux
principes, la soustraction de quelques-uns des
matériaux qui le constituent normalement, ce sont
là autant de questions dignes du plus haut intérêt.
Il est surtout un point capital dans l'étude des
phénomènes physiologiques ou pathologiques dont
l'appareil circulatoire est le siége, je veux parler
de la coagulabilité du sang. Nous avons tenté à ce
sujet quelques expériences, hasardé des conjectures plutôt qu'affirmé des théories, et par l'aveu
de notre ignorance, indiqué tout ce qui restait à
faire avant que la science ne fût arrivée au degré
de certitude que tout esprit sévère est en droit

d'exiger. Je vous disais qu'une foule de maladies, rattachées jusqu'ici à des lésions primitives des solides, reconnaissent comme point de départ une modification de la faculté qu'a le sang de se solidifier : les fièvres graves me semblaient devoir être rangées dans cette classe. J'ajouterai que certaines affections aiguës qui ne sont point accompagnées d'un appareil de symptômes aussi formidables, paraissent aussi reconnaître une semblable origine. Les pièces pathologiques déposées sur cette table viennent à l'appui de cette assertion : je les ai ce matin fait apporter de l'Hôtel-Dieu. L'état de la malade à qui elles ont appartenues m'a paru se rattacher trop intimement à nos recherches actuelles pour que je laissasse échapper l'occasion de vous en dire quelques mots. Voici les principales circonstances de son histoire.

Cette femme, à la suite d'un accouchement laborieux qui avait nécessité l'emploi du forceps, était entrée à l'hôpital offrant tous les signes de ce qu'on est convenu d'appeler une inflammation de la matrice. Le ventre était tendu, l'organe utérin sensiblement plus volumineux qu'il ne devait l'être : il se passait là un travail morbide que l'on combattit par les moyens accoutumés. Cependant le mal continuant à faire des progrès, la malade est morte hier dans la journée. L'autopsie, faite ce matin, a montré les particularités suivantes.

La cavité de la matrice offre son aspect naturel, seulement, en comprimant ses parois, on fait sourdre des gouttelettes purulentes par l'orifice de larges veines qui s'y abouchent. Son tissu incisé dans diverses directions a paru sain : mais on reconnaissait les vaisseaux lymphatiques et veineux aux traînées de pus qui sillonnaient l'organe. Vous pouvez encore constater aujourd'hui ces diverses altérations. Au moment où mon bistouri divise le parenchyme utérin, la matière purulente apparait sous forme de fusées grisâtres. En râclant avec le dos de l'instrument la surface des incisions, ou en y faisant arriver un courant d'eau, on voit de la manière la plus évidente que le pus n'est point infiltré dans les mailles de la matrice, mais qu'il est contenu dans les veines et les vaisseaux lymphatiques. Envisagé comme altération locale, cet état particulier du système vasculaire ne peut être défini, et à plus forte raison ne peut-on établir de relation entre la nature de l'affection et la gravité des symptômes. Direz-vous qu'il y a phlébite ? Nous nous sommes expliqués sur la valeur ou plutôt sur le non-sens du mot inflammation. Appelez du nom qui vous sourira le plus ces dépôts morbides dans la cavité des vaisseaux utérins, jamais vous n'arriverez à expliquer par leur seule influence la cause de la mort : aussi n'est-ce pas là qu'il faut la chercher.

En examinant l'appareil respiratoire, on voit que les deux poumons gorgés d'un sang noirâtre et visqueux ont perdu leur perméabilité. Leur tissu présente les caractères anatomiques de l'engouement; il est lourd, non élastique, plus rouge qu'à l'état normal. L'air insufflé dans la trachée n'arrive pas jusqu'aux cellules pulmonaires, il semble s'arrêter au niveau des ramifications bron-

chiques de moyen calibre. Les matériaux épanchés
sont liquides : en aucun point du poumon, on ne
rencontre ces indurations que dans le langage des
écoles on désigne par l'épithète d'hépatisation.
Est-ce à dire que la pneumonie était restée au premier degré ? non ; les altérations dont le tissu pulmonaire est le siége sont trop profondes pour qu'il
n'y ait pas là autre chose qu'un simple engouement. Voyons quelles sont les causes qui ont pu
amener ces désordres tout spéciaux de l'organe
respiratoire.

Quand on envisage isolément les lésions de la
matrice et celles du poumon, on ne voit pas en
quoi elles se ressemblent : mais si on les rapproche l'une de l'autre, si on les compare, on est
frappé d'un premier fait, savoir que dans les deux
cas la maladie a eu pour siége le système circulatoire. Comment des vaisseaux aussi différents par
leur position que par leurs structures sont-ils simultanément affectés ? D'abord rien ne prouve
qu'ils le soient : de ce que vous trouvez dans une
grosse veine du pus, dans des tuyaux capillaires
des engorgements, vous n'êtes pas en droit de
conclure que les parois vasculaires sont primitivement malades.

A l'état physiologique, les tuyaux sanguins
jouent un rôle bien voisin du passif ; par quelle
singulière métamorphose leur rôle dans les maladies deviendrait-il exclusivement actif ? Il y a au
moins possibilité qu'ils ne soient pas affectés tout
d'abord. Je dis plus, tout porte à croire que pour
le cas qui nous occupe maintenant, les liquides

eux-mêmes étaient altérés , et que cette altération consistait dans un défaut de coagulabilité du sang. Si cette femme avait été placée dans mes salles, que seul j'eusse fait l'autopsie, vous pourriez peut-être soupçonner en moi une opinion préconçue sur la nature même de sa maladie : mais le témoignage de la personne qui m'a communiqué ce fait ne peut donner lieu à une semblable cause d'erreur. C'est un élève, tout-à-fait étranger à mes recherches habituelles, qui a été frappé, en ouvrant le cadavre, de l'état particulier du sang. Le cœur, les gros vaisseaux ne contenaient point de caillot fibrineux ; le sang avait conservé la liquidité qu'il offre chez l'individu vivant.

Vous n'avez pas oublié les expériences que nous avons faites sur l'introduction dans le torrent circulatoire du sous-carbonate de soude. Les animaux ont succombé à des altérations pulmonaires analogues à celles que présente cette femme. Quant au pus trouvé dans les veines et les lymphatiques de l'utérus, il est très probable qu'il s'est formé par suite de l'altération des liquides. Vous ne pouvez admettre qu'il a été absorbé à l'intérieur de la matrice , puisque ce viscère n'en présente aucuns vestiges dans sa cavité ni dans l'interstice de ses fibres. Remarquez que les modifications survenues dans la structure et la vitalité de l'organe de la gestation par le fait de la grossesse, et surtout d'un accouchement pénible disposaient son tissu à participer aux moindres souffrances de l'économie. Tout élément morbide charrié par le sang dans la généralité des tissus tendait évidemment à se localiser en ce point. Aussi je n'hésite point à attribuer une influence immense à l'état particulier du sang dans la production des phénomènes pathologiques dont vous voyez sur ces pièces les tristes conséquences. Rendre au sang sa coagulabilité, telle était, si je ne me trompe, la première indication thérapeutique. Malheureusement nous sommes encore à trouver le moyen d'atteindre ce but durant la vie, et l'empyrisme reste la base de notre traitement.

Nous revenons sans cesse à ces questions d'altération du sang, car sans cesse elles s'offrent à nous à propos des maladies graves qui frappent l'organisme. Tant qu'on n'a vu partout qu'inflammation, on s'est contenté d'épuiser les malades par des émissions sanguines, sans songer que plus on saigne, plus on diminue la partie fibrineuse du liquide animal. L'art du médecin a plutôt consisté à varier les procédés d'extraire le sang qu'à étudier les effets physiologiques de sa soustraction.

Si le sang a perdu sa coagulabilité, croyez-vous pouvoir la lui restituer en ouvrant à chaque instant la veine ? Bien loin de là, vous augmentez sa partie séreuse. La saignée dans ce cas n'est pas seulement inutile, mais même elle aggrave les phénomènes morbides en faisant prédominer l'élément du sang qui n'est point susceptible de se solidifier. Vous savez qu'un des effets de la saignée est de rendre le sang plus aqueux. Nos expériences ont mis ce fait hors de doute. Ne trouverez-vous pas dans cette pratique routinière des médecins de toujours extraire du sang, l'explication d'une foule de phénomènes qu'ils attribuent à l'intensité de la maladie bien plutôt qu'à leur aveugle thérapeutique? Tous les observateurs ont signalé ce caractère particulier de certaines affections, qui bien loin de décroître, semblent devenir de plus en plus graves à mesure qu'on réitère les émissions sanguines. Au lieu de s'arrêter, de suspendre l'emploi d'un moyen aussi éminemment nuisible, on redouble d'énergie en même temps que le mal redouble d'activité. Qu'arrive-t-il ? croyant devoir lutter contre l'élément inflammatoire , on épuise les forces du malade qui finit par succomber, moins à la maladie elle-même qu'au traitement qu'on se persuade avoir dirigé contre elle.

Les expériences auxquelles nous nous livrons maintenant n'ont pas seulement pour but d'éclaircir certains points de physiologie, mais elles tendent aussi à donner la clé de plusieurs phénomènes pathologiques dont le mécanisme nous a échappé jusqu'à ce jour. Déjà nous sommes arrivés à quelques résultats curieux qu'il nous faut accepter malgré nos prévisions théoriques : je dis malgré , car vous avez pu voir que les résultats fournis par l'expérience n'ont pas toujours été tels que nous les avions annoncés; plusieurs même ont paru directement opposés à notre manière de voir. Résumons en quelques mots les importants phénomènes mis au jour par nos expériences.

La pression exercée par le sang contre les parois artérielles reconnaît trois sources principales : le volume du liquide , la contraction du cœur, les mouvements respiratoires. Ces trois puissances mécaniques n'ont pas un égal mode d'action. La première agit uniformément dans tous les sens, la seconde dans une seule direction, du centre à la périphérie, la troisième est alternative, tantôt elle accroît, tantôt elle diminue la pression. Nous reviendrons isolément sur ces influences hemodynamiques, en ayant soin de tenir compte des autres forces secondaires dont l'étude nous facilitera l'intelligence de plusieurs particularités des mouvements de nos liquides.

Nous avons cherché de deux manières différentes à augmenter le volume du sang : dans ces deux circonstances, nous n'avons point obtenu d'augmentation de pression. Lorsque par l'effet de l'introduction dans les veines d'une notable quantité d'eau tiéde, le mercure est tombé au-dessous de son premier niveau, nous nous sommes dit : il y a donc ici une autre cause que le volume du sang qui influe sur la pression. Cette autre cause doit même être plus puissante que celle que nous voulons apprécier, puisque la colonne baisse alors que la masse du liquide circulatoire est presque doublée. L'explication de ce phénomène nous a paru devoir se rencontrer dans les modifications apportées à la composition du sang. L'eau, en touchant la fibre musculaire, diminue son énergie, et l'action vitale neutralise sans doute l'effet physique. A mesure que nous poussions une nouvelle injection, à mesure la contractilité des parois ventriculaires perdait de sa puissance : par conséquent, la hauteur du mercure diminuait.

En serait-il de même si on introduisait dans les
veines un fluide de la même nature que celui
qu'elles charrient habituellement? La théorie ré-
pondait négativement ; mais peu confiants dans
son seul témoignage , nous avons fait l'expérience
en transfusant le sang d'un chien sur un autre
chien. Vous connaissez les résultats de ces tentatives. D'abord la colonne du mercure s'est main-
tenue à peu près à son niveau normal : ce n'est que
vers la fin de l'expérience , alors que le système
vasculaire était pour ainsi dire vide de sang,
qu'elle a notablement baissé. Doit-on attribuer cet
abaissement à la diminution du volume de liquide
ou bien à l'épuisement de l'animal dont une hémorrhagie aussi abondante avait épuisé les forces?
Peut-être ces deux causes y ont-elles concouru. Je
suis cependant porté à attribuer à la seconde la
plus large part.

Ainsi, Messieurs , quelque confiance que vous
inspire une théorie , quelque vigoureux que soient
les raisonnements sur lesquels elle repose , ne né-
gligez jamais d'en appeler à l'expérience : que
l'exemple dont vous venez d'être témoins ne soit
pas perdu pour vous. Je pourrais vous citer des
milliers de cas analogues où l'observation directe
des phénomènes a donné un éclatant démenti à
des assertions qui paraissaient tellement certaines
qu'on avait cru inutile de vérifier leur exactitude.
Il est un fait surtout que je me plais à rappeler
dans mes leçons , car il montre quelle immense
distance sépare quelquefois le vrai du vraisemblable : permettez-moi de vous le raconter encore.

Tous les physiologistes avaient signalé la rétine comme douée de la sensibilité la plus exquise. Puisque le simple ébranlement de la lumière produit sur cette membrane une impression si vive , quelle ne doit pas être l'atrocité de la douleur que déterminerait sa blessure par un corps solide ! Personne ne s'était avisé de mettre en doute la réalité de ce phénomène, et même la rétine était volontiers citée comme le type de la sensibilité animale. De là, l'important précepte dans l'opération de la cataracte d'éviter que l'aiguille ne s'égarât au fond de l'œil sous peine de voir l'individu tomber dans d'horribles convulsions. Il m'avait semblé plusieurs fois , en abaissant le cristallin sur des animaux, que l'instrument touchait la rétine sans qu'il en résultât la moindre manifestation de douleur : mais préoccupé de l'extrème sensibilité de cette membrane , j'attribuais ce contact à une fausse sensation de ma main. Un jour cependant, voulant m'assurer du fait, je pique avec l'aiguille la rétine d'un chien : rien. Je pique encore : rien ; aucun indice de douleur. Je crois que c'est une disposition individuelle , qu'il existe ici une modification morbide de l'appareil de la vision : je répète l'expérience sur d'autres animaux, et sur l'homme lui-même : toujours les résultats sont négatifs. Force donc fut pour moi d'établir que bien loin d'être la partie la plus sensible de l'économie , la rétine est absolument dépourvue de sensibilité tactile. Et cependant, Messieurs , vous conviendrez que les idées admises par les physiologistes et que j'ai long-temps partagées sur les propriétés de cette membrane réunissaient tous les degrés de probabilité que peut fournir la logique la plus sévère.

Défions-nous donc en général des rapprochements basés exclusivement sur l'analogie. C'est surtout dans une science aussi grave que la nôtre qu'il convient de ne jamais perdre de vue cet axiome de la philosophie ancienne : le sage n'affirme rien qu'il ne le prouve.

Je ne prétends point conclure des expériences que nous venons d'essayer, que le volume du liquide est sans influence sur la pression : ce serait rejeter trop légèrement un fait, par cela seul qu'il ne nous a point paru démontré dans une première tentative. Bien que solidaires les uns des autres, les tuyaux artériels sont peut-être soumis isolément à certaines modifications locales. M. Poiseuille a prouvé que les mouvements de la respiration ne retentissaient pas avec une égale énergie dans les vaisseaux éloignés du thorax et dans ceux voisins de cette cavité. Ne serait-ce pas là la cause des résultats négatifs où nous sommes arrivés ? Nous n'avons expérimenté que sur la carotide, c'est-à-dire sur une artère immédiatement influencée par le jeu de la pompe aérienne. Il serait possible que le voisinage de cet agent si puissant de pression nous eût empêchés d'apprécier les effets produits par la soustraction du liquide. Aussi nous abstiendrons-nous de tirer des conséquences générales d'un fait qui peut n'être pas exempt de quelque inexactitude. Ce n'est qu'après avoir répété l'expérience sur d'autres artères que nous serons en droit d'émettre une opinion sur le rôle joué par le volume du fluide circulatoire : question neuve, question digne d'une minutieuse enquête, puisque sa solution doit éclairer un des points de pratique les plus importants, je veux parler de la valeur thérapeutique des émissions sanguines.

En pratiquant la transfusion, nous avions pensé que l'ascension de la colonne du mercure serait en rapport exact avec l'augmentation de la masse du sang. Il n'en a été rien : le niveau est resté à peu près uniformément au même degré. Je ne serais pas surpris qu'au lieu d'un simple effet mécanique, nous n'eussions déterminé dans l'appareil vasculaire des phénomènes vitaux par l'introduction d'un liquide autre que celui qui doit normalement circuler au sein de l'organisme. Le sang d'un chien n'est point littéralement semblable au sang d'un autre chien : il y a peut-être pour chaque animal une individualité dans les liquides comme dans les formes extérieures du corps. L'âge, la taille, la vigueur, le genre de nourriture, impriment à chacun un cachet spécial. En même temps qu'un liquide étranger a touché la fibre musculaire, il en a modifié la force contractile. De là sans doute des changements apportés à l'énergie avec laquelle le cœur lance le sang dans le système artériel.

Il est arrivé à ce chien ce qu'on observe chaque fois qu'on pousse dans les veines une injection quelconque : les fonctions des grands appareils ont été momentanément troublées ; l'animal est tombé malade, et même aujourd'hui il n'est pas très bien rétabli. Du temps qu'on pratiquait la transfusion sur l'homme, on a eu fréquemment l'occasion de signaler de formidables accidents à la suite de cette opération. Nous possédons quelques cas relatés par les auteurs contemporains, mais nous manquons de détails précis sur la nature même des lésions, sur l'espèce d'organes le plus souvent affectés. Entre autres phénomènes morbides, ce chien offre une altération qu'on retrouve constamment chez les animaux dont le sang a été changé dans sa composition; c'est l'*ophthalmie purulente*. Ce matin, quand on l'a ramené dans le laboratoire, ses paupières étaient collées par une humeur visqueuse, d'un blanc sale; la conjonctive boursoufflée, recouverte d'une couche pseudo-membraneuse, semblait gorgée de liquide puriforme, épanché dans les aréoles du tissu cellulaire sous-jacent. Vous ne voyez plus ici que la rougeur du globe oculaire, car le pus exhalé entre les paupières a été enlevé avant la leçon. J'avais oublié de prévenir mon préparateur que j'allais dire un mot de cette altération de sécrétion, et en faisant la toilette de l'animal, il a sans le vouloir, détruit une partie de ce qui nous intéressait davantage.

Nous avons déjà eu l'occasion de vous communiquer nos soupçons sur la nature de l'ophthalmie purulente. Si ces observations se répètent, si les modifications de la composition du sang entrainent toujours après elles des désordres analogues vers la muqueuse de l'œil, il faudra bien admettre que cette *inflammation* n'est autre chose que l'expression locale d'une altération du sang.

Nous savons par la théorie et l'expérience que la diminution de l'étendue du cercle que le sang parcourt augmente inévitablement la pression. Nous nous sommes assurés à plusieurs reprises qu'en suspendant la circulation dans la carotide droite, le mercure s'élevait davantage sur l'artère opposée ; qu'il baissait au contraire, quand on rendait au vaisseau sa perméabilité. Il y a long-temps que M. Poiseuille a établi ces faits sur des preuves irrécusables. Vous avez vu la compression de l'aorte déterminer rapidement l'ascension du mercure au-dessus de son niveau normal : la force statique du liquide étant ainsi suspendue en un point, l'impulsion du cœur devait être et était en effet plus énergique dans la portion du système artériel que pouvaient traverser les courants sanguins. Aussitôt qu'on cessait la compression, l'équilibre se rétablissait dans l'universalité des tuyaux artériels. Cette loi d'équilibre est fondamentale dans l'étude de la circulation. Voyez combien dans la pratique médicale on est loin, quand on la méconnaît, du but qu'on se propose d'atteindre.

A-t-on une apoplexie à combattre, il faut dit-on, choisir l'artère temporale de préférence à toute autre pour désemplir le système vasculaire : ce vaisseau est le plus voisin du siége de la lésion ; c'est donc lui qui tient la circulation cérébrale sous la dépendance la plus immédiate. Personne ne serait d'avis de nier les effets attribués à la saignée pratiquée dans ce lieu d'*élection*, et nous-mêmes, nous avons partagé cette croyance adop-

tée par la plupart des médecins. En y réfléchissant, vous verrez qu'elle n'a aucune espèce de
fondement. Si la circulation était constituée par
une série d'anneaux indépendants les uns des autres, on pourrait s'attaquer à celui-ci plutôt qu'à
celui-là suivant la nature des accidents ; mais la
chaîne que forment les tuyaux artériels est partout continue à elle-même. La pression ne peut
diminuer dans un point sans diminuer dans tous
les autres d'une égale quantité. Saignez l'artère
temporale ou l'artère tibiale, les effets seront mécaniquement les mêmes sous le rapport de la circulation du cerveau. La préférence donnée au
premier de ces vaisseaux est justifiée par sa position superficielle qui le rend accessible à nos instruments : quant aux résultats obtenus par le
traitement de la maladie, il n'y a point la plus
légère modification. Si vous représentez par 5 la
diminution de pression de la temporale, vous devez aussi représenter par 5 la diminution de
pression de la tibiale. L'hémodynamomètre appliqué sur ces deux vaisseaux indiquerait un abaissement égal.

Une autre application pratique qui découle
de ces expériences a été proposée par un accoucheur, dans le traitement des hémorrhagies utérines, consécutives à l'accouchement. Après le
décollement du placenta, il survient parfois des
écoulements de sang tellement considérables que
les injections froides, astringentes, l'application
de topiques réfrigérants, en un mot tous les
moyens conseillés en pareil cas, échouent com-

plètement. Quiconque a vu la largeur des orifices veineux qui versent le liquide à l'intérieur de la matrice comprend l'impuissance de ces procédés appelés si improprement hémostatiques. Il fallait donc empêcher les vaisseaux utérins de recevoir le sang lancé par la grande pompe: c'est ce qu'a fait l'accoucheur que je viens de citer en comprimant l'aorte à travers les parois abdominales. La laxité de ces parois après l'expulsion du fœtus est telle, qu'elles se laissent facilement déprimer, soit par les doigts, soit à l'aide d'un instrument, ce qui serait bien préférable. La suspension du cours du sang dans un vaisseau aussi volumineux que l'aorte, a pour résultat, d'une part, d'arrêter immédiatement l'hémorrhagie, d'autre part de diminuer le cercle circulatoire, et conséquemment d'accroître la pression des artères situées au-dessus du point comprimé. Le cerveau recevant plus de sang, il est évident que les fonctions cérébrales deviendront plus actives. Aussi voit-on les malades revenir à elles-mêmes, leur figure se colorer, la prostration cesser graduellement. M. Baudelocque a rendu dans cette circonstance un service véritable à l'humanité : la récompense que lui a votée l'Académie des sciences a montré que nous avions su apprécier son procédé.

On a remarqué que dans la syncope un des moyens de rappeler l'individu à la connaissance est de le coucher horizontalement. La circulation demandant moins d'efforts dans cette attitude que dans la station verticale, vous concevez l'explication du phénomène. Peut-être pourrait-on agir plus immédiatement sur l'encéphale en comprimant une artère volumineuse, telle que la crurale, la brachiale, ou même l'aorte chez les individus maigres. D'après les principes de l'hydrodynamique, la pression des artères cérébrales deviendrait plus forte : par conséquent le système nerveux recevrait une excitation nouvelle. Je n'ai jamais essayé ce moyen, mais, d'après nos expériences, je ne doute pas de son efficacité.

Nous avons jusqu'ici étudié la force statique du sang, sans chercher à isoler l'influence des mouvements respiratoires. Nous pourrions, comme l'a fait M. Poiseuille, ouvrir largement les deux côtés de la poitrine par l'ablation du sternum, et au moyen de la respiration artificielle, entretenir la vie de l'animal assez long-temps pour noter les oscillations de l'hémodynamomètre. Je préfère modifier un peu l'expérience. Au lieu de suspendre tout d'un coup, je vais modifier graduellement le jeu du thorax ; nous pourrons ainsi suivre toutes les phases du phénomène.

Le chien qui va nous servir est celui qui a subi à la dernière séance la transfusion. L'instrument est appliqué sur la carotide : l'échelle marque : 75-105, 70-105. C'est à peu près la même hauteur qu'avant la première expérience. J'oubliais de vous dire qu'un tube a été appliqué à la trachée-artère, afin de pouvoir au besoin faire respirer l'animal artificiellement. M. Poiseuille me suggère une idée que nous allons mettre en pratique, c'est de fermer, puis d'ouvrir le robinet qui livre passage à l'air. De cette manière nous pourrons constater l'influence des grands efforts d'expiration. Le mercure est toujours à 75-105 mill.

Je ferme le robinet de la trachée :

25-55, 15-50, 10-50, 10-55 mill.

J'ouvre le robinet :

100-150, 95-160, 90-155, mill.

Ainsi, la colonne qui avait considérablement baissé par l'effet de l'obstacle à l'expansion pulmonaire, a monté dès l'instant où l'animal a exécuté de bruyants efforts d'expiration. Maintenant que la poitrine se dilate et se resserre librement, le mercure a repris son premier niveau.

Il s'agit actuellement d'empêcher un des côtés du thorax de fonctionner. Pour cela j'ouvre avec le *perce-plèvre* la cavité pleurale gauche. Le poumon correspondant s'affaisse ; afin de maintenir l'ouverture béante, j'y introduis un tube en caoutchouc. L'animal fait de violents et infructueux efforts pour respirer. La colonne est à

90-125, 80-145, 90-160, 85-165 mill.

Cette ascension subite du mercure n'a rien qui doive vous surprendre, elle est conforme à la théorie.

Ouvrons l'autre côté de la poitrine afin de neutraliser les mouvements respiratoires, je vais faire une ponction, à travers ces parois, avec l'instrument que j'ai imaginé pour cet usage, et qu'on nomme, dans mon laboratoire, *perce-plèvre*. Le sifflement que vous venez d'entendre indique que l'air pénètre dans la cavité de la poitrine Les deux poumons sont affaissés. Que marque l'échelle ?

40-85, 50-90, 45-85 mill.

La cessation de la respiration amène donc une diminution notable de la pression artérielle. Vous avez dû remarquer que dans les expériences où on modifie l'action cérébrale, les animaux laissent échapper les urines et les fèces : c'est ce que nous observons sur cet animal. Il en est de même de l'homme à la suite des commotions ou des lésions de l'encéphale. Les contractions de la vessie et du rectum augmentent à mesure que diminue l'influence nerveuse.

Nous allons maintenant insuffler de l'air dans la trachée-artère pour remplacer le jeu du thorax. Le chien n'est pas encore mort, et pourtant voici plusieurs minutes que les deux poumons se sont affaissés par le retrait élastique de leur tissu. Un aide fait jouer le soufflet. La colonne continue à baisser, elle oscille entre :

20-70, 20-60, 45-80, 30-50, 15-25, mill.

A peine les contractions du cœur sont-elles appréciables à l'oreille appliquée sur la région précordiale. L'animal va succomber inévitablement ; il est trop faible pour que nous poursuivions ces expériences : aussi bien l'heure avancée nous oblige à les ajourner à notre première réunion.

SEPTIÈME LEÇON.

10 mai 1857.

Messieurs,

Le grand et admirable phénomène de la circulation du sang présente nombre d'aspects sous lesquels il n'a pas encore été envisagé. Il est peu de questions aussi étroitement liées que celle-là à l'intégrité des fonctions qui constituent la vie : il en est peu dont l'étude soit encore environnée d'autant de préjugés et de croyances absurdes. Chaque fois qu'à l'aide de l'expérience on veut vérifier l'exactitude des propositions fondamentales de cette branche de la physiologie, on est amené à modifier ses idées, soit en rectifiant une assertion inexacte, soit en abandonnant un fait complétement erroné. Bien loin de servir de flambeau dans l'investigation des phénomènes d'hydraulique animale, les hypothèses couvrent d'un voile ténébreux et mensonger les explications les plus élémentaires. Nous ne faisons pas une seule expérience sans arriver non seulement à des résultats que nous n'avions pas su prévoir, mais même que nous n'accueillons qu'avec une sorte de défiance, tant ils sont nouveaux pour nous. Vous ne trouverez pas étranges ces aveux de notre part. L'observation est devenue pour nous un moyen de recherches tellement simple par ses procédés, tellement assuré par ses résultats, que je ne crois à un fait de la nature de ceux qui nous occupent qu'après l'avoir soumis à l'épreuve expérimentale. L'instrument de M. Poiseuille est précieux en ce qu'il remplace les raisonnements par les chiffres : il a déjà été pour nous d'un grand secours, mais nous sommes loin d'avoir épuisé les renseignements qu'il est destiné à nous fournir. Pourquoi faut-il que notre manière d'envisager les phénomènes de la vie soit une exception, une anomalie aux préceptes généralement établis pour l'étude des sciences médicales ?

Jusqu'ici nous nous sommes spécialement occupés de la circulation dans ses conditions normales. Nos expériences ont eu plutôt pour but d'évaluer les divers degrés de pression supportés par le système artériel que de connaître les conséquences pathologiques qui résulteraient de la cessation spontanée de cette pression. Quel que soit le rôle joué par le volume même du liquide, il est incontestable que le cœur est l'agent le plus direct et le plus puissant de la force statique des colonnes sanguines. Organe central, son action qui ne doit cesser qu'avec la vie est aussi présente dans les ramuscules capillaires que dans les troncs d'origine. Plus un appareil est important, plus ses troubles retentissent au loin dans l'économie : aussi la contraction des pompes *hémodynamiques* vient-elle à se suspendre, à l'instant les fonctions organiques entrent en souffrance au point de simuler une mort véritable. Il n'est aucun de vous qui n'ait été témoin de ces défaillances subites que déterminent une foule de causes de nature diverse. Tantôt par l'effet d'une impresion vive, le sang abandonne le système artériel pour s'accumuler dans le système veineux, tantôt à la suite d'abondantes hémorrhagies, les vaisseaux contiennent trop peu de liquide pour que l'encéphale reçoive sa stimulation habituelle : on voit alors les personnes pàlir, chanceler; les extrémités deviennent froides, le pouls ne bat plus : *ils se trouvent mal.* Tous les médecins ont décrit ces phénomènes, mais ils se sont fort peu occupés de leur explication physiologique. Si l'on eût bien tenu compte de l'état particulier de la circulation dans de semblables circonstances, on serait peut-être arrivé à imaginer des moyens de traitement un peu plus scientifiques que ceux qui consistent à jeter de l'eau froide à la figure du malade ou à dénouer sa cravate.

La syncope consiste principalement dans une diminution de la force avec laquelle le cœur se contracte. La distribution des courants sanguins ne se faisant plus uniformément dans les tuyaux vasculaires, les points les plus éloignés du corps de la pompe ne sont plus traversés par les colonnes

sanguines : de là la décoloration, de là le refroidissement des membres supérieurs et inférieurs. Il
est évident que les parois artérielles ne sont plus
soumises à leur distension normale : revenues sur
elles-mêmes par le retrait élastique de leurs tuniques,
elles sont dans les conditions d'un tube parcouru
par un filet d'eau tellement mince qu'il en remplit à peine la cavité. A chaque contraction du
ventricule, le sang est légèrement porté en avant; à
chaque dilatation du ventricule, il revient sur ses
pas, comprimé qu'il est par la réaction des parois
des artères. Il y a donc plutôt un mouvement de
flux et reflux qu'un véritable courant. Si nous voulions employer une expression figurée, nous dirions
que dans la syncope la circulation est à *basse pression*, tandis qu'elle est à *haute pression* dans les
conditions physiologiques de l'économie.

Une personne éprouve une hémorrhagie abondante. Pendant les premiers instants où le sang
coule, les vaisseaux se désemplissent, et leurs parois obéissant à l'élasticité reviennent sur elles-
mêmes. Il ne se passe d'abord rien d'exraordinaire.
Mais bientôt la quantité de liquide restée dans les
artères devient trop peu considérable pour y exercer une pression suffisante ; les contractions du
cœur s'affaiblissent graduellement : il survient
une défaillance. Ces phénomènes dépendent des
modifications apportées au déplacement des liquides, d'où résulte un défaut de stimulation de
l'organe encéphalique. Dans ce cas, comme dans
les syncopes ordinaires, le sang oscille, mais il ne
circule plus. C'est surtout à M. Poiseuille qu'on

doit des notions positives sur la manière dont
se comportent le liquide et la pompe contractile.
Quand on diminue sur un animal quelconque,
une grenouille, par exemple, la force d'impulsion
du cœur, on voit la colonne sanguine agitée d'un
mouvement de va-et-vient. Les globules avancent,
refluent, avancent et refluent encore, sans pouvoir
suivre une marche régulièrement progressive.
L'absence du pouls, le froid des extrémités, la pâ-
leur répandue sur toute l'habitude du corps, chez
les individus profondément débilités, indiquent
bien au médecin que la circulation ne se fait plus
comme de coutume, mais il n'appartient qu'à
l'inspection microscopique d'analyser avec une
précision rigoureuse les modifications survenues
dans les mouvements du sang.

Les circonstances morbides que nous venons
de signaler ne sont pas les seules où le mouvement
circulaire du sang soit interrompu. Si les traités
de pathologie sont muets sur ces questions, ce
n'est pas que les faits aient manqué aux observateurs, mais ce sont les observateurs qui ont manqué
aux faits. A une époque qui n'est point éloignée
de nous et dont le pénible souvenir pèse encore
sur cette capitale, une maladie non moins formi-
dable par l'aspect de ses symptômes que par sa terminaison si rapidement fatale, nous a mis à même
de signaler des phénomènes d'hydraulique d'une
nature bien extraordinaire. Le choléra (j'ai presque
honte de prononcer ce mot, tant il exprime une
idée absurde, χολη bile, ρεω je coule), le choléra
consiste surtout dans un arrêt complet de la circu-

tion artérielle. A l'état bleu, dans cette période où les tissus vivants offrent déjà le froid du cadavre, on voit l'individu conserver toute l'intégrité de ses actes intellectuels, alors que son cerveau est privé du liquide qu'il devrait recevoir pour le libre exercice de ses fonctions. Le cœur ne bat plus, cependant le malade parle, raisonne, répond avec justesse aux questions qui lui sont adressées, jouit de la plénitude de ses sens et de ses facultés : tous les rouages de l'économie sont comme frappés de mort, la pensée seule est respectée; chose admirable, incompréhensible et digne toutefois d'une profonde méditation, l'intelligence est là *presque isolée du corps* ! Le choléra a été étudié sous toutes les latitudes, dans son immense trajet des bords du Gange aux rives de la Tamise ; un phénomène constant, signalé par les observateurs, c'est l'état de vacuité du système artériel chez les individus arrivés à la période d'asphyxie. M. Diffenbach, à Berlin, a fait des expériences qui ont démontré que dans les vaisseaux petits ou volumineux, il n'y avait pas de trace de circulation. Lorsque l'épidémie éclata à Paris, on voulut rattacher les désordres pathologiques aux altérations des solides : les mots d'inflammation, d'irritation furent prononcés : mais jetons sur ces souvenirs le voile de l'oubli ; ils nous rappellent de douloureuses images, car l'honneur de notre science et l'intérêt de l'humanité furent sacrifiés au triomphe éphémère d'une doctrine.

Le caractère de la maladie étant méconnu, tout devait échouer : tout échoua. Que faire ? Il m'eût été bien difficile à moi médecin d'un grand hôpital et expérimentateur, de laisser échapper cette occasion d'essayer quelques tentatives en faveur des malheureux confiés à mes soins. Plusieurs fois il m'arriva d'ouvrir de gros troncs artériels: jamais je n'y trouvai de liquide. L'artère brachiale mise à nu à sa sortie de l'aisselle nous parut constamment vide, et même sa membrane interne n'était point colorée par le sang. Je me rappelle à ce sujet un fait qui fit une vive impression sur les personnes qui assistaient à mes leçons cliniques de l'Hôtel-Dieu. Un médecin arrivé récemment de Pologne où il avait observé le choléra, me disait que dans ce pays on attribuait à la saignée de la temporale une vertu en quelque sorte spécifique. Aussitôt je prends un bistouri et je coupe en travers cette artère sur une de mes malades cholériques des plus gravement affectées. Il ne s'écoula pas une goutte de liquide. Une petite trace noirâtre indiquait seule l'endroit où l'instrument avait divisé le vaisseau.

Voilà donc un état de la circulation fort en dehors de tout ce qu'on sait aujourd'hui relativement à l'influence exercée par le contact du liquide animal sur les grands appareils. Comment l'intelligence restait-elle saine en même temps que les artères cérébrales étaient vides? L'hypothèse, qui ne recule devant rien, serait elle-même effrayée s'il s'agissait de donner l'explication de ce phénomène. Nous n'avons point ouvert les carotides, car il m'aurait fallu de puissants motifs pour me décider à une pareille opération, et l'amour de la science ne doit jamais couvrir la voix de l'humanité : mais en appliquant le doigt sur ces vaisseaux, on ne percevait pas le plus léger frémissement. Sur le cadavre, pas de traces de sang dans le cercle artériel de la masse encéphalique. Tout le liquide était concentré vers le thorax et dans les tuyaux veineux. C'était un spectacle bien pénible que celui de ces malades ayant la conscience de leur état, se sentant, pour ainsi dire, mourir graduellement, jusqu'à ce qu'enfin l'intelligence s'éteignît la dernière.

Legallois définissait la vie : le contact du sang artériel sur les divers organes. Il est vrai qu'en général les organes cessent de vivre quand ils ne reçoivent plus de sang artériel, mais le choléra a donné le démenti le plus éclatant à cette doctrine prise dans un sens absolu.

Ainsi, Messieurs, il peut se faire que la mort ne soit pas immédiate, bien que le cœur n'ait plus l'énergie suffisante pour lancer le liquide dans les conduits artériels, et lui faire parcourir son trajet accoutumé. Quant au principe des mouvements de cet organe, il serait bien important d'en avoir une connaissance exacte pour apprécier les causes qui modifient sa force contractile. Legallois, par ses expériences ingénieuses, est arrivé à attribuer à la moelle épinière une influence directe sur l'action du cœur : nous nous réservons de discuter plus tard les assertions émises dans son ouvrage. Disons ici un mot des principaux résultats auxquels il est arrivé.

Ce physiologiste, pour prouver que la moelle dispense au cœur le principe de son activité, a

détruit diverses portions du cordon rachidien,
à l'aide d'un stylet de fer introduit dans le canal
vertébral. L'étendue de la moelle qu'il faut dé-
truire pour affaiblir la contraction ventriculaire
au-dessous du degré nécessaire à l'entretien de la
vie est d'autant plus longue que l'animal est moins
éloigné de l'époque de sa naissance. Comme dans
ces expériences on paralyse les puissances musculaires qui président aux mouvements de dilatation et de resserrement du thorax, il faut pratiquer la respiration artificielle, afin de prévenir
l'asphyxie. Legallois s'est assuré que la moelle
épinière a une action directe sur l'intensité des
contractions du cœur, et que c'est à la condition
qu'elle sera intacte dans toute sa longueur, que
les pompes hydrauliques pourront pousser le liquide dans toutes les parties du corps. Détruisez-
vous sur un animal la portion cervicale du cordon
rachidien, le sang ne va pas au-delà des artères iliaques. Vous pouvez retrancher les pattes postérieu-
res qui n'ont plus de circulation. Si ensuite vous
détruisez la portion lombaire (car elle existe chez
les animaux), alors le cœur n'a plus assez de force
pour lancer le liquide vers l'extrémité céphalique.
Coupez alors la tête et insufflez de l'air dans le
thorax, le tronçon qui vous reste n'est plus composé que du diaphragme, de la poitrine et des
pattes antérieures : cependant il continue à vivre.

Ces expériences, abstraction faite des conséquences théoriques qu'on en a déduites, ont une
relation directe avec nos études actuelles en ce
qu'elles montrent comment il peut se faire que la

vie continue, bien que l'action du cœur soit diminuée au point de ne déterminer au sein des artères
que des oscillations de colonnes sanguines : il ne
faut jamais perdre de vue la connexion intime qui
existe entre la force contractile du cœur et le déplacement du liquide. Dans la syncope ordinaire,
dans les hémorrhagies abondantes, dans le choléra
lui-même, nul doute qu'il n'y ait un rétrécissement très notable du cercle circulatoire. Il ne s'agit
point pour le moment d'établir quel est l'organe
de l'économie qui influe le plus directement sur
l'énergie de la fibre ventriculaire : ce que nous
voulons seulement établir, c'est la partie physique
du phénomène.

Le microscope montre de la manière la plus
manifeste les flux et reflux des globules sanguins
dans le cas où le cœur est impuissant à déplacer
complétement les colonnes liquides. On trouve
l'explication de ce fait dans les propriétés élastiques des parois vasculaires, et dans la manière
dont les artères se divisent et se subdivisent à mesure qu'elles s'éloignent des troncs d'origine. Malgré les assertions positives de plusieurs physiologistes, malgré l'imposante autorité d'Haller, je
suis loin de penser que la capacité de ces vaisseaux
augmente dans une proportion très grande, suivant que leur nombre est plus considérable.
N'a t on pas envisagé plutôt les dimensions absolues
des artères que leurs dimensions relatives ? Pour
bien concevoir ceci, il faut se rappeler que les surfaces des cercles sont proportionnelles aux carrés
de leur circonférence. Je vous ferai aussi remar-

quer que l'épaisseur des parois artérielles ne diminue point en raison directe du volume des cylindres. Un rameau a, toute proportion gardée, des parois plus épaisses qu'une grosse branche : de là, une supériorité manifeste dans la force réunie des petites artères sur la force isolée d'un tuyau central. Supposez que la pompe se contracte avec assez d'énergie pour dilater les parois vasculaires, et pas assez pour imprimer au liquide un mouvement total de progression, que va-t-il arriver? A l'instant où les parois du ventricule se relâchent, le sang, pressé circulairement par le retrait des tuniques élastiques, tend à se mettre en équilibre et à se diriger du côté où il éprouve le moins de résistance. Nous venons de voir que les petites artères ont des parois proportionnellement plus fortes que les troncs, c'est donc vers ceux-ci que la colonne sanguine sera refoulée. Aussi vous aurez un mouvement en avant, un mouvement en arrière, en un mot, une oscillation. Je ne parle pas de la petite quantité de liquide qui se dirige vers les capillaires : ce dernier phénomène est étranger à la question qui nous occupe. Les balancements des globules du sang au sein de leurs canaux ont été décrits par M. Poiseuille avec une grande précision dans son dernier mémoire couronné par l'Institut. Nous aurons plus d'une fois l'occasion de revenir sur ce sujet.

Il est impossible, physiquement parlant, que le volume du sang n'exerce pas une influence quelconque sur la pression artérielle. Les expériences que nous avons faites à cet égard ne nous ont point, il est vrai, fourni de résultats bien positifs, mais j'ai besoin de les répéter encore avant d'avoir une conviction acquise. Ce que les maladies développent sur l'homme, pourquoi ne le reproduirions-nous pas sur l'animal vivant? Ces prétentions de notre part pourraient paraître tant soit peu téméraires, s'il s'agissait de phénomènes vitaux, mais comme nous ne faisons ici allusion qu'à des phénomènes mécaniques, nous ne nous écartons point des limites d'une légitime ambition. Ce qui complique le problème, c'est le jeu du thorax qui tantôt augmente, tantôt diminue la force progressive du liquide. Nous allons essayer de lever cette difficulté en modifiant l'expérience. Voici comment j'ai l'intention de procéder :

Après avoir noté exactement la hauteur du mercure dans l'instrument, nous extrairons d'une artère une quantité donnée de sang, puis nous le réinjecterons immédiatement dans le même tuyau, en ayant soin de laisser la seringue en place. De cette manière, le liquide renfermé dans la seringue ne cessera pas un seul instant de communiquer avec le torrent circulatoire. Après quoi, nous répéterons l'expérience sur un autre ordre de vaisseaux. Du sang extrait d'une veine sera aussitôt réinjecté dans sa cavité, avec cette précaution essentielle que le liquide soit toujours en contact avec les courants sanguins. Je n'ai pas besoin de vous faire ressortir les avantages de ces modifications apportées à nos expériences. D'abord nous pourrons mieux juger de l'influence du volume du liquide, puisque nous agirons sur le même animal avec son propre sang : en second lieu, il nous sera aisé de comparer les effets produits par la soustraction d'une certaine quantité de la masse sanguine, suivant qu'on s'adresse au système artériel ou au système veineux. La seringue dont nous allons nous servir contient trois cents centimètres cubes de liquide, ce qui fait les trois cinquièmes de la livre.

L'instrument est appliqué sur l'artère crurale. Bien que sensibles encore dans ce dernier vaisseau, les mouvements respiratoires ne doivent plus offrir ces énormes différences de hauteur que présentait dans les mêmes circonstances l'hémodynamomètre placé sur la carotide. Indépendamment du resserrement et de la dilatation du thorax, il y a pour l'artère crurale une double influence exercée sur le cours du liquide pendant son trajet à travers l'aorte ventrale. Voici comment les choses se passent : pendant l'inspiration, le diaphragme s'abaisse, et par le refoulement des viscères abdominaux, comprime les vaisseaux sanguins : à l'instant de l'expiration, le diaphragme remonte, les parois antérieures et latérales de l'abdomen pressent à leur tour les viscères et par suite accélèrent le cours du sang artériel. Les deux temps de la respiration ont donc pour effet d'augmenter la pression des tuyaux chargés de distribuer le liquide vers les extrémités inférieures.

Ces phénomènes intéressent le chirurgien peut-être plus encore que le physiologiste. Si pendant le cours d'une opération, le malade crie, se débat, lutte contre les aides qui le retiennent, il est évident que ces efforts auront pour résultat inévitable

de rendre la pression plus considérable. On recommande en général au patient de donner à sa douleur un libre essor, de ne point dissimuler ses souffrances par un courage silencieux : il n'y a pas , en
effet , d'inconvénient à ce qu'il pousse des plaintes
tant que l'instrument de l'opérateur agit loin de
vaisseaux volumineux. Mais si, par exemple, pour
la ligature de l'artère crurale , dans l'anévrisme
poplité , le malade s'abandonnait à des cris im-
modérés, il y aurait à craindre que la pression ,
augmentant subitement à l'intérieur des tuyaux
sanguins , ne présentât leurs parois au tranchant
du bistouri. Dans ce cas , loin d'engager les malades à crier, il faut au contraire tâcher qu'ils restent calmes, qu'ils ne contractent pas avec trop d'é-
nergie leurs puissances musculaires. Je n'ai pas
besoin d'ajouter que des efforts silencieux auraient
les mêmes inconvénients , car ils accroîtraient la
force progressive du sang veineux et celle du sang
artériel. Il est des malades dont la sensibilité est telle
qu'à tout instant , dans le cours d'une opération ,
leurs muscles éprouvent une sorte de contraction
convulsive : ce sont là des difficultés dont il faut
tenir compte , non seulement sous le rapport du
manuel chirurgical, mais aussi quant aux conditions physiques des vaisseaux. Je serai loin aussi
de voir l'état normal de la circulation chez un animal à qui nous aurons donné un tétanos artificiel
par l'introduction dans le sang d'une certaine dose
de strychnine. La pression artérielle devra nécessairement être modifiée. L'instrument de M. Poiseuille nous fournira la solution de cet intéressant
problème.

Ce qu'il nous importe de constater actuellement, c'est l'influence du volume du liquide sur la force statique des courants sanguins, alors que l'économie est dans ses conditions physiologiques habituelles. J'ouvre le robinet qui séparait le sang du sous-carbonate de soude. Voilà la colonne en mouvement; elle oscille entre 65-75 millimètres. Son niveau se maintient entre ces deux degrés et ne présente pas les variations extrêmes que nous avons observées dans les précédentes expériences. Cela tient au plus grand éloignement du vaisseau de la pompe aérienne.

Deux anses de fil embrassent l'artère carotide. L'une est destinée à prévenir l'hémorrhagie par le bout supérieur, l'autre fixe le bout inférieur sur le tube introduit dans sa cavité, et qui doit laisser arriver le sang dans le corps de la seringue. Tout est disposé. Vous voyez le sang lui-même pousser le piston et pénétrer dans l'instrument. L'échelle marque :

60-70, 55-65, 55-60, 50-55 mill.

La seringue est à moitié remplie; je repousse le sang dans l'artère. Nous avons :

60-65, 60-70, 65-80, 60-70 mill.

Ainsi le mercure monte quand on augmente, descend quand on diminue la quantité de liquide. Maintenant que celui-ci est réintroduit en totalité, le niveau de la pression est revenu à 65-75, c'est-à-dire à notre premier chiffre. J'ai de nouveau chargé la seringue, en abandonnant à l'effort

du sang l'action de repousser le piston. La colonne
baisse :

60-70, 50-55, 40-47, 35-42, 25-35, 20-27 mill.

Voilà trois cents centimètres cubes de liquide
d'extraits, et vous voyez que la pression a beaucoup diminué. Malheureusement nous ignorons
combien il reste de sang dans le corps de l'animal.
Les données que l'on a sur le volume total du fluide circulatoire sont trop vagues, trop approximatives pour que nous puissions en déduire aucune
conséquence exacte. Je réinjecte le sang. Le mercure doit remonter :

25-35, 40-48, 50-55, 50-57, 65-75 mill.

Il a remonté en effet à son niveau normal. Deux
fois nous avons répété la même manœuvre, et
deux fois la hauteur de la colonne a augmenté et
diminué en raison directe du volume du sang. Il
ne peut donc exister aucune incertitude ici sur la
nature du phénomène. Je lie le bout inférieur de
l'artère, afin que nous puissions faire l'expérience
comparativement avec le système veineux.

La jugulaire a été mise à nu. Nous avons besoin
de prendre au sujet de ce vaisseau quelques précautions qui eussent été inutiles quand nous agissions sur une artère. Vous en concevez aisément la
raison. Si je me contentais d'adapter un tube dans
la veine et d'aspirer le sang en soulevant le piston,
les parois vasculaires s'affaisseraient sous la pression atmosphérique et formeraient soupape. Aussi

avons-nous choisi un tube assez long pour pénétrer dans le thorax, jusqu'à la veine cave supérieure ou même l'oreillette. Je viens d'entendre un petit sifflement. L'aide distingue également du côté de la poitrine un bruit étrange ; il est probable qu'un peu d'air est entré par le tube au moment de l'inspiration dans les cavités droites du cœur. C'est là une complication qui sera peut-être sans résultats fâcheux pour notre expérience. Commençons. Le niveau se maintient toujours à 65-75 mill.

Je charge la seringue, mais j'éprouve beaucoup plus de peine que lorsque j'agissais sur l'artére carotide. Il me faut soulever avec effort le piston pour faire arriver le sang dans le corps de l'instrument, tandis que dans l'expérience précédente, l'impulsion du cœur seule y suffisait. Quel est le niveau de la colonne ?

55-65, 45-50, 30-45, 25-30, 15-20 mill.

Vous remarquez que l'animal paraît beaucoup plus souffrir. Il s'agite et semble préoccupé d'une sensation extraordinaire. Je vais réintroduire le sang. J'ignore à quoi cela tient, mais je sens une résistance que je n'ai point rencontrée en expérimentant sur le sang artériel. La position du chien s'aggrave notablement ; je crains qu'il ne périsse. Presque tout le liquide est repassé dans la circulation et cependant le mercure reste à

15-20, 20-25, 13-17, 10-15, 10-12 mill.

Il n'y a presque pas de pression, et les oscillations sont à peine sensibles : elles ne le sont plus. L'échelle marque 10 mill., ce n'est que le poids de la colonne de sous-carbonate de soude qui équivaut environ à 10 mill. de mercure. A quoi l'animal a-t-il succombé si rapidement? Est-ce à l'entrée accidentelle de l'air dans les veines? Il est peu probable que ce soit là la seule cause de la mort. Nous allons faire l'autopsie.

Voici la poitrine ouverte. Le péricarde s'offre à nous notablement distendu : le poids du cœur paraît assez considérable, moins cependant que s'il ne contenait que du sang. Je percute légèrement avec le doigt la surface de l'organe : au lieu d'un bruit mat, nous obtenons une sonoréité bien manifeste qui doit nécessairement tenir à la présence, dans les cavités cardiaques, d'une certaine quantité d'air. J'incise la paroi du ventricule droit : un liquide mousseux le remplit, ou plutôt forme une couche au-dessus d'un énorme caillot qui en occupe le centre. Les veines-caves supérieures et inférieures sont remplies par un sang coagulé; leur volume est considérable. On suit le caillot jusqu'aux premières valvules des veines iliaques et sous-clavières. Les cavités gauches du cœur sont vides ; elles ne contiennent ni air ni liquide.

Ainsi l'animal a succombé en partie à l'introduction de l'air dans les veines, en partie à la coagulation du sang réinjecté. Cette dernière cause a eu évidemment la plus grande influence dans la production des accidents mortels. J'étais loin, je l'avoue, de soupçonner un semblable résultat, car il est opposé à tout ce qu'on sait sur la coagulabilité du liquide animal dans tel ou tel système de vaisseaux. Vous le voyez, Messieurs, jamais nous ne faisons une expérience sans arriver à la connaissance de quelque fait nouveau, et sans recevoir quelque démenti à nos prévisions. Les hypothèses sont beaucoup plus complaisantes, car elles se prêtent servilement à nos suppositions, tandis que l'expérience probe et consciencieuse est impitoyable. C'est que pour arriver à la vérité il faut être prêt à tous les sacrifices, même à celui de son amour-propre.

HUITIÈME LEÇON.

12 mai 1837.

Messieurs,

Vous nous avez vu dans la dernière séance, appliquer de nouveau l'instrument de M. Poiseuille à l'exploration d'un des plus importants phénomènes de l'hydraulique animale, savoir : la pression du liquide sur les parois artérielles. Après ce qui s'est passé sous vos yeux, je croirais inutile d'insister encore sur la nécessité de répéter plusieurs fois les mêmes expériences pour arriver à une certaine probabilité dans les résultats. Oui, ce n'est qu'après avoir, pour ainsi dire, épuisé la question par des observations sévèrement analysées que l'on peut se permettre une déduction de quelque valeur.

On s'agite beaucoup aujourd'hui dans le monde médical, relativement à la valeur qu'il convient d'accorder ou de refuser aux chiffres. Malheureusement les personnes qui se mêlent à la lutte, quels que soit d'ailleurs leur savoir et leur mérite, sont

tout à fait étrangères à la théorie du calcul des probabilités ; j'en veux pour preuve ces plaidoyers
prononcés du haut de la tribune académique. S'il
ne s'agissait que d'un tournoi littéraire, l'élo-
quence des mots pourrait remplacer le mérite
de la pensée, sans qu'il en résultât pour l'humanité de fâcheuses conséquences ; mais ici les
choses sont plus graves : il faut pour avoir le
droit d'émettre une opinion, non seulement
connaître la question, mais même y être d'une
très grande force, en avoir médité les moindres
particularités. Ce n'est qu'alors qu'on pourra
comprendre combien peu le calcul des probabilités
peut s'adapter aux résultats de l'observation clinique. Parce qu'on a 40 ou 50 faits, ira-t-on en déduire une moyenne et la transformer en loi ? Les
unités sont infiniment trop compliquées en médecine pour qu'un nombre de faits aussi restreint
puisse avoir la moindre valeur. Il n'en est pas de
même pour nos expériences. Répétées un certain
nombre de fois dans des circonstances données dont
nous modifions à notre gré les conditions, elles forment des unités comparables. Parce que vous aurez
réuni les maladies par groupes isolés, portant chacun une étiquette, croyez-vous arriver à des iden-
tités de même nature ? Ce serait étrangement s'a-
buser. Chaque individu porte en soi un cachet spécial qui se retrouve partout dans l'état physiologique comme dans l'état pathologique. Vous pouvez
dresser des tables statistiques, énumérer combien
de malades meurent par tel procédé, combien
par tel autre, puis ensuite déduire des formules.

Mais vous ne ferez rien d'utile pour la science. L'unité en thérapeutique est la pierre philosophale de l'alchimie.

Ainsi donc nos expériences échappent à ces causes d'erreur, par cela même que nous agissons avec des faits de semblable nature. Bien loin d'être incertains sur leurs causes, c'est nous-mêmes qui les déterminons au gré de notre volonté, au gré de notre caprice. Si telle modification dans le volume du sang amène constamment telle modification dans la pression des artères, n'est-il pas évident que nous arriverons à une certitude mathématique qui pourra être représentée par des chiffres? Jamais, dans le traitement des maladies, on n'est placé sur un terrein aussi nettement dessiné.

Pour revenir aux expériences que nous avons faites à la fin de la dernière séance, vous avez dû être frappés, comme je l'ai été moi-même, des résultats où nous sommes arrivés, résultats bien différents de ceux que nous avions précédemment obtenus. Diminuait-on le volume du sang, la colonne baissait; augmentait-on le volume du sang, la colonne montait. Toujours il y a eu un rapport parfaitement exact entre la hauteur du mercure, et la masse du liquide. Est-ce à dire que ces nouveaux résultats démentent les premiers? non. Un fait ne peut renverser un fait. Il n'y a que les hypothèses qui s'entredétruisent, et qui se portent des coups mutuellement mortels.

Tout ce que nous pouvons conclure ici c'est que les phénomènes n'ont point été sur un ani-

mal ce qu'ils avaient été sur un autre animal :
cela tient probablement aux procédés que nous
avons suivis dans chaque expérience , à la nature
du vaisseau , à la composition du liquide , peut-
être aussi aux conditions vitales dans lesquelles se
trouvaient l'un et l'autre chien. Celui qui nous a
servi la dernière fois était depuis quelque temps
alimenté avec de la gélatine : faible , maigre,
n'ayant plus une assez grande quantité de sang
dans le système vasculaire, il ne devait plus avoir
l'énergie suffisante pour réagir contre la moindre
influence débilitante. Toute modification du volume de sang , devait retentir sur la force contractile du cœur. Est-ce là l'explication des variations si manifestes de la pression artérielle ? Je
n'oserais l'affirmer ; je suis beaucoup plus porté à
croire que cette diversité dans les résultats fournis
par les expériences reconnait pour cause principale l'influence de la respiration , très marqué
dans l'artère carotide, presque nulle dans l'artère
crurale. Quoi qu'il en soit, il est heureux que nous
n'ayons point eu l'idée tout d'abord de faire l'expérience comme dans notre dernière leçon ; car , si
nous eussions vu la colonne descendre ou monter
suivant qu'on ôtait ou ajoutait du liquide, nous aurions pu nous en tenir là. Notre théorie se trouvant
confirmée , il ne se serait pas élevé de doute dans
notre esprit sur son exactitude. Et cependant vous
voyez que la question n'est pas aussi simple que
nous l'avions supposé dans le principe.

Un phénomène curieux qui s'est offert à nous, c'est
que le sang extrait du système artériel a pu séjour-

ner impunément pendant plusieurs minutes dans le corps de la seringue. Comment le contact des parois métalliques n'a-t-il pas déterminé sa coagulation ? Il faut ici tenir compte d'une circonstance physique qui probablement a concouru à conserver au sang sa fluidité. Pour apporter plus de précision à l'expérience, nous avions pris la précaution de laisser le liquide contenu dans l'instrument communiquer librement avec le liquide contenu dans l'artère, de manière que l'impulsion du cœur, l'influence de la respiration, etc., ne fussent point interceptés. De là un résultat tout naturel. Le sang de la seringue agité, battu sans cesse par toutes les causes de mouvement qui agissent sur la circulation, ne s'est pas trouvé dans les mêmes conditions que s'il eut été exposé à l'air libre, immobile dans un vase. La preuve que la contraction ventriculaire était aussi présente dans l'instrument à injection que dans l'artère elle-même, c'est que vous avez vu le piston chassé graduellement par le jeu de la pompe ne s'arrêter que quand le corps de la seringue a été rempli en entier.

Il est très possible que cette agitation continuelle du liquide l'ait empêché de se solidifier. Mais n'oubliez pas que l'animal depuis plusieurs semaines était soumis à un régime particulier. Nous ne le nourrissions qu'avec de la gélatine et conséquemment il pourrait se faire que son sang, modifié dans sa composition, ne fût plus aussi coagulable. Ce sont là de simples soupçons, je me garde de rien affirmer. Le pourquoi des phénomè-

nes n'est point, en physiologie, toujours accessible. L'important c'est de bien vérifier les faits , et
c'est à cela surtout que nous devons nous attacher
en ce moment.

Puisque la plasticité du sang artériel l'emporte
sur celle du sang veineux , en mettant ces deux
liquides dans les mêmes conditions physiques , le
second ne devra pas se prendre en masse si le premier reste fluide. Il n'y a rien à objecter contre
cette assertion : elle est conforme aux idées généralement admises et que nous-mêmes nous par-
tageons. Cependant vous avez vu que le sang extrait de l'artère a pu être réinjecté sans qu'il en
résultât pour l'économie de troubles appréciables,
tandis qu'une égale quantité de sang retirée de la
veine et réintroduite dans la circulation a déterminé aussitôt des accidents mortels.

Si nous eussions essayé *a priori* , d'annoncer
l'issue de ces expériences , nous aurions dit : le
sang veineux étant moins coagulable que le sang
artériel devra garder plus long-temps sa liquidité.
Aussi, voyant l'animal périr immédiatement, il
n'est pas venu à notre esprit d'attribuer sa mort à
la réinjection du sang veineux. Nous avions bien
éprouvé quelque résistance à repousser le piston ,
mais il nous est arrivé ce qui arrive à toute personne qui a l'esprit préoccupé d'une autre idée :
telle circonstance importante est négligée comme
insignifiante, parce qu'on n'a point l'attention dirigée vers elle. Ce qui nous avait surtout frappé ,
c'était un bruit étrange vers le thorax dont nous
crûmes trouver la raison dans l'introduction acci-

dentelle de l'air dans les cavités droites du cœur. En effet, l'autopsie a montré la présence de ce fluide à l'intérieur de la pompe pulmonaire : est-ce là la seule cause de la mort ? non. Un caillot volumineux, résistant, distendait les parois ventriculaires de sorte que celles-ci ne se contractaient plus que sur une masse compacte. Les veines-caves étaient également dilatées par un cylindre solide, noirâtre, qui n'était autre chose que du sang coagulé. Ce sang resté en partie liquide dans notre seringue puisqu'il a pu être réinjecté, s'est pris en masse dès l'instant où il est arrivé dans ses tuyaux habituels. C'est là un phénomène fort curieux auquel j'étais loin de m'attendre. Y a-t-il pour cet animal quelques conditions individuelles, toutes spéciales ? Le sang artériel deviendrait-il réellement moins coagulable que le sang veineux, sous l'influence d'une alimentation gélatineuse ? Ce sont là des questions qu'un seul fait permet de soulever et non pas de résoudre : nous ne pouvons qu'en référer à l'observation ultérieure.

J'insiste de préférence sur ces expériences, parce qu'elles constituent la base de notre enseignement. Ramener la physiologie à une science de faits, n'est pas, je le sais, œuvre facile : cependant telle a été, telle sera toujours la pensée prédominante de nos travaux, le but constant de nos efforts.

Ces tuyaux élastiques dont nous étudions l'action, les artères, ne jouent donc qu'un rôle simplement passif dans le grand acte de la circulation. Mais leur volume est loin de se prêter toujours aussi aisément à nos investigations expérimentales : si les troncs, si les rameaux d'un certain calibre peuvent être étudiés avec le seul secours de l'œil nu, il n'en est plus de même des ramuscules d'une excessive ténuité. Dans les dernières recherches faites à l'aide du microscope, on est arrivé jusqu'à estimer que les vaisseaux capillaires pourraient bien n'avoir qu'un huit-centième de millimètre. Il y a peut-être un peu d'exagération dans ces évaluations. Ce dont tout le monde est d'accord, c'est que le volume de ces infiniment petits canaux n'excède par un cent-cinquantième, un deux-centième de millimètre. Il faut que le sang traverse des myriades de conduits de ce diamètre pour passer des artères qui le charrient dans les veines chargées de le rapporter vers la pompe centrale. Voilà des conditions mécaniques qui ne se trouvent dans aucune machine, et qui, par conséquent, n'ont point fixé l'attention des physiciens. Les physiologistes seuls s'en s'ont occupés. Malheureusement tel est le point de vue sous lequel ils ont envisagé la question, que pour comprendre quelque chose à ces phénomènes d'hydrodynamique, il faut supposer (ce qui est réel), que la science est à cet égard dans un état de barbarie complète. C'est ce qu'a fait M. Poiseuille, c'est ce qu'on fait plusieurs autres expérimentateurs. Aussi leurs travaux forment-ils une ère nouvelle dans l'histoire de la circulation.

Le premier problème qui se présente est celui-ci : l'impulsion du cœur se propage-t-elle des artères jusque dans les capillaires ? Comme ces tuyaux sont partout continus, il est extrêmement probable , mécaniquement parlant , que la même force qui agit à l'origine d'un système de conduits continue son action jusqu'à sa terminaison. Le raisonnement dépose déjà en faveur de cette opinion. Je ne reviendrai pas sur les preuves qu'on peut y apporter à l'appui, car j'ai eu maintes fois l'occasion de vous les exposer, et d'ailleurs il me tarde d'attaquer le côté expérimental de la question. Qu'il nous suffise de savoir que non seulement la chose est possible, mais même qu'elle réunit en sa faveur toutes les chances de probabilité.

La communication libre des artères et des veines par l'intermédiaire des capillaires est-elle bien authentiquement démontrée ? Il n'y a pas besoin d'être profond anatomiste pour savoir à quoi s'en tenir à ce sujet. Poussez une injection dans la rate, le rein, elle revient du système artériel dans le système veineux. Personne ne s'avisera de nier ce fait. Le seul point en litige, c'est la force qui fait marcher le liquide dans ses innombrables canaux. Eh bien ! vous verrez que le cœur agit sur l'individu vivant comme le piston de cette seringue sur le cadavre , et que son action ne peut être méconnue sous peine de méconnaître en même temps le témoignage de l'observation expérimentale. Il est curieux de savoir comment cette impulsion qui se propage des artères dans les veines se modifie en se répandant dans de plus larges espaces. Conserve-t-elle la même intensité ? non, le même caractère ? non. Donc nous aurons besoin de nouvelles recherches : bien que le phénomène fondamental soit littéralement le même, il nous faudra tenir compte des particularités propres à chaque localité.

Plus on s'éloigne de l'organe central d'impulsion, plus la vitesse du sang va en diminuant. Très marquée dans les gros troncs, la saccade du sang artériel devient moindre dans les tuyaux secondaires, moindre encore dans les rameaux plus petits, enfin elle est remplacée par un mouvement uniforme dans le réseau capillaire. Une fois qu'elle a passé dans les veines, la colonne liquide ne se meut plus qu'avec une extrême lenteur. Les parois de ces vaisseaux, à peine pressées par le courant qui les traverse, sont affaissées sur elles-mêmes : c'est pour les distendre par l'accumulation d'une plus grande quantité de sang dans leur cavité, qu'on applique une ligature au-dessus du point que l'on veut piquer avec la lancette. Nous reviendrons sur ces phénomènes en parlant de la saignée : n'envisageons pour le moment que la manière dont le sang se meut dans les divers départements de l'appareil circulatoire.

Le ralentissement du cours du sang est une question qui n'avait pas encore été parfaitement expliquée avant les dernières expériences de M. Poiseuille. C'est à ce jeune *physiologiste - physicien* que nous devons des études microscopiques fort intéressantes sur la manière dont les liquides se comportent en traversant les petits vaisseaux. Voici ce que ses recherches nous ont appris.

Toutes les fois qu'un liquide se meut dans un tuyau, il y a une certaine couche de ce liquide qui adhère aux parois et reste immobile. Si on examine le cours du sang dans une artère dont les tuniques sont assez minces pour permettre le passage des rayons lumineux, on voit que c'est dans l'axe du vaisseau que la vitesse des globules est la plus grande. Cette vitesse diminue graduellement à mesure qu'on s'éloigne du centre. L'espace transparent qui avoisine les parois à une largeur égale environ au huitième ou au dixième du diamètre du tube : il est occupé par le serum du sang. S'il est transparent, comment sait-on qu'il existe réellement, qu'il ne résulte pas d'un simple accident de lumière ? On le sait par la marche des globules. Quelques-uns venant à se détacher du courant central, s'approchent de la couche et à l'instant leur mouvement de translation devient beaucoup moins rapide. Ceux qui heurtés par leurs voisins, sont lancés jusqu'au contact des parois, restent en repos. Il y a donc là un liquide translucide qui les tient en suspension, et leur communique son immobilité. Ce liquide n'est autre chose que du sérum.

Dans un très gros tuyau, ces divers degrés de rapidité des molécules fluides n'ont presque pas d'influence sur le mouvement du courant général. Mais si vous supposez que le diamètre du tuyau soit moitié moindre, une plus grande proportion relative de liquide reste immobile; conséquemment la colonne centrale ne se meut plus que dans une aire étroite. Le tuyau est-il plus petit encore, la couche adhérente aux parois obstrue presque toute sa capacité, un filet fluide peut à peine se frayer un passage au centre. Enfin à un degré extrême de ténuité, le tuyau cesse à peu près d'être perméable aux liquides. S'il était possible d'expérimenter sur des tubes inertes aussi fins que les vaisseaux capillaires, je doute qu'on parvînt à faire passer dans leur cavité de l'eau distillée. Et cependant, le sang, cette liqueur si visqueuse qui tient en dissolution des myriades de lentilles insolubles, circule librement, sous l'influence d'une impulsion légère, à travers des canaux d'une ténuité prodigieuse. C'est là une question d'hydraulique bien digne d'appeler toute notre attention. Malheureusement telle est la perfection des procédés employés par la nature pour la solution de cet intéressant problème, que nous pouvons plutôt l'admirer que le comprendre !

La composition du liquide, nous vous l'avons déjà dit, joue un rôle immense dans la facilité avec laquelle ses molécules traversent des tuyaux inertes ou vivants. De l'eau chargée d'acétate d'ammoniaque, de tartrate antimonié de potasse, d'albumine, etc., passe plus librement que l'eau distillée. Or, l'analyse chimique a démontré dans le sang la présence de plusieurs sels en dissolution; circonstance importante qui vous explique déjà pourquoi le sang ne doit pas se comporter, physiquement parlant, comme un liquide ordinaire. Mais la viscosité des liquides est un des obstacles les plus puissants à leur passage dans les tuyaux d'un diamètre étroit. De l'huile d'olive injectée dans les veines cause rapidement la mort par l'obstruction du réseau capillaire. Il en est de même des liqueurs mucilagineuses telles que l'eau de gomme, le sirop de dextrine, l'émulsion cérébrale, etc. Comment donc le sang peut-il marcher dans ces infiniment petits canaux ? La viscosité n'est-elle pas une cause de ralentissement et même d'arrêt complet de la circulation ? Bien loin de là, ce qui serait pour des tubes inertes une condition des plus défavorables devient pour des tubes vivants une condition indispensable à l'intégrité des phénomènes hydrauliques. Oui, le sang est visqueux, plus visqueux que ces substances qui, injectées, causent immédiatement la mort. Otez au sang sa viscosité, ce n'est plus qu'un fluide impropre à se mouvoir dans ses tuyaux.

Faut-il donc admettre ici une opposition des lois physiques aux lois vitales ? Faut-il donc réhabiliter de vieilles idées dont le principal mérite était leur absurdité ? Je vous en laisse juges vous-mêmes. Si nous pouvions reproduire artificiellement des tuyaux jouissant des même propriétés que les artères, ayant des parois poreuses, tapissées intérieurement par une membrane lisse, onctueuse, parfaitement en harmonie avec le sang, c'est alors seulement que nous serions en droit de tirer quelques conséquences analogues. Mais il n'y a aucun rapprochement à établir entre des tubes vasculaires, et des tubes en métal, en verre et en caoutchouc. Voilà le nœud du problème. Remarquez je vous prie, que je n'invoque à l'appui de mes assertions, que l'autorité des faits dont vos yeux ont été témoins. Vous nous avez vu enlever au sang sa coagulabilité soit par la soustraction de la fibrine, soit par une injection alcaline. Il s'est fait des transsudations morbides, les matériaux du liquide se sont épanchés par *exhibition*. Donc la composition du sang ne peut être modifiée sans que la circulation se trouble. Vous nous avez vu adapter un tuyau en caoutchouc à une artère et y faire arriver le liquide ; ce liquide s'est solidifié en le traversant. Donc la disposition des parois ne peut être modifiée sans que la circulation ne se trouble. Quelle est cette relation intime du liquide et des tuyaux vivants ? Jusqu'à ce jour la nature nous en a derobé le secret. Nous pouvons pervertir les propriétés physiques si étroitement liées à l'intégrité de la circulation, nous essaierions en vain d'en doter la matière morte : toujours il leur manquera un mystérieux inconnu.

Ainsi, Messieurs, ce serait une grave erreur d'appliquer au passage du sang dans les capillaires vivants, tout ce qu'ont appris les observations physiques sur le passage des liquides dans les capillaires inorganiques. Il y a des phénomènes communs, il y a des phénomènes différents ; il faut faire la part de chacun pour arriver à quelque chose de positif, de non conjectural.

L'adhérence d'une couche immobile aux parois des capillaires est un fait capital en ce qu'elle explique le ralentissement du cours du sang au sein de ces canaux. Pour surmonter cet obstacle, la pompe est obligée de dépenser une partie de sa force contractile ; mais son action, bien loin d'être épuisée, retentit jusque dans les veines ainsi que nous vous le démontrerons bientôt. Il est même des circonstances où l'impulsion ventriculaire est aussi manifeste dans les veines que dans les artères; or cette impulsion ne peut passer d'un système de tuyaux dans un autre système de tuyaux, qu'en traversant le réseau capillaire.

Si le mouvement du sang dans les veines était dû à la seule action des capillaires, l'ascension du liquide devrait être uniforme, et non en rapport avec les causes qui augmentent la force du sang artériel. Le degré d'énergie du cœur, les mouvements respiratoires, le volume du liquide, ce seraient là autant d'influences nulles sur la circulation veineuse. Or, ceci est en opposition avec le témoignage de l'observation journalière. On sait positivement que ce qui agit sur les artères agit sur les veines. Nos expériences avaient déjà démontré une relation rigoureuse de ces deux grands systèmes de tuyaux, lorsque M. Poiseuille par des récents travaux est venu donner à ces questions importantes une solution mathématique, et prouver la futilité des théories basées sur la prétendue action des capillaires.

Avant d'étudier les causes qui font varier la pression dans les veines, il est important de connaître le degré exact de cette pression à l'état physiologique. C'est ce que nous allons essayer de constater avec l'hémodynamomètre.

On a mis à découvert sur ce chien la veine jugulaire externe gauche. Une ouverture faite aux parois du vaisseau a reçu l'extrémité du tube de l'instrument : deux fils sont appliqués, l'un fixe le bout supérieur de la veine sur l'ajutage, l'autre lie le bout inférieur de manière à s'opposer au reflux du liquide. Maintenant que tout est disposé, je vais ouvrir le robinet qui sépare le sang du sous-carbonate de soude. L'élévation du mercure nous indiquera le degré de pression des parois veineuses.

Vous voyez à l'oscillation du mercure que l'expérience marche. L'échelle indique :

15, 20, 14, 18, 15, 17, 18 mill.

Ainsi, loin de rester stationnaire, la colonne monte et descend tour à tour de quelques degrés. En examinant les mouvements du thorax et en appliquant le doigt sur une artère, on reconnaît bientôt que la plus haute élévation du mercure correspond soit à une expiration, soit à une contraction de la pompe gauche. Vous vous rappelez que le sang artériel se meut avec plus de force dans l'expiration que dans l'inspiration : cette seule expérience suffirait donc pour prouver l'influence de la pression des artères sur la pression des veines. Si le sang arrivé dans le système capillaire ne se trouvait plus que sous l'influence de ce système, il est évident que son mouvement serait constamment le même.

Voilà de violents efforts, de grandes expirations; nous n'avions pas besoin de regarder l'animal pour nous en apercevoir, car l'ascension subite du mercure à 35, 40 mill. nous indiquait qu'une cause accidentelle augmentait la force progressive du sang. La respiration est redevenue calme, aussi le mercure est-il retombé à 15, 18 mill.

Ainsi le sang arrivé dans les veines reçoit une

influence manifeste des agents mécaniques qui augmentent sa force d'impulsion dans les artères. Remarquez encore que puisque l'ascension du liquide se fait sans interruption, il doit y avoir, outre l'expiration et l'action de la pompe, puissances intermittentes, une autre cause de mouvement : cette cause est due à la réaction élastique des parois artérielles, après qu'elles ont été dilatées par l'ondée sanguine. Quant à l'action propre des capillaires, ce n'est pas dans la nature qu'il faut la chercher, mais seulement dans l'imagination des physiologistes.

Nous allons maintenant appliquer l'instrument dans la veine crurale, près de l'arcade fémorale : l'extrémité du tube est dirigée comme précédemment vers les capillaires. Tandis que la pression est uniforme dans la généralité du système artériel, elle varie dans chaque partie, et pour ainsi dire, dans chaque tuyau du système veineux. Aussi ne pouvons-nous rien affirmer d'avance sur le degré de pression que supporte la veine crurale. L'instrument de M. Poiseuille peut seul nous fournir des renseignements positifs sur ce point.

Le robinet est ouvert. Le mercure est à

55, 60, 50, 45, 50, 55, 58 mill.

La pression est évidemment bien plus considérable dans la veine crurale que dans la jugulaire. Bien que l'animal fasse de temps en temps des efforts énergiques, le niveau de la colonne se maintient à peu près au même degré. Vous n'observez pas de ces ascensions rapides que nous vous avons fait remarquer dans l'expérience précédente : cela tient à ce que nous agissons sur un vaisseau placé à une notable distance de la poitrine. Vous savez déjà que l'influence des grandes expirations est beaucoup plus sensible dans le voisinage de la cavité pectorale que loin de cette cavité. Nous aurons l'occasion de revenir sur ce phénomène que je ne fais ici que vous indiquer.

Il y a long-temps que j'ai signalé cette augmentation de la force progressive du sang veineux pendant les violents efforts expiratoires. Je piquais la veine avec une lancette, et je provoquais sur l'animal de grands mouvements de respiration : on voyait le jet de sang diminuer ou grandir suivant que l'air entrait dans la poitrine ou en était expulsé. Bien que les résultats fournis par les expériences de M. Poiseuille et les miennes soient semblables, je me plais à reconnaître l'immense avantage de l'hémodynamomètre pour l'examen de ces questions physiques. Tout instrument qui apporte de la précision dans l'étude d'un phénomène est un instrument d'une utilité incontestable. La médecine ne sera à sa véritable place que quand elle marchera sous ce rapport de front avec les sciences physiques. Malheureusement elle est encore bien pauvre en moyens de mesurer avec précision les phénomènes.

NEUVIÈME LEÇON.

17 mai 1837.

Messieurs,

Malgré tout ce qu'ont écrit les auteurs sur le mouvement du sang dans les veines, il est peu de questions de physiologie aussi enveloppées que celle-là d'incertitude et d'erreur. Nos connaissances sur ce point se réduisent à des milliers d'hypothèses : quant aux faits d'observation, ils sont très clair-semés, et à peine ont-ils droit de siéger dans nos traités les plus modernes à côté des assertions les plus absurdes. L'idée favorite, l'idée qui domine toutes les autres, c'est que les capillaires, par leurs contractions, font marcher le liquide dans les veines. Bichat voulait que ce fût là l'unique cause d'impulsion : la petite école de Béclard, plus conciliante, admet que la force qui meut le sang artériel, agit concurremment avec le système capillaire.

Pour nous , nous prétendons que les capillaires doivent être mis hors de cause , et qu'il faut les dépouiller de ces priviléges dont une longue usurpation semblait leur avoir consacré la jouissance. Il ne s'agit plus ici de deviner par un travail intellectuel comment les choses peuvent se passer, mais bien de vérifier par l'expérience comment elles se passent. La question reste la même : le mode d'investigation est seul changé.

Ce que nous avons à prouver actuellement, c'est que le mouvement du sang dans les veines reconnaît pour causes principales l'action du cœur et l'élasticité des artères mises en jeu par l'action de cet organe. Les puissances accessoires qui aident au cours du sang veineux ne seront pas oubliées par nous : en première ligne se place l'influence de la respiration.

Des expériences que nous avons faites dans la dernière séance , il résulte déjà pour vous la connaissance de ce fait important, à savoir que la pression supportée par les veines est de beaucoup inférieure à la pression supportée par les artères. Dans l'un et l'autre système de tuyaux, c'est toujours le cœur qui est le principe du mouvement qui, sans lui, ne pourrait exister. Pourquoi donc les phénomènes hydrodynamiques ne sont-ils pas partout identiques ? Cela tient à plusieurs circonstances dont plusieurs vous sont déjà connues, et dont les autres vous seront successivement indiquées à mesure que nous avancerons dans ces études. La circulation artérielle a dû être traitée par nous en premier lieu , car elle préside à la marche des liquides dans les autres points du cercle vasculaire, et en commençant par elle, nous procéderons, pour ainsi dire, du connu à l'inconnu. Avant d'aller plus loin, disons un mot des tuyaux que traverse, pour revenir à la pompe, le sang veineux.

Et d'abord, si vous jetez un coup d œil sur la disposition générale des canaux sanguins, vous serez frappés de la différence que présente dans ces deux grands systèmes leur mode d'anastomose et de distribution. Tandis que le sang est poussé par le cœur dans des tuyaux décroissants en dimensions, il revient vers cet organe par des tuyaux toujours croissants en diamètre. Il est impossible que le passage des colonnes liquides dans des espaces plus étroits ou plus larges n'augmente ou ne diminue pas la rapidité du courant. Dans les artères, c'est à son origine que le courant est le plus rapide, dans les veines, c'est à sa terminaison.

Les parois artérielles sont toujours distendues par le sang, les parois veineuses sont souvent affaissées sur elles-mêmes. Les premières, épaisses et résistantes, réagissent sans cesse contre la colonne liquide : les secondes, minces et flasques, ne jouissent qu'à un faible degré d'un resserrement élastique. Vous rencontrez dans celles-ci de nombreuses soupapes destinées à s'opposer au reflux des courants dans certaines directions : celles-là ne vous en présentent pas les moindres vestiges dans le trajet de leur longueur. Uniformité de pression pour la généralité du système artériel : extrême variété de pression pour les diverses parties du système veineux : dans chaque système, le liquide, doué de propriétés physiques très différentes, ne se meut point d'une manière égale. Dans l'un, rapidité, dans l'autre, lenteur des colonnes sanguines. Ouvrez une artère, le jet s'échappe en formant des saccades isochrones au pouls : ouvrez une veine, le jet, quand il existe, est faible et s'écoule d'un mouvement uniforme.

C'est surtout par le nombre et la capacité de leurs tuyaux que ces deux compartiments de l'appareil vasculaire diffèrent essentiellement l'un de l'autre. Une artère est ordinairement accompagnée d'une ou deux veines qui suivent sa distribution, et dont le calibre est beaucoup plus considérable que le sien. Indépendamment de ces veines qu'on s'abstient ordinairement de décrire, comme si l'épithète de *satellites* dont on les a gratifiées équivalait à toute définition anatomique, il en existe d'autres placées sur un plan plus superficiel. Celles-ci se dessinent à travers les téguments : c'est à elles qu'on s'adresse de préférence pour la saignée. Partout où il y a une artère et une veine réunies, il est facile de vérifier la prédominance de capacité du premier vaisseau sur le second : si vous songez ensuite au nombre de veines sous-cutanées, lesquelles sont en plus que les artères, il sera prouvé pour vous jusqu'à la dernière évidence que la somme totale des tuyaux artériels a une capacité infiniment inférieure à celle des tuyaux veineux.

C'est surtout dans les points de l'économie où le sang a le plus de difficulté à circuler que les veines surpassent davantage les artères par leur nombre et leur diamètre. Les anastomoses entre l'appareil veineux superficiel et le profond ont pour principale destination de faciliter le retour du liquide vers l'organe central. Les artères, par leur position, leur structure, la direction des courants qui les parcourent, sont indépendantes de la plupart des causes qui retardent les mouvements du sang dans les veines : aussi est-il facile de se rendre compte des différences anatomiques que présentent ces deux ordres de vaisseaux.

Je suis obligé de passer rapidement sur ces questions que je dois supposer vous être déjà familières. Du moment qu'on négligerait dans l'étude de la circulation, les conditions physiques des tuyaux, la résistance de leurs parois, le degré de pression du liquide, il n'y aurait plus de théorie raisonnable. Les phénomènes hydrauliques seraient autant de mystères, les explications physiologiques autant d'absurdités.

Quelque faible que soit la pression exercée par le liquide à l'intérieur des tuyaux veineux, nous avons vu cependant qu'elle existe. L'instrument appliqué à la jugulaire, le mercure est monté de plusieurs millimètres : appliqué à la veine crurale, l'ascension du mercure a été plus sensible, et même dans ce vaisseau la force d'impulsion du sang nous a paru assez énergique ; toutefois, elle n'a pas atteint le degré qu'elle présente dans les artères. A quoi tient cette diminution de la puissance de la pompe ? Rappelez-vous les obstacles que les capillaires, par l'adhérence à leurs parois d'une couche immobile, apportent aux mouvements des liquides, et vous aurez déjà les premiers mots de l'explication du phénomène. Mais, bien qu'elle y soit pour quelque chose, cette cause d'affaiblissement est loin d'avoir toute l'importance qu'on serait porté à lui attribuer. Ce qui contribue le plus à diminuer la force progressive du sang veineux, c'est la capacité même des tuyaux dans lequel il se meut. Représentez par *un* la capacité de l'artère, par *dix* celle des veines qui lui succèdent, n'est-il pas évident que chaque veine ne recevra qu'un dixième de la force qui pousse le sang dans l'artère ? L'impulsion ventriculaire est donc plutôt décomposée qu'elle n'est réellement absente. Ceci est si vrai que quand on fait revenir par une seule veine tout le liquide apporté par l'artère, la pression est à peu près égale dans ces deux vaisseaux. C'est à M. Poiseuille qu'est dû ce curieux résultat : nous allons le constater aujourd'hui si le temps nous le permet.

Je me propose dans cette séance d'essayer quelques expériences sur la circulation du cerveau et de la tête en général. L'instrument va d'abord être appliqué sur l'une des jugulaires externes : une fois la hauteur du mercure bien constatée, nous comprimerons la jugulaire du côté opposé, de manière à ce que presque tout le sang de l'extrémité céphalique revienne par la veine qui s'abouche dans le tube. Il est évident que la colonne devra monter. Les carotides ont été mises à nu, et une anse de fil passée à l'entour, de manière à ce que nous puissions suspendre le cours du liquide dans leur cavité et le rétablir à volonté.

Ce n'est point seulement sous le point de vue physique que ces expériences ont de l'intérêt pour nous : peut-être nous donneront-elles quelques renseignements sur certains phénomènes pathologiques qu'on a eu l'ocsasion d'observer vers le cerveau, mais dont on ignore complètement la théorie. Ainsi, au nombre des accidents survenus chez l'homme à la suite de la ligature de la carotide primitive, on a signalé des hémorrhagies cérébrales. La jeune fille à laquelle je liai la carotide gauche pour une énorme tumeur fibro-osseuse qui occupait la région maxillaire supérieure, eut une hémiplégie à droite le sixième jour de l'opération. La paralysie a diminué par la suite ; mais l'intelligence est restée affaiblie. Entre autres phénomènes cérébraux, nous avons eu à observer chez elle une particularité assez curieuse : cette jeune fille qui lisait très bien auparavant, a perdu, par l'effet de l'opération, la faculté d'assembler les lettres pour en former des syllabes ; elle ne sait plus lire. On n'avait jamais soupçonné qu'en diminuant le volume du sang qui, dans un temps donné, afflue vers le cerveau, on eût favorisé l'extravasation de ce liquide dans la pulpe nerveuse. Cependant le fait n'est point unique dans la science ; vous trouverez consigné dans les recueils d'observations sept à huit cas d'hémorrhagies consécutives à la ligature de l'artère carotide. Samuel Cooper, dans son Dictionnaire de chirurgie, en rapporte plusieurs. Je crois que, dans l'état de nos connaissances actuelles, nous ne pouvons donner aucune explication satisfaisante de ces accidents qui résultent des modifications apportées à la circulation cérébrale.

On avait proposé dans ces derniers temps la compression des artères carotides comme un excellent moyen de traitement de l'hémorrhagie du cerveau. Je n'ai jamais essayé cette médication, et je ne sache pas que personne l'ait employée, ou du moins ait eu à s'applaudir de son emploi. La théorie seule a dû la faire imaginer; et quelque rationnelle qu'elle paraisse, il serait à craindre que l'expérience ne fût point en harmonie avec elle, puisque nous voyons l'apoplexie succéder à la ligature de ces mêmes artères. Peut-être ferait-on là, comme en bien d'autres circonstances , sans s'en douter, de la médecine homœopathique.

Je vous disais que nous allions appliquer l'instrument sur l'une des jugulaires , puis suspendre dans l'autre le cours du liquide : l'animal est tout préparé. Le mercure monte à

15 , 17 , 15 , 16 , 17 , 16 mill.

Ce qui représente à peu près 7 à 8 millimètres de pression , le poids du sous-carbonate de soude faisant équilibre à 10 millimètres de mercure.

Je serre la ligature appliquée sur la jugulaire gauche. Presque tout le sang de la tête va se dériver vers la veine opposée ; une très minime quantité reviendra par les jugulaires internes, que nous savons être chez le chien d'une petitesse extrême. La colonne a sensiblement monté , car l'échelle marque

20 , 25 , 23 , 26 , 25 mill.

J'éloine la ligature, le mercure retombe à

15, 16, 15, 17, 16 mill.

Nous allons maintenant lier la veine et la laisser liée. Il nous sera facile , si nous le jugeons à propos , de couper le fil , et de rétablir la circulation dans ce vaisseau. Vous deviez vous attendre à ce que le mercure allait remonter : en effet , il oscille entre

24, 23, 20, 23, 25, 24 mill.

Il est de toute évidence que la pression a augmenté ; seulement le voisinage de ia poitrine nous empéche d'obtenir des effets aussi marqués que si nous agissions sur une veine éloignée, telle que la crurale, par exemple.

On sait que toutes les causes qui diminuent dans les veines la facilité des mouvements du sang, augmentent la pression de ces vaisseaux par l'accumulation d'une plus grande quantité de liquide dans leur cavité. C'est ainsi qu'une ligature appliquée au bras, double ou triple leur volume ; c'est ainsi que la station prolongée, que la grossesse rendent leur diamètre bien plus saillant, et permettent d'apercevoir de gros troncs là où la transparence des téguments ne laissait point paraître le plus léger relief. Les artéres, à cause de la densité et de la résistance de leur tissu, sont infiniment moins sujettes que les veines à ces variations de volume ; cependant elles en présentent aussi. Il est impossible d'évaluer exactement la capacité respective de ces deux systèmes de tuyaux : le genre de mort agrandit ou diminue le diamètre des veines, suivant qu'il reste plus ou moins de sang dans le système vasculaire. Aura-t-on recours aux injections ? C'est là un moyen on ne peut plus vicieux, puisque les parois veineuses se laissent librement distendre, et que leur capacité devient énorme en comparaison de celle qu'elles offrent sur l'individu vivant. Rappelez-vous les pièces anatomiques que j'avais fait apporter des cabinets de la faculté : vous cédâtes à un mouvement d'hilarité générale à la vue d'un petit enfant injecté, dont la veine-cave inférieure occupait toute la cavité abdominale. Cependant j'avais recommandé qu'on fit choix des préparations les mieux faites, afin de vous donner autant que possible une idée de la disposition des tuyaux sanguins. Ainsi, je ne chercherai pas à estimer, même d'une manière approximative, la capacité des veines. Ce qu'il importe pour le moment de bien constater, c'est qu'en suspendant la circulation dans quelques-unes, la pression augmente sensiblement dans celles qui restent libres. Notre expérience ne peut laisser dans vos esprits aucun doute sur l'exactitude de cette assertion.

Voyons ce qui va arriver en comprimant une des carotides. Nous diminuons, il est vrai, la colonne du liquide que le cerveau doit normalement recevoir, mais la pression sera augmentée dans les autres artères qui concourent à la circulation cérébrale. Le mercure va-t-il monter ? va-t-il au contraire descendre ? c'est ce que nous allons voir

Je comprime la carotide droite :

20, 22, 20, 21, 19 mill.

Je cesse la compression :

21, 19, 20, 22, 21 mill.

Il n'y a donc pas de différence appréciable. L'animal est très calme, de sorte que les mouvements respiratoires ne doivent pas avoir sur les résultats de l'expérience une influence bien sensible.

Au lieu de comprimer avec mes doigts, je lie l'artère carotide. Si vous ne m'aviez pas vu serrer le fil, vous n'auriez pu soupçonner à la hauteur de la colonne mercurielle que la ligature était appliquée, car le niveau se maintient entre 20 et 22 mill. Il n'y a que dans les grandes expirations que la pression augmente d'une manière considérable. Voici une ascension subite : le mercure est monté à 40, 45 mill. C'est que l'animal vient de faire un effort. Maintenant qu'il est redevenu calme, la colonne oscille entre 20 et 22 mill.

Que doit-il se passer par la compression de la carotide gauche ? Le cerveau ne recevra plus de sang que par les deux artères vertébrales, et la pression supportée par les parois de ces derniers vaisseaux sera de beaucoup augmentée. Cette augmentation de pression suffira-t-elle pour contrebalancer la diminution du volume du liquide? Le diamètre des artères vertébrales comparativement avec le volume des carotides rend cette supposition peu vraisemblable. Nous allons faire l'expérience. Vous n'oubliez pas que nous avons déjà lié la veine jugulaire externe gauche et la carotide droite.

Je comprime la carotide gauche :

15, 17, 14, 16, 15, 16 mill.

Je cesse de comprimer :

20, 22, 19, 21, 20, 22 mill.

Évidemment la colonne a baissé. Répétons la même épreuve pour voir si les résultats vont se soutenir. La respiration est assez calme, et ce n'est que par intervalles que l'animal exécute de grands mouvements. Ces résultats doivent donc nous inspirer assez de confiance pour nous permettre d'en déduire quelques conséquences.

Je comprime de nouveau :

14, 16, 17, 15, 17, 15 mill.

Je cesse de comprimer :

21, 22, 20, 23, 19, 35 mill.

Il ne faut pas tenir compte des 35 mill. où le mercure vient d'atteindre, car l'animal a fait un effort pour se débarrasser de ses liens ; c'est là ce qui a occasioné l'ascension rapide de la colonne. Quant à l'influence exercée par la compression de la carotide gauche, vous avez vu qu'elle a déterminé un abaissement notable du niveau. Prenons note de cette expérience, nous aurons l'occasion

d'en faire plus tard l'application à certains phénomènes physiologiques, relatifs à la circulation cérébrale.

Est-ce seulement en modifiant les conditions
physiques des tuyaux ou des liquides que nous
arriverons à changer la pression supportée par les
veines ? Non. La vitalité, dans le système circulatoire comme dans l'ensemble des systèmes qui
constituent l'économie animale, réclame une part
dans la manière dont chaque organe fonctionne.
Toute impression morale, toute sensation un peu
vive retentit sur le cœur dont elle change et le
rhythme et l'énergie des contractions. La colère,
l'effroi ne se trahissent-ils pas, surtout à nos
yeux, par des changements subits dans la coloration des traits ? Suivant que plus ou moins de sang
afflue vers le système capillaire, la face rougit,
pâlit : elle est, dit-on, le miroir des passions ; oui,
parce que c'est sur elle que se réfléchissent les
modifications survenues dans l'appareil vasculaire.
Il est probable qu'une douleur un peu vive doit
augmenter la pression des tuyaux sanguins ; j'aurais dû dire il est certain, car le fait a déjà été vérifié sur des grenouilles, par M. Poiseuille. Nous
allons répéter l'expérience sur un animal un peu
fort, afin que les phénomènes soient apparents pour
tout le monde. Celui que nous avons ici à notre
disposition, me paraît dans de très bonnes conditions : espérons qu'il va se prêter encore avec la
même docilité à nos recherches.

Afin d'éviter à ce pauvre animal une nouvelle
opération, je ne vais point mettre à nu un tronc

nerveux dont la sensibilité soit bien exquise. La huitième paire est à découvert dans la plaie qui nous a servi à isoler l'artère carotide ; c'est sur elle que nous allons expérimenter. Je soulève actuellement ce nerf avec la sonde cannelée ; il ne paraît pas très sensible, car le chien n'a point l'air de s'apercevoir du contact de l'instrument. Plusieurs fois déjà nous avons eu l'occasion de vous signaler les variétés de sensibilité du pneumo-gastrique. Vous ne trouverez peut-être pas deux espèces dans les animaux, deux animaux dans la même espèce, chez lesquels la huitième paire jouisse d'une sensibilité parfaitement identique. Tantôt il suffit de toucher ce nerf pour provoquer des cris, des mouvements convuls.fs ; tantôt vous pouvez l'irriter, le lacérer, sans que l'animal paraisse en avoir la conscience. Une chose assez curieuse, c'est que souvent la sensibilité des deux nerfs n'est pas la même sur le même animal. Vous coupez la huitième paire d'un côté, rien ; vous la coupez de l'autre côté, et cette section détermine tous les signes d'une vive douleur. A quoi tient cette différence ? je l'ignore. Quoi qu'il en soit, il paraîtrait que chez ce chien le pneumo-gastrique n'est pas très sensible. Faisons l'expérience. Le niveau du mercure nous indiquera mieux peut-être que l'animal lui-même quel est le degré de sensibilité du nerf.

L'échelle marque toujours de 20 à 22 millim., la respiration est régulière et s'exécute librement. Je comprime le nerf avec les mors de ma pince. Nous n'avons pas de traces de sensibilité bien marquée : le chien paraît calme. J'exerce une plus forte pression. Vous voyez l'animal se débattre et faire de grands efforts. Le mercure est monté à

$$35, 45, 38, 40, 35 \text{ mill.}$$

Je ne sais quelle part il faut attribuer ici à l'influence de la force contractile du cœur, ou des mouvements d'expiration. Il serait possible que l'ascension de la colonne fut plutôt provoquée par le jeu de la pompe aérienne que par l'impulsion plus grande de la pompe hydraulique. Cependant vous savez que la douleur silencieuse agit tout aussi bien sur la circulation chez l'homme que ses manifestations bruyantes : souvent même une peine concentrée trouble à un plus haut degré les fonctions du cœur que celle qui s'épanche librement, et qui n'essaie point de lutter contre l'instinct de se plaindre et de crier. Bien entendu que nous ne devons redouter rien de semblable chez l'animal soumis à notre expérience. Il crie, quand il souffre ; il se tait, quand il ne souffre plus. C'est même ce besoin d'exprimer par des cris ses sensations douloureuses qui, dans cette circonstance, complique le problème, et nous empêche d'apprécier au juste le degré d'énergie de la fibre ventriculaire. Répétons l'expérience. Les oscillations du mercure sont dans le voisinage de 20 mill.

Je pince le nerf. La colonne monte, bien que l'animal ne fasse pas de grands efforts : elle est a

$$30, 28, 35, 40, 37, 43 \text{ mill.}$$

Les battements du cœur sont fréquents et tumultueux. Le cylindre acoustique appliqué sur la paroi pectorale transmet à mon oreille des chocs distincts que les personnes voisines de ma table peuvent même entendre à distance. Les mouvements respiratoires sont accélérés : aussi ne pourrions-nous tirer aucune conclusion rigoureuse de cette expérience, si elle n'était appuyée par une foule d'observations qui confirment ses résultats.

Je coupe le nerf. A l'instant de la section l'animal a fait un petit mouvement, et le mercure est monté de quelques degrés. Maintenant tout est revenu au calme : seulement la respiration paraît difficile, et cela doit être puisque la huitième paire préside aux fonctions de l'appareil pulmonaire Le niveau de la colonne se maintient assez uniformément entre 20 et 22 mill.

Nous allons actuellement essayer l'influence du galvanisme. Autant que possible je fais des expériences qui n'ont encore été tentées par personne, car c'est là une source d'instruction à laquelle vous et moi nous pouvons également puiser. Tout le monde connaît la sensation que détermine le contact de l'étincelle électrique : personne ne s'avise d'étudier ses effets sur la circulation générale; ce serait pourtant un curieux objet de recherches. Nous avons enfoncé deux aiguilles en platine sur cet animal, l'une à la région cervicale, l'autre à la partie moyenne de la cuisse : les deux pôles de la pile vont être mis en communication avec elles, de manière à établir un courant électrique au sein des tissus. On se contente en général d'appliquer à la surface des téguments les fils conducteurs, et d'imprimer à toute l'économie une commotion subite. Je préfère administrer pour les cas pathologiques l'électro-poncture au moyen d'aiguilles placées sur le trajet des nerfs : je suis plus sûr de l'action de l'électricité que je limite ainsi à mon gré. Afin que la charge de la pile ne soit pas trop forte, je mettrai seulement dix paires : c'est suffisant pour le résultat que nous voulons produire.

Je fais l'expérience : Une secousse convulsive, rapide comme la foudre, a fait bondir l'animal au moment où le fil a touché l'aiguille. En même temps le mercure est monté à 55 millimètres. Telle a été la rapidité de l'ascension de la colonne qu'il est impossible de l'attribuer aux seuls efforts de l'animal : il faut qu'il se soit passé là quelque chose d'instantané, quelque chose qui ait agi immédiatement sur les parois des tuyaux vasculaires. Voici ce que l'on peut conjecturer.

L'action musculaire doit nécessairement favoriser le passage du sang dans les veines, ainsi que l'atteste l'accélération du jet de la saignée par le mouvement des muscles de l'avant-bras. Il n'est pas d'élève qui ne donne son lancetier à tourner par la main du malade, pour rendre plus facile la sortie du sang. Si, au lieu d'une compression légère, les faisceaux musculaires venaient à comprimer avec énergie et dans la même fraction de seconde la généralité du système veineux, combien la force progressive des courants sanguins ne serait-elle pas spontanément accrue ! C'est ce qui arrive à l'instant, les courants électriques sillonnent les tissus vivants.

Pressées de toutes parts, les parois des veines et des artères pressent à leur tour le liquide qu'elles charrient : de là élévation rapide et considérable du mercure dans notre instrument.

Tous les auteurs qui ont écrit sur le tétanos ont signalé l'état particulier du pouls qui est tendu, raide, vibrant. Je ne doute pas que ces modifications de l'appareil circulatoire ne reconnaissent pour point de départ la pression exercée par le sang sur les parois vasculaires. Il faudra que nous appliquions l'hémodynamomètre sur un animal que nous ferons périr d'un empoisonnement par la noix vomique : la contraction tétanique des muscles de tout le corps devra nécessairement augmenter la force progressive du sang veineux. Du moins c'est ainsi que je comprends le phénomène dont nous venons d'être témoins.

Nous terminerons cette série d'expériences par une saignée pratiquée à la carotide. A mesure que le sang coulera de l'artère, à mesure la pression diminuera dans la veine : nous pourrons ainsi apprécier de nouveau l'influence de la circulation artérielle sur la circulation veineuse. L'animal ne pourra que se trouver très bien de cette évacuation sanguine ; car après les douloureuses opérations qu'il lui a fallu supporter, nous devons craindre chez lui le développement de cet ensemble de symptômes, que les chirurgiens désignent du nom de *fièvre traumatique.*

Voici l'artère ouverte : le sang coule ; le mercure qui oscillait entre 20 à 22 mill. est maintenant à

19, 17, 15, 17, 14, 15 mill.

Je lie le bout supérieur et inférieur au vaisseau, afin de suspendre l'hémorrhagie. Nous allons rendre à l'animal son artère carotide du côté opposé, de manière que la circulation cérébrale puisse se rétablir. Pour cela il me suffit de couper la ligature que nous y avons appliquée.

Dans la prochaine séance, nous ferons de nouvelles expériences sur la pression des parois veineuses. Dans celle-ci nous n'avons résolu qu'une partie du problème et il nous reste encore beaucoup à faire.

DIXIÈME LEÇON.

19 mai 1837.

Messieurs,

En rétrécissant la capacité du système veineux, nous avons vu la pression sensiblement augmenter dans les veines chargées de rapporter vers le cœur une colonne plus volumineuse de liquide. L'hémodynamomètre appliqué à la jugulaire droite, la jugulaire gauche étant libre, marquait 16 mill.; celle-ci a été liée et aussitôt le mercure est monté jusqu'à 25 mill. Répétée à deux reprises, cette expérience nous a donné des résultats aussi apparents. Il est donc de toute évidence pour nous que dans les tuyaux veineux comme dans les tuyaux artériels, la pression est en raison d'recte du volume du liquide, en raison inverse de la capacité des conduits sanguins.

Si nous n'eussions tenu compte que de l'influence exercée par la force progressive du sang dans les artères sur la circulation veineuse, la théorie nous eût amenés à établir que la ligature des carotides devait accroître la pression des jugulaires. Voici quel eût été notre raisonnement. En rétrécissant le cercle circulatoire de la tête, nous augmentons la pression artérielle. Les vertébrales qui, vous le savez, concourent à former le polygone vasculaire de la base du crâne, supportent donc une pression plus énergique : par conséquent le sang veineux doit presser avec plus de force la colonne mercurielle.

Avant même que l'expérience eût prononcé, vous aauiez senti tout ce qu'un semblable raisonnement présente de défectueux. Oui, la pression ne peut augmenter dans une artère sans qu'elle n'augmente en même temps dans la veine ; mais il faut distinguer les vaisseaux sur lesquels on agit, et les circonstances qui peuvent compliquer le problème. La ligature des carotides a dû nécessairement accroître la pression des vertébrales, et cependant le mercure a baissé dans le tube appliqué à la jugulaire. Ce dernier vaisseau charrie le sang qu'il reçoit du cerveau. Pourquoi donc augmentation de pression dans l'artère, diminution dans la veine correspondante ? Voici l'explication qui me semble la plus vraisemblable. Au lieu d'être apporté par quatre troncs, le liquide ne marche plus que dans deux, et encore ceux-ci sont-ils moins volumineux que ceux que la ligature a oblitérés. La colonne sanguine doit être et est réellement plus considérable dans les artères vertébrales après l'application sur les carotides d'un

fil constricteur ; mais la somme du liquide envoyée
au cerveau est comparativement beaucoup moindre qu'elle ne l'était auparavant. Pour qu'il en fût
autrement , il faudrait que dans un temps donné
il passât autant de sang par les vertébrales seules
qu'il en passe par ces mêmes artères et les carotides réunies. En théorie cette supposition paraît
peu vraisemblable ; elle me semble d'ailleurs démentie par l'observation. Si nous eussions appliqué l'instrument sur la veine crurale en même
temps que nous faisions la ligature des carotides, il
est évident que le mercure serait monté de plusieurs
millimètres ; mais la question n'est plus la même.
Dans un cas nous ne modifions que la force progressive du liquide , dans l'autre nous modifions
aussi son volume : ce que la pression gagne d'un
côté elle le perd de l'autre. La cause étant complexe , l'effet ne peut être simple.

Supposez que la vitesse du liquide suppléе au
défaut d'espace de ses conduits, que le sang apporté par les vertébrales égale la quantité qui est
normalement envoyée au cerveau. Vous n'avez pas
encore les conditions physiques nécessaires pour
que la pression augmentée dans l'artère, le soit
au même degré dans la veine. La raison en est
simple. Pour communiquer entre eux, les deux
grands systèmes de tuyaux hydrauliques s'envoient
mutuellement des myriades de petits canaux dont
la réunion et l'entrelacement constituent le réseau
capillaire : ce réseau , nous vous l'avons dit, est
formé par des cylindres tellement grêles qu'ils sont
aux troncs des vaisseaux ce qu'est au tronc d'un

arbre le chevelu de ses racines. Tant qu'il est contenu dans les gros tuyaux et leurs principales divisions, le liquide se meut sans difficulté. Arrivé
aux capillaires, les obstacles se multiplient. Telle
force pourra être représentée par 10 dans le système artériel, qui n'est plus que 2 à son entrée
dans le système veineux. Pourquoi ? d'une part
à cause de la capacité plus grande des veines ;
d'autre part, par suite du retard qu'éprouve le
sang à son passage dans les capillaires. Rappelez-
vous l'immobilité de la couche de sérum adhérente aux parois de ces vaisseaux. Rappelez-vous
l'extrême étroitesse de leur cavité, qui souvent ne
laisse circuler qu'un seul globule à la fois et qui
même le déforme, pour qu'il puisse s'accommoder à l'aire de ses couloirs. Ce sont là autant de
circonstances qui influent puissamment sur le degré de pression des tuyaux vasculaires.

Nous ne reviendrons pas sur la distribution de
la force imprimée par chaque contraction de la
pompe aux colonnes sanguines. Dans l'état de plénitude des artères, le choc est subitement ressenti
avec une égale énergie à l'origine et aux extrémités
de ces vaisseaux. Frappez une poutre à l'un de ses
bouts, l'ébranlement vibratoire retentit en même
temps au bout opposé. Le phénomène est le même
pour les tuyaux artériels. L'impulsion ventriculaire n'est point épuisée à l'entrée des capillaires :
présente dans ces infiniment petits canaux, elle
existe aussi, quoiqu'avec une moindre énergie,
dans le système veineux, ainsi que l'attestent nos
expériences. Je vous prie de remarquer que cet af-

faiblissement de la force de la pompe est plutôt apparent que réel, puisque nous la retrouvons presque tout entière dans les veines que nous forçons à charrier la totalité du liquide apporté par l'artère. Vous en aurez la preuve expérimentale à la fin de la séance.

Vous parlerai-je de l'augmentation subite de la pression par l'effet d'une commotion électrique ? C'est là un des résultats les plus curieux que nous avons jusqu'ici obtenus. Nous avons eu dans de grandes proportions le tableau d'un phénomène que nous ne voyons pour ainsi dire qu'en miniature dans les conditions ordinaires de l'économie. On sait que l'action musculaire favorise le mouvement du sang dans ses vaisseaux. Faites de grands efforts, contractez vigoureusement les muscles des membres du thorax ou des parois abdominales, la pression devient double, triple dans les artères. Il en est de même pour les veines, témoin notre expérience sur l'électro-poncture.

La veine sur laquelle nous avons expérimenté était une veine superficielle. Je ne doute pas que le phénomène doit être plus sensible encore quand on a affaire à une veine profonde. Il suffit, pour comprendre cette différence de pression, de jeter un coup-d'œil sur la disposition anatomique des vaisseaux. Les branches sous-cutanées rampent entre l'aponévrose et la peau, tandis que les branches profondes sont logées entre les faisceaux musculaires et font partie intégrante des tissus. C'est donc spécialement sur ces derniers conduits que la pression exercée par les muscles agit le plus directement. Il est vrai que les jugulaires externes chez le chien font exception à cette règle générale, puisqu'elles sont à peu près seules chargées de ramener le sang de la tête au cœur. Mais si vous prenez pour exemple la saignée du bras chez l'homme, le phénomène sera on ne peut plus évident. Le jet du sang grandit à chaque contraction des muscles de l'avant – bras, bien que ces muscles ne concourent que par un petit nombre de rameaux à l'origine de la veine qu'a ouverte la lancette. C'est en vertu des anastomoses entre les divisions cutanées et les divisions profondes des veines que le sang exprimé dans les secondes passe dans les premières.

Ce que l'étincelle électrique détermine dans la pression supportée par les parois veineuses, s'observe également sous l'influence de l'impression de la douleur. Vous nous avez vu irriter le nerf pneumo-gastrique à plusieurs reprises : chaque fois les souffrances de l'animal se traduisaient à nos yeux par l'oscillation de la colonne de mercure : étaient-elles légères, l'ascension était faible ; étaient-elles aiguës, l'ascension était considérable. Nous aurions pu à la rigueur mesurer sur ce chien, avec l'échelle graduée de notre tube, le degré des sensations douloureuses. Les épithètes de *beaucoup*, *peu*, eussent été remplacées par des millimètres, et au lieu de dire : l'animal souffre beaucoup, nous aurions dit : l'animal souffre à tant de millimètres ; il souffre peu : il souffre à tant de millimètres. Plus le chiffre eût été élevé, plus la douleur eût été vive.

Dans une expérience antérieure faite par M. Poiseuille, on a eu l'occasion d'observer un autre phénomène également curieux. Un chien avait été solidement attaché sur une table, afin de servir d'objet d'étude et de recherche sur la pression vasculaire. L'instrument était appliqué et le mercure se maintenait à un niveau régulier. Tout à coup la colonne s'élève de plusieurs millimètres, sans qu'il y eût eu, de la part de l'animal, aucun effort musculaire, aucune expiration un peu grande. A quoi tient cette ascension subite ? Est-ce qu'une douleur vive s'est tout à coup manifestée ? Non, Messieurs ; il ne s'agit plus ici de sensations pénibles , mais bien d'une idée érotique qui est venue assaillir l'animal. La présence dans le laboratoire d'une chienne en chaleur a réveillé chez lui ce sentiment instinctif qui porte tout animal à se rapprocher de sa compagne pour la reproduction de l'espèce. C'est donc une impression morale et non une douleur physique qui, dans cette circonstance , a modifié la circulation du sang.

Nous ne pousserons pas plus loin ces développements qui révolteraient l'austère rigidité des sensualistes. Le fait physiologique est bon à noter ; quant à établir sa relation intime avec nos affections intérieures, nous déclinons notre compétence.

En résumé , les causes du mouvement du sang dans les artères (c'est comme si je disais dans les veines) peuvent se rattacher à quatre chefs principaux. Sur la première ligne nous trouvons la pompe musculaire, dont la contraction alterne avec

le retrait élastique des tuyaux hydrauliques. Vient
ensuite le thorax, qui, suivant qu'il se resserre ou
se dilate, précipite ou ralentit la marche des colonnes sanguines. Il faut placer en troisième lieu
la pression exercée sur les vaisseaux par le diaphragme et les parois antérieures et latérales de
l'abdomen. Enfin, la contraction du système musculaire général sera envisagée pour nous comme
la quatrième source de la force progressive du
sang. Non moins énergique que les précédentes,
cette dernière puissance mécanique n'a point, dans
les circonstances ordinaires, une action très prononcée. Mais vient-elle à acquérir un développement subit, elle peut à elle seule tripler, quadru-
pler l'impulsion du liquide.

J'aurai encore l'occasion de vous signaler d'autres causes accessoires du mouvement du sang
dans ses tuyaux. Il en sera question quand nous
étudierons les phénomènes hydrodynamiques dans
chaque département du système vasculaire. Qu'il
nous suffise pour le moment d'avoir présentes à
l'esprit les grandes influences qui sans cesse modifient la marche du liquide, soit qu'il aille se distribuer à nos divers tissus, soit qu'il revienne vers
la machine centrale.

Ce n'est pas seulement dans la disposition matérielle des organes que nous rencontrons des mo-
dificateurs de la grande circulation. Une foule de
modes, d'habitudes sociales, d'attitudes du corps
agissent à tout instant sur le cours des liquides.
Qui ne connaît le danger des congestions cérébrales
par l'effet des cravattes trop serrées? On voit l'ap-

plication de jarretières peu lâches, de manches trop étroites déterminer la stase du sang dans le système capillaire : les jambes, l'avant-bras rougissent et se tuméfient, parce que plusieurs tuyaux sont fermés au retour du liquide. Pour peu qu'on soit resté debout un temps assez long, les pieds se trouvent à l'étroit dans la chaussure. Cette influence de la gravité est surtout sensible chez les individus dont les forces sont épuisées par des maladies antérieures. Les personnes qui, par profession, sont forcées à des marches habituelles, à une station long-temps prolongée, sont plus exposées que d'autres aux varices ; chez elles, la difficulté du sang à remonter contre son propre poids amène son accumulation dans les veines dont il distend les parois. Celles-ci perdent peu à peu de leur ressort élastique ; aussi pour y suppléer est-on obligé de recourir aux bandages serrés, qui, par la compression circulaire des vaisseaux, favorisent le passage du sang dans leur cavité.

Que la température exerce une influence immense sur la circulation artérielle et veineuse, c'est ce que personne ne sera tenté de révoquer en doute. Il n'est pas de médecin qui ne prescrive des pédiluves sinapisés, pas de bonne femme qui ne s'ordonne un bain de pied de moutarde : l'un et l'autre savent que plus l'eau sera chaude, plus le sang affluera vers les extrémités inférieures. Celle-ci combat par ce moyen les maux de tête, celui-là les céphalalgies. Tous deux sont d'accord sur les effets ; ils ne diffèrent que sur les noms à donner aux choses. Il doit au moins y avoir une

énorme distance dans les explications qu'ils émet-
traient chacun sur l'effet physiologique de la prescription : je n'oserais l'affirmer. Dans l'intérêt du
corps médical auquel nous avons l'honneur d'ap-
partenir, n'insistons pas sur ce parallèle et restons
dans une prudente réserve.

Le froid n'agit pas moins directement que la
chaleur sur la facilité plus ou moins grande avec
laquelle le sang se meut dans ses conduits. Sous
l'influence d'un température basse, les mains, les
pieds, les parties en un mot les plus éloignées de la
pompe hydraulique, se décolorent, blanchissent ;
les parois des vaisseaux que ne distendent plus des
colonnes liquides aussi considérables, reviennent
sur elles-mêmes : de là ce froncement de téguments, devenus trop larges relativement au volume des tissus qu'ils embrassent.

La température des liquides ingérés dans l'estomac est encore une condition physique importante
à noter sous le rapport de leur passage dans le torrent circulatoire. Suivant qu'elle est basse ou élevée, l'imbibition est lente ou rapide. Le médecin
doit tenir compte de toutes ces circonstances qu'on
est accoutumé en général à traiter fort légèrement.
Il n'est pas indifférent que tel malade boive sa
tisane chaude, tiède ou glacée.

Avant de passer aux expériences relatives à l'influence de la température sur la circulation, je
dois revenir sur la pression exercée par le sang à
l'intérieur des veines profondes et superficielles.
Déjà une partie du problème nous est connue.
L'hémodynamomètre appliqué à la veine crurale a

donné une hauteur de mercure de 50 à 60 mill. , hauteur qui n'est pas bien éloignée de celle que fournissent les tuyaux artériels. La pression nous a paru bien moindre à la jugulaire externe, puisque la colonne ne s'est élevée que de quelques millimètres. Il s'agit maintenant d'étudier la force progressive du liquide dans une veine superficielle de menbres , la saphène interne, par exemple. Je ne doute pas que la pression n'y soit extrêmement faible ; c'est d'ailleurs ce qu'ont démontré les travaux antérieurs de M. Poiseuille , c'est ce dont il est facile de s'assurer par la simple inspection des parois de ces vaisseaux dans les circonstances ordinaires. Examinez le bras d'un individu bien constitué ; si aucun obstacle mécanique n'exerce une constriction sur le membre, les veines sont peu apparentes : les téguments paraissent plutôt colorés par des lignes bleuâtres que soulevés par des cylindres résistants. Une piqûre faite à une de ces veines ne laissera échapper qu'un peu de sang qui bientôt cessera de couler. Appliquez-vouz une ligature, les parois vasculaires se distendent, le liquide s'élance en formant un jet; la pression devient considérable là où elle était presque nulle auparavant.

Remarquez toutefois que la compression des troncs veineux superficiels ne suspend que momentanément la marche du sang. Au bout d'un certain temps les anastomoses avec les veines profondes se dilatent, le liquide passe du plan superficiel dans le plan profond , l'engorgement et la coloration de la peau disparaissent : tout est rentré dans l'ordre.

C'est avec intention, Messieurs, que je choisis à l'appui de mes assertions les exemples les plus simples, je dirais presque les plus vulgaires. Quand on étudie la médecine, on est plutôt impatient de se mettre au courant des procédés opératoires que des explications physiologiques. Et d'ailleurs à quelles sources s'adresser? Aux ouvrages de longue haleine? mais les feuillets en paraissent bien nombreux à quiconque se contente volontiers du simple énoncé des faits, sans en apprécier les preuves. Aux manuels? à la bonne heure! Les manuels sont le guide inséparable de l'étudiant : commodité de format, briéveté de rédaction, exclusion de tout attirail scientifique, bas prix, le manuel réunit toutes ces heureuses conditions. Il vous dit que pour pratiquer une saignée, on doit appliquer une ligature, piquer la veine, faire tourner un corps cylindrique à la main du malade. Que vous faut-il davantage ? Trop à l'étroit dans la sphère de la petite chirurgie, le manuel s'élève à de plus hautes considérations, il pose les règles des opérations les plus graves. Vous avez à lier une artère volumineuse : ouvrez votre manuel; vous saurez quelle direction donner à l'incision de la peau, avec combien de doigts doit être tenu le bistouri, si vous devez occuper la droite ou la gauche du patient. Voilà le vaisseau mis à nu, mais à ses côtés se montre un gros cordon grisâtre. Lequel de ces deux cylindres est le nerf? lequel l'artère ? La chose est simple, direz-vous : la physiologie... Il s'agit bien de physiologie! Laissez ouvert encore votre manuel; et ici, Messieurs, je vous demanderai la permission d'y lire moi - même , car le précepte qui s'y trouve consigné est par trop extraordinaire pour que je puisse me dispenser de vous le citer textuellement. Or, voici ce que j'y vois : « Dans les cas douteux , après avoir disposé la ligature, on pourrait inciser le vaisseau légèrement et lentement. On reconnait ainsi à sa texture s'il s'agit d'une artère ou d'un nerf. » Ainsi pour savoir si vous avez affaire à une artère , on vous conseille gravement de l'inciser ! comme s'il n'y avait pas d'autre moyen de reconnaître un vaisseau de ce genre.

Telle n'est point la manière dont nous comprenons les devoirs du médecin envers l'humanité, envers lui-même. Ne faites pas d'un art un métier, d'une profession honorable une industrie mercantile. L'artisan ne voit dans son travail que la peine , dans ses résultats que le salaire. Notre mission est à la fois et plus noble et plus indépendante. Non pas que je prétende imposer à celui qui se voue à la médecine une sorte de désintéressement stoïque ; il est en droit de réclamer de la société le tribut légitime que lui a mérité son savoir : ce que je veux , c'est qu'avant de se livrer à la pratique , il ait acquis une véritable science ; cette science il la puisera dans la nature, dans l'observation , dans les expériences. Les livres pourront être utiles moins pour apprendre les faits que pour indiquer la manière de les étudier. J'en ai fini avec les manuels, assemblage incohérent d'idées souvent incohérentes elles-mêmes.

Serait-ce en quelques propositions générales qu'on résumerait l'immense phénomène de la circulation du sang ? Personne, je pense, n'oserait l'essayer. Nous avons déjà consacré plus d'un semestre à l'examen des principales questions, et nous sommes loin d'avoir épuisé un sujet d'autant plus fécond qu'on l'approfondit davantage. Le point capital pour nous en ce moment, c'est la pression exercée sur les parois des veines. Nous terminerons cette leçon par quelques expériences.

La veine saphène interne est mise à découvert ; sa petitesse ne permet que très difficilement l'introduction du tube. Cependant le voilà placé : nous avons affaire ici à un petit chien très impatient, très vigoureux, qui lutte avec effort contre les liens qui le retiennent. Ce sont là des circonstances défavorables. Quelle est la hauteur du mercure ?

20, 22, 19, 22, 20 mill.

Ainsi la pression est très faible. Je ne doute pas que nous ne l'augmentions en apportant un obstacle mécanique au retour du liquide.

J'embrasse avec ma main la patte de l'animal, de manière à suspendre la circulation dans la veine profonde au - dessus du point où le tube est appliqué. Le mercure monte, il s'élève à

25 , 28, 30, 32 mill.

Je cesse de presser :

19, 21, 19, 20 mill.

Rien de plus simple que cette ascension et cet abaissement du mercure. Ma main agit sur la patte

de l'animal comme la bande sur le bras de l'individu que l'on saigne : plus de sang s'accumule
dans les veines, plus par conséquent la pression
doit être forte.

Nous allons placer maintenant l'instrument dans
la veine crurale. La résistance de ses parois m'indique déjà que la pression y est plus considérable
que dans la saphène. Nous avons eu l'occasion de
vous signaler ces différences relativement au plan
sous-cutané et au plan profond. Le tube est introduit, son extrémité regardant les vaisseaux capillaires. Afin que la circulation soit parfaitement
libre, je vais détacher les courroies qui attachent
la patte de l'animal ; on a ouvert le robinet qui
séparait le sang du sous-carbonate de soude. Voici
ce que marque l'échelle :

55, 60, 63, 58, 60 mill.

C'est presque la pression qu'on verrait dans l'artère. Le fait est important; il vous explique pourquoi
la blessure des veines profondes est beaucoup plus
grave que celle des veines superficielles. Rarement
ces derniers vaisseaux sont le siége d'hémorrhagies
graves : dans ceux-là, au contraire, elles sont très
abondantes et très difficiles à arrêter. Je dis que
c'est là un résultat fort important et qui intéresse
à un haut degré le chirurgien et le physiologiste.
Je me plais à associer ces deux noms; car, vouloir
les séparer, ce serait insulter à la raison. L'habitude d'opérer sur les animaux donne à la main
une telle précision, que, quand on est appelé

à agir sur l'homme, ce n'est plus qu'une sorte de jeu, de récréation manuelle.

Nous vous avons dit qu'une des causes de la diminution de la pression dans les veines dépendait de la capacité de ces vaisseaux de beaucoup supérieure à celle des artères. M. Poiseuille a fait à ce sujet des expériences fort curieuses : nous-mêmes nous en avons essayé plusieurs dans nos précédentes réunions, et les résultats ont été tels que nous les avions annoncés. Toujours la pression est en raison inverse de la surface totale des conduits vasculaires où se meut le sang.

Pour bien apprécier la force progressive des colonnes liquides, soit dans les artères, soit dans les veines; pour pouvoir la comparer dans chacun de ces systèmes avec quelque précision, il faut forcer le sang lancé par un tuyau unique à revenir vers la pompe par un tuyau également unique. C'est ce qu'a fait M. Poiseuille : après avoir isolé la veine et l'artère crurales, il a suspendu la circulation dans la cuisse au moyen d'une ligature fortement serrée autour du membre, et il a vu l'instrument appliqué sur la veine indiquer une pression égale à celle de l'artère. Cette expérience, quant à son manuel opératoire, n'est autre que celle que j'avais faite il y a long-temps pour prouver le mécanisme de l'absorption ; j'avais même entièrement séparé la cuisse du tronc. Mais on peut ici sans inconvénient se contenter d'exercer une constriction circulaire.

L'animal est tout préparé. L'artère et la veine crurales sont mises à nu : une anse de fil embrasse

leurs parois afin qu'on puisse les soulever au besoin. Au lieu de passer, comme je le faisais, la
courroie au-dessous des vaisseaux et de la serrer
autour du membre, M. Poiseuille a préféré traverser avec un bistouri toute l'épaisseur des tissus,
et y introduire deux courroies, l'une destinée à
comprimer la partie interne de la cuisse, l'autre
la partie externe. Je ne sais jusqu'à quel point
cette modification est heureuse. On peut prévenir
le glissement du lien qui favorise la forme conique
des membres, en pratiquant à la peau deux ou trois
boutonnières : l'expérience est beaucoup moins
douloureuse pour l'animal, et la compression est
au moins exacte.

Vous voyez que le mercure oscille toujours entre 55 et 60 millimètres. Cette pression est déjà très
considérable pour une veine. Ceci s'explique par
la disposition anatomique du système vasculaire
de la cuisse. Le tronc veineux sur lequel nous agissons rapporte presqu'à lui seul tout le sang charrié par l'artère crurale. Il n'y a que de petites
branches tégumenteuses ou anastomotiques, qui
concourent aussi à ramener le sang transmis par
les capillaires. Ces petites branches, nous allons
oblitérer leur cavité en serrant les deux ligatures
appliquées à la cuisse. J'exerce une forte compression. L'échelle indique

80, 85, 75, 85, 80 mill.

C'est assez exactement le chiffre que nous trou-
verions pour l'artère. Ainsi la pression se trans-

met presque intacte de ce dernier vaisseau dans la veine.

Je relâche la ligature. Le mercure retombe à

62, 55, 58, 60, 58 mill.

C'est-à-dire à son niveau normal. Je ne tiens pas compte de quelques grandes ascensions que de temps à autre vous apercevez : elles coïncident avec des efforts ou de violentes expirations.

Maintenant nous allons agir sur l'artère de manière à intercepter le passage du sang. La circulation du membre ne sera pas pour cela entièrement suspendue, puisque nous avons découvert le vaisseau au-dessous de la naissance de la fémorale profonde. D'ailleurs il existe entre les artères qui sortent du bassin et les rameaux musculaires de la cuisse de nombreuses anastomoses. C'est par elles que se rétablit le cours du sang dans les cas où le chirurgien lie l'artère crurale après son passage sous l'arcade fibreuse de l'aine.

Je comprime l'artère. La colonne indicatrice baisse. Elle était à 62 mill. et la voilà à

55, 50, 45, 42, 35, 33 mill.

Maintenant que je cesse la compression, elle remonte à

62, 60, 63 mill.

Je comprime de nouveau :

55, 48, 45, 40, 36 mill.

Je ne comprime plus :

58, 60, 58, 62 mill.

La circulation veineuse est donc solidaire de la circulation artérielle. Ce qui agit sur celle-ci porte simultanément son action sur celle-là. Je cherche en vain le rôle des capillaires. Tout puissants dans les livres, ils sont impuissants dans la nature. Bichat prétendait que seuls ils chassaient le sang dans les veines : l'observation prouve qu'ils sont sans action aucune ; ou plutôt je me trompe, ils ralentissent le liquide bien loin d'en favoriser la marche. Que conclure de tout ceci ? Que ce ne sont point les capillaires qui, dans cette circonstance, travaillent, s'agitent, mais bien l'imagination des physiologistes.

ONZIÈME LEÇON.

31 mai 1837.

Messieurs,

Une indisposition assez violente m'a retenu plusieurs jours prisonnier chez moi. Il m'eût été impossible de faire leçon la semaine dernière ; je me sentais la tête lourde, embarrassée, d'ailleurs je n'aurais pu m'exprimer en public. Aujourd'hui même vous devez vous apercevoir que ma voix est encore voilée. Si je ne savais combien l'interruption d'un cours est préjudiciable à l'enseignement, et parce que le zèle des auditeurs se refroidit, et parce que le professeur ne conserve plus la même aptitude dans l'enchaînement et l'expression de ses pensées, j'aurais encore ajourné notre réunion. C'est avec une satisfaction, j'oserai dire mutuelle, que nous nous retrouvons dans cette enceinte où nous sommes habitués à nous donner un rendez-vous exact. Espérons que nos travaux ne seront plus suspendus par de semblables causes.

Un physiologiste, quand il est malade, n'a rien de mieux à faire que d'observer, s'il le peut, les phénomènes qu'il éprouve. Si même il n'envisageait que l'intérêt de la science, peut-être devrait-il souhaiter d'éprouver par intervalles quelques-unes des principales modifications pathologiques dont il cherche la théorie et l'analyse : son savoir y gagnerait ; mais ce serait pousser le dévouement un peu loin. Ce qu'on est en droit de réclamer, c'est qu'il ne laisse pas échapper l'occasion de faire, sur lui-même, les observations qu'il fait chaque jour sur les autres. Une méthode inspire plus de confiance quand son auteur s'en fait l'application. J'ai donc pris note des diverses sensations morbides que me causait un coryza extrêmement intense. Pour ne parler que de ce qui se rattache à nos études actuelles sur l'hémaulique animale, voici ce que j'ai remarqué du côté de la circulation de la muqueuse nasale.

Par suite du gonflement de cette membrane, je respirais avec une très grande gêne ; l'olfaction était à peu près nulle, le parler fatigant ; la sécrétion du mucus, d'abord suspendue, s'est ensuite altérée. Je mouillais chaque jour plusieurs mouchoirs. La pituitaire est, comme vous le savez, parcourue par un grand nombre de vaisseaux sanguins, de là son aspect spongieux, sa consistance humide. Je crois que le réseau capillaire qui constitue en grande partie son parenchyme, était oblitéré, et que la circulation y était complétement suspendue. Indépendamment de l'obstacle au pas-

sage de l'air à travers les cavités nasales, j'éprou-
vais vers le cerveau un embarras manifeste; ma face
était colorée, mes yeux larmoyants. Sans être plus
fréquent, mon pouls battait avec plus de plénitude.
Il y avait une sorte de pléthore générale.

Je pourrais être plus court et désigner par un
mot ces symptômes au lieu de les énumérer. Que
je vous dise : j'ai eu une inflammation de la membrane pituitaire avec réaction fébrile ; vous me
comprendrez, de même que je serais compris dans
le monde si je me plaignais d'un fort rhume de cerveau. En effet c'est là un langage de convention
auquel on est convenu de rattacher certaines idées.
Quant aux explications physiologiques, il n'y en
a point à proprement parler.

Ne serait-il point possible de rattacher ces phénomènes à ceux qui sont maintenant le sujet de
nos études? N'étais-je pas moi-même en expérience pendant que je croyais faire trêve à nos recherches expérimentales? La chose me paraît vraisemblable, du moins c'est ainsi que je me l'explique. Par l'effet de l'obstruction d'un nombre considérable de tuyaux, le cercle vasculaire s'est trouvé
notablement rétréci. Il est arrivé alors ce qu'on
observe chez les animaux auxquels nous lions
une ou plusieurs artères : la pression diminuée
en un point s'est accrue dans les autres points ; le
sang est arrivé avec plus de force au cerveau, à la
face, au globe oculaire. Ajoutez à cela que l'exaltation de la sensibilité dans les tissus malades
a réagi sur la contractilité du cœur dont elle a
sensiblement accru l'énergie. Vous vous rappelez

cette expérience où je comprimais avec une pince le pneumo-gastrique ; à chaque pression du nerf correspondait une ascension de mercure de plusieurs millimètres. L'influence de la douleur a dû produire sur moi quelque chose d'analogue.

Vous parlerai-je de ces pulsations isochrones au pouls dont j'avais la conscience vers le front, les tempes et les cavités nasales ? Il n'est personne qui n'ait éprouvé de ces battements singuliers. Je ne sais combien d'explications bizarres ont été proposées par les physiologistes pour rendre raison de ce qu'ils appelaient des modifications dans la vitalité des vaisseaux. On ne croit plus guère à la *sensibilité organique insensible* et à ses nombreuses variétés; mais on n'a pas pour cela des connaissances plus nettes sur la nature du phénomène. Cependant un simple examen des propriétés physiques des capillaires donnerait le mot de l'énigme. Qu'arrive-il dans un violent corysa ? Les petits tuyaux qui se distribuent à la pituitaire s'engorgent, s'oblitèrent, le sang stagne dans leurs cavités, distend leurs parois, augmente leur diamètre. Les filets nerveux que reçoit la membrane se trouvent comprimés et renvoient au cerveau l'impression de la douleur. Chaque fois que la colonne liquide lancée par la pompe vient battre contre l'obstacle, l'ébranlement vibratoire communiqué aux tuniques vasculaires est transmis jusqu'à l'encéphale. La preuve que le volume des capillaires est plus considérable qu'il ne doit l'être normalement, je la trouve dans le boursoufflement de la membrane dont les feuillets se rapprochent les uns des autres au point d'effacer le passage de l'air. Et ces altérations de la sécrétion muqueuse ne sont-elles pas une conséquence nécessaire de la stagnation du sang dans ses vaisseaux et de la décomposition chimique de quelques-uns de ses éléments ? Nous reviendrons plus en détail sur ces questions quand nous parlerons de l'inflammation.

Je suis bien aise de vous avoir communiqué les remarques que j'ai pu faire sur moi-même, et que je vous engage à répéter si (ce que je suis loin de vous souhaiter) vous éprouviez la même affection. Vous voyez, Messieurs, que tout en étant malade et contrarié de mon oisiveté, je pensais encore au collége de France.

Nous ne possédons point d'instrument propre à mesurer sur l'homme comme sur les animaux, le degré de pression exercée par le sang à l'intérieur des vaisseaux. Cela est fâcheux, car nous ne pouvons arriver ainsi à aucune évaluation rigoureuse. Personne n'aurait l'idée d'introduire l'hémodynamomètre dans les veines ou les artères d'un de ses semblables pour arriver à connaître la force progressive du sang. On ne peut faire de semblables essais que sur les animaux. Les conséquences qu'on en déduit sont du reste parfaitement applicables à l'homme. Ne savons-nous pas, par exemple, que la tristesse, la colère, l'amour, toutes les passions qui agissent sur tout son être, retentissent en même temps sur l'appareil circulatoire ? On ne dirait pas qu'un individu a le visage rouge d'effroi, car la crainte diminue, au lieu d'activer, la circulation capillaire ; l'acteur pour exprimer des sentiments érotiques ne portera pas la main à sa tête. Pourquoi ? parce que chacun sait, sans peut-être y avoir réfléchi, que le cœur est un organe où retentissent nos sensations morales et physiques. Dans le langage métaphorique, c'est à cet organe et à ses nombreux départements qu'on fait habituellement allusion. Il est une sorte d'instinct qui guide l'homme dans ses actes comme dans l'expression de ses passions. Mais là est l'écueil contre lequel viennent se briser les hypothèses physiologiques les plus ingénieuses.

Je vous disais que nous n'avions pas d'instrument pour mesurer sur l'homme la pression des vaisseaux sanguins. Cependant il existe un petit appareil imaginé dans un but tout autre que celui qui nous occupe maintenant : son inventeur lui a donné le nom de sphygmomètre. C'est un tube en verre terminé par un entonnoir métallique, dont l'orifice évasé est formé par une membrane en brauduche. Une échelle graduée divise le tube en millimètres. Il est rempli d'une colonne de mercure dont on peut suspendre ou permettre l'ascension, suivant qu'on ferme ou qu'on ouvre un robinet qui y est adapté. La manière de s'en servir est fort simple.

Vous choisissez une artère superficielle, telle que la radiale au voisinage du carpe, et vous appliquez sur les téguments qui le recouvrent l'infundibulum de l'instrument. Il faut avoir soin d'appuyer un peu, afin que, par la pression des tissus, la pulsation artérielle se transmette plus facilement au mercure. On voit la colonne osciller à chaque battement du pouls ; son élévation coïncide avec la dilatation de l'artère, son abaissement avec sa contraction.

Je vais faire l'expérience devant vous. Voici l'instrument placé sur l'artère radiale d'une des personnes qui m'entourent. Le mercure monte et descend régulièrement : chaque oscillation répond à une pulsation artérielle. Nous obtenons ainsi le rhythme du pouls, mais nous ne pouvons estimer son degré de force avec exactitude. Fait-on une forte expiration, la colonne s'élève de plusieurs millimètres, il est vrai ; mais remarquez que je produis le même effet en appuyant davantage sur l'instrument. Il est donc impossible de faire la part de ce qui appartient à la pression des parois vasculaires par le sang d'avec ce qui dépend du refoulement du mercure dans le tube par les tissus que comprime la baudruche. La texture flexible de cette membrane fait qu'elle se moule sur les reliefs de la peau et des tissus sous-cutanés. La moindre saillie des parties molles est sensible par l'ascension de la colonne : on pourrait la confondre avec une augmentation de la pression artérielle. Peut-être y aurait-il moyen de rendre cet instrument plus exact en substituant un diaphragme en caoutchouc au diaphragme en baudruche. Il faudra que j'essaie cette modification.

Quoique d'une bien moindre précision, ces expériences faites avec le sphygmomètre confirment les résultats fournis par l'instrument de M. Poiseuille. Il est de toute évidence que la pression est diminuée dans l'inspiration , accrue dans l'expiration. Ce phénomène est sensible dans les mouvements respiratoires ordinaires ; il le devient bien davantage dans les violents efforts , alors que la cavité thoracique s'agrandit ou se resserre avec une puissante énergie. Dans les profondes inspirations, le ralentissement, introduit dans le cours du sang artériel , peut être tel que la force contractile du cœur se trouve momentanément neutralisée : le mercure reste alors à peu près immobile. C'est probablement de cette manière que certaines personnes, au dire des auteurs , ont joui de la singulière propriété d'arrêter leur circulation.

Maintenant nous allons revenir aux expériences que nous n'avons pas eu le temps de faire dans la séance dernière.

La température , avons-nous dit, exerce une grande influence sur le passage des liquides à travers les tuyaux inertes ou vivants. C'est un fait connu depuis bien long-temps , mais qu'il importe d'examiner de nouveau avec la précision que comportent les instruments dont la science s'est enrichie de nos jours.

Halles , physicien habile , homme de génie , a fait un très grand nombre d'observations , Halles a répété une série d'expériences pour prouver que les liquides se meuvent dans les tuyaux avec d'autant plus de rapidité que la température est plus élevée. Ainsi , par exemple, il a appliqué un tube à injection à l'artère mésentérique d'un animal , après avoir disposé la

veine du même nom, de manière à ce qu'on pût
recueillir et mesurer la quantité de liquide rapportée par elle. Les branches anastomotiques voisines de ces vaisseaux avaient été liées avec soin.
Voici ce que Halles dit avoir reconnu : De l'eau
froide poussée dans l'artère revenait par la veine
dans un temps donné ; je ne me rappelle pas exactement le chiffre. La même quantité de liquide à
une température moyenne passait 18 fois plus vite
sous l'influence d'une pression semblable ; si l'eau
était chaude, son passage était 32 fois plus rapide
que celui de l'eau tiède. Halles n'a point indiqué
la température précise des liquides sur lesquels il
expérimentait. En supposant qu'il y eût une différence de 60° centigrades entre ce qu'il désignait
par l'épithète de chaud et froid, on trouverait que,
dans le premier cas, l'eau coule 576 fois plus
promptement que dans le second : ce qui est énorme.

Tout le monde sait que pendant les fortes cha-
leurs de l'été le visage est plus coloré, les mouvements du cœur plus rapides, plus de sang passant habituellement à travers les tuyaux sanguins ;
les exhalations cutanées et pulmonaires sont ac-
crues dans une proportion très sensible : de là
le besoin d'introduire dans l'estomac des boissons
aqueuses, afin de réparer les pertes que subit le
sang par la soustraction d'une partie de son eau.

C'est surtout sur la circulation capillaire que
la température du liquide exerce une action très
prononcée. Une artère volumineuse est plus facilement traversée par la colonne sanguine qu'un
rameau délié. A mesure que le vaisseau diminue

de diamètre, à mesure les obstacles se multiplient. Nous pouvons sur un tube en verre apprécier les difficultés mécaniques que présente l'étroitesse du canal parcouru par le liquide ; mais nous ne pouvons aussi facilement juger de l'influence exercée par la température. Celle-ci dans les vaisseaux capillaires n'agit pas seulement sur le sang : elle dilate leurs parois membraneuses, élargit leur cavité, modifie les phénomènes hydrodynamiques. Des pulsations apparaissent là où elles n'existaient pas auparavant ; plusieurs globules cheminent de front dans ces mêmes couloirs qui livraient à peine passage à un seul ; en un mot, c'est une nouvelle série d'études pour le physiologiste.

Voyez les personnes atteintes d'affections organiques du cœur : un temps froid, humide, provoque chez elles des accès de suffocation ; elles étouffent ; leurs extrémités inférieures s'infiltrent, s'œdématient. Mais que la température atmosphérique s'élève, aussitôt l'appareil circulatoire fonctionne avec plus de liberté : les accidents diminuent ou même disparaissent, pour revenir au retour de la saison rigoureuse. Ces malades ont tellement bien la conscience de leur état, que quand vous leur prescrivez des médicaments, ils vous répondent que quelques rayons de soleil leur feraient beaucoup plus de bien que toutes vos tisanes. Ils ont raison.

Voulez-vous vous rendre la circulation plus active, faciliter le passage du sang dans la généralité de ses tuyaux ? vous ordonnez un bain un peu chaud : ses effets se font bientôt ressentir sur toute l'économie. La respiration s'accélère, parce que plus le sang arrivant au poumon a besoin d'une plus grande quantité d'oxygène. Les tissus se gonflent, l'habitude extérieure du corps rougit; telle chaussure se trouve trop étroite au sortir du bain, parce que les pieds sont tuméfiés par l'afflux d'une plus grande quantité de sang dans les capillaires, et par la dilatation des parois de ces infiniment petits canaux.

S'agit-il de diminuer l'activité de la circulation cérébrale, et d'augmenter celle des parties éloignées, vous faites usage de pédiluves. Le phénomène est littéralement le même que dans le cas précédent, seulement son influence est toute locale. Au lieu de vous attaquer au système vasculaire général, vous limitez l'action de la température à quelques tuyaux. C'est là encore un résultat exclusivement physique.

Prenons un exemple opposé. Une personne se met les mains, les pieds dans la neige, et elle voit ses doigts, ses orteils blanchir: que s'est-il passé? un reflux de sang dans la profondeur des membres. Les capillaires de la périphérie soumis à l'action d'un froid subit, deviennent impropres à la circulation. Une partie du liquide qui les remplissait passe dans les veines; et comme ils n'admettent plus celui que les artères leur apportent, il y a vacuité momentanée de ces vaisseaux. M. Poiseuille dans son mémoire sur la circulation capillaire a rapporté plusieurs expériences qu'il a faites à ce sujet. Il a vu qu'un abaissement considérable de la température au sein de conduits aussi déliés y suspend la mar-

che du sang. Les globules stagnent, immobiles jusqu'à ce que par l'action de la chaleur, ils reprennent leur mouvement progressif. Ne savez-vous
pas que dans les hivers très froids, un grand nombre d'animaux meurent par défaut de circulation?
Le sang dans ses canaux vivants est presque aussi
directement influencé par la température de l'atmosphère que le mercure dans le tube thermomé-
trique.

Pourquoi pouvons-nous vivre au milieu d'un
air glacé? Pourquoi notre sang ne se prend-il pas
en masse dans ses vaisseaux de la même manière
que l'eau dans le lit d'une rivière? C'est que nous
avons en nous un appareil destiné à réchauffer
sans cesse le liquide animal. Indépendamment de
ses autres usages, la respiration par les combinai-
sons chimiques de l'oxygène avec les molécules sanguines élève la température du sang, et, en accélé-
rant sa marche, l'empêche de se solidifier.

Bien que tous ces faits soient généralement connus, vous concevez que la science gagnerait beaucoup à ce qu'on eût des données positives sur le
degré exact d'influence qu'exerce la température
sur la circulation. Dire que celle-ci devient plus
active, plus lente, ce n'est point préciser assez le
phénomène. Il faudrait de plus savoir de combien
elle augmente, de combien elle diminue. C'est pour
arriver à des renseignements plus positifs que j'ai
imaginé quelques expériences que je me propose
de faire aujourd'hui. Mais auparavant je dois vous
rendre compte d'une expérience que nous avons
faite hier dans mon laboratoire.

Je voulais voir avec M. Poiseuille quel degré de pression supportent les vaisseaux, suivant que la température des tissus au sein desquels ils marchent, est très basse ou très élevée. Nous nous sommes servis de l'hémodynamomètre. Seulement une dissolution de sous-carbonate de soude a été substituée au mercure afin que les variations du niveau du liquide fussent très visibles. La pesanteur spécifique du sous-carbonate de soude étant à celle du mercure à peu près comme 1 est à 10, les moindres oscillations de la colonne devenaient apparentes. Comme la pression est beaucoup moins considérable dans les veines que dans les artères, il est souvent avantageux de faire usage de l'instrument ainsi modifié. Voici donc ce que nous avons fait. Le tube a été introduit dans la veine crurale, son extrémité dirigée du côté des capillaires. Depuis un quart d'heure la patte et le reste du membre étaient entourés d'un mélange réfrigérant, composé de deux parties de glace et d'une partie de sel gris. On a ouvert le robinet. En 55 secondes le sous-carbonate de soude est monté de zéro à 670 mill. Nous avons alors enlevé l'instrument. Des compresses imbibées d'eau à 50 degrés ont remplacé le mélange réfrigérant, et de temps en temps on arrosait le membre afin de maintenir sa température élevée. Au bout d'une demi-heure, le tube a été réintroduit comme précédemment dans la veine. Le robinet ouvert, le sous-carbonate de soude n'a mis que 38 secondes à monter de zéro à 670 mill.

Il y a donc eu évidemment ralentissement du

mouvement du sang par le froid, accélération par la chaleur. Pour que le phénomène eût été plus sensible encore, il aurait fallu appliquer l'instrument sur une veine superficielle, ou du moins prolonger plus long-temps l'action de la glace et de l'eau chaude Nous expérimentions sur un vaisseau profond, et nous n'agissions que sur la circulation périphérique; c'est une circonstance dont il faut tenir compte. Aujourd'hui nous allons mettre le tube sur la veine saphène interne : les résultats seront plus concluants.

J'ai fait entourer le membre de l'animal d'un mélange de glace et de sel. Voici à peu près trois quarts d'heure que le froid agit. Il doit maintenant y avoir une diminution notable de la force progressive du sang. Nous allons nous en assurer au moyen de l'hémodynamomètre à sous-carbonate de soude. Je mets l'ajutage de l'instrument dans la saphène interne, en le dirigeant du côté des capillaires : la colonne est à zéro. On va avoir soin de compter exactement le nombre de secondes qu'elle mettra à monter jusqu'au bout du tube; et en comparant le temps qu'il lui faudra pour faire une semblable ascension sous l'influence de la chaleur, la différence des chiffres indiquera la différence de pression.

J'ouvre le robinet. Vous voyez la colonne s'élever, mais avec une telle lenteur qu'elle semble immobile. Il est évident que la force qui meut le sang est beaucoup moindre que dans les circonstances ordinaires. Ce n'est pas que les contractions de la pompe gauche aient diminué d'énergie, mais les obstacles mécaniques sont plus nombreux , et par conséquent le liquide ne passe plus aussi librement du réseau capillaire aux tuyaux veineux: l'échelle marque 360 mill. et voilà déjà huit minutes que l'expérience dure. Le refroidissement ne doit pourtant pas être très considérable , puisqu'un thermomètre mis dans la plaie indique 15" au-dessus de zéro. Que serait-ce si l'abaissement de température était poussé beaucoup plus loin ? Nous allons fermer le robinet, car cela nous prendrait trop de temps. La colonne est à 620 mill. Elle a mis plus de 11 minutes à atteindre ce niveau.

Faisons actuellement l'expérience inverse. Au lieu de refroidir le membre , il faut le réchauffer. J'ôte la glace et j'y substitue un cataplasme de farine de graine de lin , bien chaud , bien épais , réunissant toutes les conditions qui lui mériteraient dans les hôpitaux l'épithète d'*émollient*. Comme il faut un certain temps pour que les tissus se réchauffent, que leur température s'élève, nous abandonnerons un instant l'animal : l'expérience sera terminée à la fin de la séance.

En attendant nous allons utiliser notre temps, et vous entretenir d'une autre cause du mouvement du sang.

La poitrine représente une pompe aérienne ayant pour objet d'aspirer, en se dilatant, le liquide apporté par les tuyaux veineux. Au moment où ses parois s'écartent , le vide tend à se produire ; le sang des veines-caves se précipite alors vers l'oreillette droite. Au contraire , dans l'expiration , ces mêmes veines sont comprimées , et il y a répulsion , hors de la poitrine , du liquide qu'elles contiennent. Ces phénomènes sont surtout sensibles dans la jugulaire : sa position superficielle, son voisinage du thorax rendent très manifestes ces flux et reflux du liquide, signalés déjà par plusieurs observateurs, et que nos expériences avaient pleinement confirmés. Mettez cette veine à nu, vous voyez ses parois se gonfler ou s'affaisser, suivant que la poitrine se resserre ou se dilate. Dans un cas la pression de l'air intérieur l'emporte sur celle de l'atmosphère; dans l'autre c'est la pression de l'atmosphère qui devient le plus considérable. Il faut tenir compte de la force aspiratrice exercée sur le sang par le réservoir de la pompe musculaire droite; mais cette force n'agit pas au delà du thorax; aussi ne peut-elle être comparée à celle de la poitrine pendant l'inspiration.

M. le docteur Barry a émis l'opinion que la principale puissance qui meut le sang, depuis l'origine des veines jusqu'au cœur, est la pression atmosphérique. C'est là une grave erreur : la chose est physiquement impossible. Comment voudriez-vous qu'une force n'agissant que sur les parois d'un tuyau imprimât au liquide renfermé dans sa cavité un mouvement circulaire ? Prenez un tube en caoutchouc, remplissez-le d'eau, la pression de l'atmosphère ne fera pas cheminer le liquide plutôt dans telle direction que dans telle autre; si vous y adaptez le canon d'une seringue, et que vous fassiez mouvoir le piston, c'est alors seulement qu'il y aura déplacement. Le cœur représente cet agent d'impulsion. C'est lui qui en se contractant, communique aux colonnes sanguines leur marche progressive dans les artères , les capillai-res, les veines. La pression atmosphérique n'exerce qu'une influence accessoire.

Tout accessoire qu'elle est, cette influence existe et par conséquent il importe de l'étudier. M. Poi-seuille l'a déjà mesurée avec son instrument. Nous allons répéter devant vous l'expérience sur un chien.

J'introduis le tube à sous - carbonate de soude dans la veine jugulaire gauche en le dirigeant du côté du cœur : l'extrémité de l'ajutage est à une distance de la poitrine d'un centimètre. L'échelle marque zéro. Au moment où j'ai eu ouvert le robi-net , la colonne a oscillé, et vous avez dû remar-quer que l'élévation du liquide correspond à l'ex-piration ; l'abaissement , à l'inspiration. Prenez exactement note des chiffres. (Le signe $+$ indique les hauteurs de la colonne au-dessus de zéro , le signe — les hauteurs au-dessous.)

L'animal respire tranquillement :

$$-75, + 50; -80, + 60 \text{ mill.}$$

Il fait des efforts :

$$-120, + 105; -100, + 110 \text{ mill.}$$

Il redevient calme :

$$-30 , + 55; -45, + 90 \text{ mill.}$$

Quand l'animal est très agité , qu'on provoque chez lui de violents efforts par l'effet de la dou-leur , on voit la colonne présenter des oscillations bien plus considérables. Elle peut s'élever ou descendre jusqu'à 250 et 300 mill. Le même effet est produit quand on comprime avec la main les côtés de la poitrine.

J'exerce cette compression. Nous avons

$$- 150, + 120; - 130, + 145 \text{ mill.}$$

De cette expérience et de celles que M. Poiseuille a consignées dans son mémoire sur la circulation veineuse , nous sommes en droit de conclure que dans l'inspiration le sang afflue vers la poitrine, que dans l'expiration il reflue hors de cette cavité. Ces résultats sans doute ne sont pas nouveaux , mais ce qui est nouveau, ce qui est capital, c'est la précision que l'hémodynamomètre apporte dans l'analyse des phénomènes.

Vous concevez que la présence ou l'absence des valvules dans les veines sur lesquelles on expérimente , doivent modifier la pression rétrograde du sang veineux. M. Poiseuille ayant appliqué son instrument sur la jugulaire d'un chien , fut tout surpris de voir la colonne rester au – dessous de zéro dans les expirations comme dans les inspirations. Il disséqua la veine et reconnut la cause de cette différence dans la disposition anatomique du vaisseau. Des valvules existaient à l'endroit où cette veine s'abouche dans la sous-clavière, de sorte que, formant soupape à l'instant où la poitrine se resserre, elles arrêtaient le reflux du liquide. La preuve que tel était l'obstacle qui s'opposait à l'ascension de la colonne, c'est qu'après avoir fait franchir les valvules au tube de l'instrument, le sous-carbonate de soude s'éleva immédiatement de 60 à 80 millimètres.

Je n'ai pas le temps d'insister davantage aujourd'hui sur l'influence du jeu du thorax, relativement au mouvement du sang veineux. Nous y reviendrons encore. Ce qu'il nous importe de bien savoir, c'est que l'inspiration favorise l'afflux du liquide vers la pompe centrale, et que les gros troncs se déchargeant dans le réservoir droit, le sang des autres veines trouve moins de résistance à se mouvoir. Cette cause n'est qu'accessoire et rien de plus. M. Barry s'est étrangement abusé en l'envisageant comme le principe unique de la circulation veineuse.

Le cataplasme doit maintenant avoir produit ses effets. Nous avons eu soin de l'arroser avec de l'eau chaude, pour que sa température se maintînt assez élevée. Le tube de l'instrument va être réintroduit dans la saphène interne, afin que nous puissions examiner combien de temps la colonne de sous-carbonate de soude mettra à s'élever à 620 mill. Vous vous rappelez que ce dernier niveau est celui que nous avons obtenu en onze minutes, alors que nous expérimentions avec un mélange réfrigérant. Il est probable qu'ici l'ascension sera beaucoup plus rapide.

Voilà le robinet ouvert. La colonne monte effectivement avec une bien plus grande vitesse que dans l'autre expérience. Il s'est à peine écoulé une minute, et déjà l'échelle marque 150 mill. Donc la pression est sensiblement accrue.

Le sous-carbonate de soude continue à s'élever dans le tube. Il semble cependant que le mouvement se ralentisse. Nous sommes à 300 mill., et voilà près de trois minutes que l'expérience dure. Je ne sais à quoi attribuer l'arrêt de la colonne, mais elle reste immobile dans ce dernier point. Le cœur de l'animal continue de battre, la respiration de s'effectuer; aussi je suppose qu'il s'est formé un caillot. Nous allons nous en assurer.

Je retire l'instrument de la veine et j'ouvre le robinet, il ne s'échappe pas de sous-carbonate de soude. J'insuffle de l'air par l'orifice supérieur du tube. Vous venez de voir un caillot lancé à une certaine distance, et maintenant le liquide s'échappe librement. Il y avait donc obstacle mécanique à l'ascension de la colonne.

Bien que cette expérience n'ait pas été achevée, elle n'est pas moins concluante pour nous. Ses résultats sont d'accord avec nos théories, parce que nos théories sont basées sur les lois physiques maintes fois vérifiées. Il n'y a que quand elles s'en écartent qu'elles sont exposées à y recevoir un démenti de l'observation.

DOUZIÈME LEÇON.

2 Juin 1837.

MESSIEURS,

L'aspiration du sang veineux par la dilatation de la poitrine est une cause accessoire et non pas essentielle de son mouvement. Au moment où les parois pectorales s'écartent pour admettre dans l'arbre bronchique un nouveau fluide, la raréfaction de l'air intérieur diminue la pression des tuyaux sanguins et aérifères : de là un résultat physique inévitable. Les veines – caves, dont les tuniques supportent à leur face interne un effort plus considérable qu'à leur face externe, se dilatent : le sang afflue dans leur cavité pour se préparer à l'action du réservoir droit, dont le jeu est plus fréquent dans un temps donné que les mouvements respiratoires dans le même temps. Plus l'inspiration est grande, plus l'appel du liquide est accéléré, plus par conséquent la colonne de sous-carbonate de soude baisse au-dessous de zéro. De même que l'air atmosphérique est attiré par l'expansion pulmonaire à l'intérieur du thorax , de même le sang veineux se précipite vers la pompe musculaire. Rien de plus simple que ces phénomènes , rien de plus naturel que leur explication.

Si la raréfaction de l'air intérieur par l'effet de l'inspiration était indispensable au mouvement du sang veineux , le cours de ce liquide serait arrêté dès l'instant que la pression exercée sur le poumon resterait constamment supérieure à celle de l'atmosphère. Or , le contraire est prouvé par l'expérience suivante , consignée dans le mémoire de M. Poiseuille.

Ouvrez largement les deux côtés du thorax d'un chien , et pratiquez à l'aide d'un soufflet la respiration artificielle. L'air poussé dans le poumon dilate les cellules et par suite tout l'organe. Il est évident que la pression de l'air contenu dans la poitrine l'emporte sur celle de l'air ambiant. Quand vous cessez de souffler , le tissu pulmonaire revient sur lui même par son élasticité ; l'air qu'il contient a encore une pression supérieure à la pression exercée par l'atmosphère sur la généralité du système veineux. Dans cette expérience, il n'y a plus d'aspiration du sang : l'échelle de l'instrument appliqué à la jugulaire indique une élévation constante de la colonne au-dessus de zéro, et cependant la circulation continue très bien à se faire.

Plus on s'éloigne de la poitrine, plus l'influence des mouvements respiratoires sur le cours du sang veineux diminue. C'est ce dont il est facile de s'assurer en plaçant l'hémodynamomètre sur diverses veines , l'axillaire , la brachiale , la saphène , etc. Suivant qu'on est à une plus grande distance du thorax , les oscillations de la colonne deviennent de moins en moins sensibles. Enfin arrive un point où le sous‑carbonate de soude reste immobile , quelque effort que fasse l'animal.

On peut sur la même veine obtenir des differen‑ces de pression très remarquables , en appliquant le tube loin ou près du thorax. Agissez‑vous sur la jugulaire à une distance de 15 centimètres de la poitrine , la colonne reste stationnaire au lieu d'os‑ciller au‑dessus et au‑dessous de zéro. A peine les grands effets respiratoires sont appréciables à l'é‑chelle graduée. Remplacez maintenant l'ajutage par un autre plus long , vous n'êtes plus qu'à une distance de sept ou huit centimètres de la poitrine. L'influence de la respiration devient déjà beaucoup plus manifeste. Enfin pénétrez à l'intérieur du thorax , dans le voisinage ou même jusque dans la cavité de la veine‑cave supérieure, vous obtenez ces grandes oscillations que nous avons eu l'occa‑sion d'observer dans une de nos précédentes ex‑périences. J'avais donc raison de dire qu'à une certaine distance du thorax , le jeu de la pompe aérienne est tout‑à‑fait étranger à la progression du sang veineux.

Si les veines, au lieu de parois flexibles, avaient des parois inflexibles , l'aspiration du thorax ne serait pas limitée aux troncs voisins de la poi‑trine : elle retentirait jusqu'à leurs radicules, eus‑sent‑elles dix mètres de longueur. Les condi‑

tions physiques des tuniques vasculaires ont pour résultat de permettre des alternatives de dilatation et de resserrement, qui tantôt accroissent, tantôt effacent leur diamètre. C'est là qu'il faut chercher la cause de cette diminution graduelle et même de cette cessation de l'aspiration du sang veineux par les mouvements respiratoires. Je m'explique. Si on met à découvert la jugulaire d'un chien, dans une certaine étendue, on voit à quelques centimètres de la poitrine, le calibre de cette veine s'effacer; ses parois pressées par l'atmosphère s'appliquent l'une contre l'autre pendant l'inspiration. Ce contact empêche le sang qui revient de la tête d'entrer dans le thorax. M. Poiseuille a très bien donné la théorie de ce phénomène, en empruntant pour l'interpréter ce qu'on observe sur un tuyau à parois mobiles, plein d'eau, auquel est adaptée une seringue. Il en est du piston que l'on soulève comme de la poitrine qui se dilate; le vide tend à se former. Supposez que le tuyau ne soit pas susceptible de locomotion dans le sens de sa longueur, une petite quantité de liquide entre dans la seringue; mais bientôt le piston ne peut plus se mouvoir. Que s'est-il donc passé ? La même chose que sur la jugulaire de l'animal vivant. Les parois du tuyau appliquées l'une contre l'autre par la pression de l'atmosphère forment soupape; de sorte que cette pression, cause première de l'entrée du liquide dans la seringue, devient à son tour un obstacle à une nouvelle entrée de liquide. Et ne croyez pas qu'en augmentant la force aspiratrice vous puissiez sur-

monter la résistance opposée par les parois. Bien
plus, leur contact sera d'autant plus parfait que
vous souleverez le piston avec une plus grande
énergie. L'atmosphère pésera sur le tuyau en raison directe de la diminution de la pression intérieure. Il y aura obstacle insurmontable à une
nouvelle ascension de liquide.

En modifiant le degré de résistance des parois,
on modifie également les phénomènes. Substituez
un tuyau métallique à un tuyau flexible, l'aspiration du piston s'exercera à une bien plus grande
distance. Le liquide montera dans la seringue sans
être arrêté par l'affaissement des parois, puisque
celles-ci, assez fortes pour supporter la pression
de l'atmosphère, conserveront intact le diamétre
du tuyau.

Il en serait de même des veines si, au lieu d'être
formées par des membranes flexibles contournées en
cylindres creux, elles offraient une rigidité capable
de résister à la pression atmosphérique. Jamais la
trachée-artère ne s'affaisse de manière à former
soupape ; les cerceaux cartilagineux qui constituent sa charpente permettent à l'air d'entrer et
de sortir avec une parfaite liberté. Pourquoi donc
le sang veineux ne se meut-il pas aussi facilement
dans ses vaisseaux ? N'avons-nous pas vu que la
poitrine, en se dilatant, aspire également et ce liquide, et le fluide atmosphérique ? La différence
existe seulement dans les conditions physiques des
canaux sanguins et aériens. Cela est si vrai que
quand, par une circonstance quelconque, les vei
nes se trouvent avoir la résistance de la trachée-

artère, l'air s'y précipite dans l'inspiration et arrive jusqu'à la pompe droite. La science ne possède que trop d'exemples des troubles mortels qui
ont suivi cette introduction accidentelle de l'air.
J'ai publié à ce sujet un mémoire ; j'ai même fait
devant vous plusieurs expériences, où je vous ai
exposé la manière de prévenir et de combattre ces
formidables accidents. Ici encore la théorie physiologique n'est que l'application des lois les plus
simples de la physique.

Toutes les fois qu'un chirurgien pratique une
opération près du thorax , il doit avoir soin de se
munir des instruments propres à retirer l'air qui
pourrait pénétrer accidentellement dans les troncs
veineux et par suite dans les cavités droites du
cœur. Un sifflement particulier, des battements
tumultueux dans la poitrine , une syncope spontanée, tels sont en général les principaux caractères
qui signalent cette introduction. Ce n'est pas l'action délétère de l'air sur les tissus vivants qui
cause ici la mort, c'est l'arrêt de la circulation, le
ventricule ne se contractant plus que sur une
masse spumeuse , incapable de circuler dans les
tuyaux sanguins. Le seul moyen de sauver les
jours du malade, c'est d'aspirer l'écume accu-
mulée dans la pompe droite , avant qu'elle soit
passée en trop grande quantité vers les poumons
et vers la pompe opposée. J'ai dit en trop grande
quantité : en effet, il n'est pas vrai qu'une bulle d'air
circulant dans le sang cause spontanément la
mort. Je sais que cette assertion pourra contrarier
un peu la sensibilité organique des capillaires

dont on a raconté tant de merveilles, mais le fait peut être facilement vérifié par le premier d'entre vous. Ouvrez la jugulaire d'un chien, injectez-y de l'air en ayant la précaution de le pousser avec une extrême lenteur ; l'animal reçoit dans les veines, non pas une bulle, mais toute une seringuée de ce fluide, et il continue à vivre. Poussez rapidement le piston, la mort est instantanée. A quoi tient la différence de ces résultats ? à la manière dont vous faites pénétrer le gaz. Dans un cas, l'air n'arrive dans les courants sanguins que graduellement, par bulles successives : sa présence dans les petits vaisseaux n'est point un obstacle à la circulation pulmonaire et générale. Quand vous poussez au contraire, tout d'un coup, un volume considérable d'air, le fluide, dilaté par la chaleur, distend tellement les parois ventriculaires, qu'elles ne peuvent plus revenir sur elles-mêmes. Le mouvement qui agite quelquefois la totalité du cœur est dû aux contractions de la pompe aortique : les cavités droites y restent à peu près étrangères.

De là le précepte important de faire comprimer par les doigts d'un aide, ou de lier l'orifice cardiaque de toute veine un peu grosse, qui est ouverte dans le voisinage de la poitrine. Pour appliquer une ligature, il est certaines précautions à prendre. Vous n'irez pas soulever le vaisseau en introduisant une des branches de la pince dans sa cavité, l'autre sur la face externe de ses parois : n'agissant que sur un des côtés du cylindre, l'élasticité de son tissu lui permettra de s'alonger, de sorte que l'instrument n'embrasserait qu'une partie du diamètre, au lieu d'obturer entièrement la lumière. Vous seriez ainsi exposé en tirant le vaisseau hors de la plaie, à ce que l'air y pénétrât. D'ailleurs, comme son orifice serait incomplétement fermé, une hémorrhagie consécutive pourrait survenir. Il vaut mieux saisir avec les mors de la pince toute l'épaisseur de la veine, puis serrer la ligature. Cette modification du procédé met à l'abri des accidents que nous venons de vous signaler.

Au moyen de l'hémodynamomètre appliqué à la jugulaire, nous vous avons montré en quoi le jeu de la pompe respiratoire influait sur le cours du sang veineux : abaissement de la colonne liquide pendant l'inspiration ; élévation pendant l'expiration : ces résultats sont constants. Vous savez aussi qu'à une certaine distance du thorax, il n'y a plus d'aspiration dans les veines par l'effet de la raréfaction de l'air renfermé dans le poumon. Je vous ai donné l'explication physiologique ou plutôt mécanique des phénomènes : je ne veux point y revenir.

La dilatation et le resserrement des parois pectorales n'agissent pas seulement sur les organes contenus dans la poitrine : les viscères abdominaux ne sont pas moins directement influencés par les mouvements de la respiration. Comme c'est là une nouvelle source de pression pour les tuyaux veineux, nous nous y arrêterons quelques instants.

Et d'abord quel est le mécanisme des cavités thoraciques et abdominales ? Pour s'en rendre un compte bien exact, il faut y envisager l'action des pièces osseuses et des puissances musculaires.

Au moment de l'inspiration, les côtes, leurs cartilages, le sternum se portent en haut et en avant:
le diaphragme se contracte, s'abaisse, entraînant
avec lui le poumon et le péricarde, que des adhérences intimes unissent au centre phrénique. La
poitrine se trouve ainsi agrandie suivant ses principaux diamètres. Mais remarquez que la dilatation verticale de cette cavité se fait entièrement
aux dépens de l'abdomen. Attaché par sa circonférence à l'extrémité inférieure du sternum, à la
septième vraie-côte et à toutes les fausses, le diaphragme en se contractant refoule en bas les viscères; il perd sa forme courbe pour devenir plane.
Si l'on n'envisageait que les déplacements de ce
muscle relativement aux deux cavités qu'il sépare
et dont il forme dans la première le plancher,
dans la seconde la voûte, on pourrait mesurer le
rétrécissement de celle-ci par l'agrandissement de
celle-là. Il est évident que l'une ne peut se dilater
sans que l'autre se resserre.

A l'inspiration succède l'expiration. Le mécanisme de ce mouvement est l'inverse du précédent.
Le thorax revient à sa position et à ses dimensions
ordinaires par l'élasticité des cartilages et des ligaments des côtes, par la détente des muscles
inspirateurs, et par la contraction des muscles
expirateurs. Refoulé en haut par les viscères de
l'abdomen que compriment les parois antérieures
et latérales de cette cavité, le diaphragme dont les
fibres sont relâchées, reprend sa forme voûtée.
L'ascension du muscle est en outre favorisée par
le retrait élastique du tissu pulmonaire, qui tend

sans cesse à revenir sur lui-même, et qui exerce ainsi une traction manifeste sur tous les points des parois thoraciques.

Ainsi l'agrandissement de l'abdomen est en raison directe du resserrement de la poitrine. Ces deux cavités sont emboîtées l'une dans l'autre, de telle sorte que depuis l'appendice xiphoïde jusqu'au dernier espace intercostal, une série de coupes pratiquées horizontalement passeraient à la fois par la poitrine et l'abdomen. Le diamètre vertical de la première ne peut grandir qu'en diminuant celui de la seconde et réciproquement.

De ces considérations anatomiques découlent des conséquences physiques, sous le rapport de la circulation veineuse. Les troncs vasculaires qui traversent l'enceinte abdominale pour revenir à la pompe droite, sont bien encore influencés par la respiration, mais c'est par une compression directe de leurs parois, et non point par le défaut d'équilibre de la pression intérieure et de la pression atmosphérique. Je développe ma pensée en d'autres termes. Quand la poitrine se dilate, les viscères abdominaux, refoulés par le diaphragme, pèsent sur les troncs veineux, rétrécissent leur diamètre, et par conséquent, chassent la colonne de liquide vers le point où elle trouve une issue. Le sang se dirige en partie vers le thorax, en partie vers les extrémités inférieures. Mais il rencontre à ce dernier endroit les valvules veineuses. Celles-ci soutiennent son effort. Il faut alors qu'il revienne dans la poitrine dont l'arrivée dans cette cavité est favorisée par la dilatation du réservoir musculaire. Il y a donc d'abord deux courants sanguins en sens inverse qui bientôt se confondent en un seul. Survient l'expiration. Les viscères comprimés par la ceinture musculaire de l'abdomen, compriment à leur tour les tuyaux vasculaires. Même déplacement des colonnes sanguines, même jeu des valvules, même impulsion des courants liquides vers le thorax. Dans ces deux temps de la respiration, le sang de la veine − cave et des veines abdominales est évidemment dirigé vers la machine hydraulique centrale.

Ces phénomènes ont été très exactement décrits par M. Poiseuille qui a fait de nombreuses expériences pour montrer la théorie de leur mécanisme. Nous allons en faire une devant vous : ses résultats, nous pouvons hardiment l'affirmer, seront la confirmation des propositions que vous venez de nous entendre émettre.

L'instrument est appliqué sur la veine crurale d'un fort chien, près de l'arcade fémorale : son extrémité est tournée du côté du cœur, l'ajutage est assez long pour se trouver dans l'abdomen, vers le niveau de la symphise sacro-vertébrale. De cette manière, nous n'avons rien à craindre des valvules, car nous les avons franchies, et nous sommes certains que le moindre reflux de la colonne sanguine retentira sur le sous-carbonate de soude : je commence.

Le liquide qui était à zéro présente des oscillations maintenant que le robinet est ouvert. Vous remarquerez que chaque oscillation correspond à un mouvement respiratoire. On obtient :

Dans les inspirations :

$$+ 45, + 38, + 40, + 35 \text{ mill.}$$

Dans les expirations :

$$+ 70, + 65, + 75, + 68 \text{ mill.}$$

C'est-à-dire que jamais la colonne ne descend au dessous de zéro. Ceci est important à noter, et si vous comparez les conditions où se trouve chaque vaisseau, vous ne serez pas surpris que les phénomènes diffèrent suivant qu'on agit sur la jugulaire ou la crurale. Il n'est besoin que de vous rappeler les considérations générales dans lesquelles nous sommes entrés il n'y a qu'un instant.

Toute pression accidentelle fera monter le liquide. Je comprime avec ma main les parois abdominales. L'échelle marque :

$$+ 290, + 300, + 350 \text{ mill.}$$

L'ascension du sous-carbonate de soude serait plus considérable encore si nous provoquions de la part de l'animal de violents efforts, soit en le faisant souffrir, soit en l'empêchant de respirer.

Une preuve irrévocable que dans l'expiration l'élévation de la colonne dépend de la pression exercée sur les vaisseaux par les parois antérieures et latérales de l'abdomen, c'est qu'en incisant ces parois, il n'y a plus d'élévation sensible dans le tube. Quant à l'inspiration, il serait curieux de prouver directement que l'abaissement du diaphragme est la cause de la pression plus grande du sang veineux. L'expérience n'a jamais été faite. Cependant il serait possible, en coupant les deux nerfs phréniques, ainsi que je l'ai fait jadis pour éclairer la théorie du vomissement, de paralyser le jeu de ce muscle et d'anéantir son influence. Je ne doute pas que dans ce cas, l'élévation du liquide correspondant à l'inspiration ne cessât immédiatement.

Revenons maintenant à nos expériences sur l'influence du chaud et du froid sur la circulation veineuse.

Nous avons vu qu'en élevant la température d'un membre, nous augmentions la force avec laquelle le sang se meut dans les veines. Cette observation n'a pas échappé aux médecins de tous les âges et même aux personnes les plus étrangères à notre art. Que fait-on quand on se frotte les mains engourdies par le froid ? on dégage du calorique, et par suite on active le passage du sang à travers le réseau capillaire. La coloration plus vive des tissus indique alors que le liquide se meut avec plus d'abondance et de facilité.

Si de ces coutumes vulgaires et instinctives nous nous élevons à la pratique médicale proprement dite, une foule de principes thérapeutiques reposent encore sur ces données physiques. Vous voulez déterminer vers la peau une fluxion sanguine, vous prescrivez des douches, des bains de vapeur. Un membre est froid, parce que l'artère principale a été liée : vous l'entourez de sachets remplis de sable chaud. Je sais bien que ces moyens sont le plus souvent empiriquement employés. L'effet obtenu, qu'importe la cause ? C'est ainsi que l'on raisonne, mais je veux aller plus loin. Il répugne à ma raison, j'allais dire mon orgueil, de m'incliner ainsi devant des conséquences dont il ne tiendrait qu'à moi de pénétrer la mystérieuse origine. Autant que possible, je cherche à être, et la main qui exécute et l'intelligence qui comprend. Dussé-je échouer, j'aurai du moins la satisfaction d'avoir interrogé la nature et de n'avoir basé mes croyances que sur ce que l'expérience m'aura répondu. Jamais celle-ci n'est muette, soit qu'elle sanctionne, soit qu'elle infirme nos théories. Ici elle nous a donné l'explication d'une foule de phénomènes que nous pouvons maintenant accélérer, ralentir, modifier de mille manières au gré de notre seule volonté.

C'est surtout au milieu d'une calamité publique, alors qu'un fléau meurtrier s'était appesanti sur la capitale, que j'ai senti combien les lumières d'une saine physiologie pouvaient fournir au traitement de ressources précieuses. Chez les cholériques dans l'état bleu, froid, la diminution de la circulation était un phénomène prédominant : aussi est-ce à l'exciter que j'ai dû donner tous mes soins. A l'arrivée du malade, je le faisais coucher dans un lit bien bassiné ; frictions stimulantes sur les membres, application de sachets bien chauds le long du corps, boissons chaudes, excitantes à l'intérieur. Il fallait que la chaleur qu'on voulait procurer au cholérique lui vînt du dehors, car il semblait que chez lui la source en était tarie. En même temps que nous cherchions à relever la tem-

pérature du sang par des moyens physiques de ré-
chauffement, nos efforts se dirigeaient également
vers la contractilité de la fibre ventriculaire. Les
liqueurs spiritueuses, aromatiques, accroissent la
force du cœur. Ce que nous voyons dans nos expériences au moyen de l'hémodynamomètre, j'ai eu
maintes fois l'occasion d'en juger les effets sur l'homme par la réapparition de la chaleur animale, le
rétablissement de la circulation, et dans les cas heureux, le retour à la vie. Il nous fallait de ces succès
inespérés, de ces jouissances intérieures, pour faire
diversion aux impressions douloureuses qui, durant une épidémie, assaillent le médecin au milieu
de ses pénibles fonctions.

Je n'ai plus besoin d'insister sur le ralentissement de la circulation par l'action du froid extérieur. Nous savons là dessus à quoi nous en tenir.
Chaque jour nous mettons à profit ce qu'une observation journalière nous a appris touchant cette
influence.

Les bains froids sont surtout conseillés dans les
cas où il est besoin de calmer une surexcitation
générale, caractérisée par une activité exagérée de
l'appareil circulatoire. Le front est-il brûlant, les
temporales battent-elles avec force, on applique
sur ce point de la glace ou des compresses imbibées d'un liquide réfrigerant. Trop de sang afflue
au cerveau, vous recourez aux affusions froides.
L'action du froid, maniée avec art, dans les circonstances opportunes, est donc un moyen de
traitement énergique.

C'est toujours de la même manière qu'agissent

les irrigations d'eau froide sur les mémbres fracturés. L'abaissement long-temps prolongé de la température diminue la pression vasculaire, empêche le sang de se porter en quantité aussi considérable vers le siége de la lésion ; en un mot , il prévient les phénomènes dits inflammatoires.

Lorsque par une chaleur brûlante , vous voulez prendre un bain de rivière , d'où vient ce saisissement , cette constriction vers le thorax , augmentant à mesure que votre corps plonge dans l'eau ? C'est là encore un phénomène tout physique. Moins de sang traverse les capillaires ; conséquemment il s'accumule en plus grande quantité dans les troncs. Ceux-ci se distendent, pressent les parties voisines. De là cette gêne dont l'individu a la conscience , et qui ne se dissipe que quand l'équilibre de la température s'est rétabli dans l'universalité des colonnes sanguines. Aussi remarquez que l'immersion subite de tout le corps dans l'eau rend ces effets bien moins sensibles.

Choisissons un exemple encore plus de circonstance : vous voulez vous rafraîchir, et pour cela vous prenez une glace ou un verre d'eau fraîche ; que se passe-t-il , physiologiquement parlant ? Nous n'avons pas encore étudié avec l'instrument les effets de l'introduction dans les veines d'un liquide froid, mais je ne crois pas trop me hasarder en disant que la pression supportée par les vaisseaux doit diminuer. Ce bien-être qu'on éprouve après avoir bu une liqueur glacée ne peut dépendre que du ralentissement de la circulation. Mais comme toute boisson ingérée dans l'estomac y séjourne quelques instants avant de s'imbiber dans les parois veineuses, sa température n'est plus la même à l'instant où elle est emportée par les courants sanguins. Afin donc de mieux juger des effets d'un refroidissement du sang lui-même, nous allons injecter le liquide directement dans les veines. Les résultats seront plus sensibles et plus concluants.

L'instrument est appliqué à la carotide droite d'un chien de moyenne taille. La jugulaire est mise à découvert. Un tube fixé dans la cavité de la veine recouvre le canon de la seringue à injection. L'eau dont nous allons nous servir marque trois degrés au-dessus de zéro. C'est, comme vous le voyez, une température assez basse ; je crains même que son introduction dans les vaisseaux de l'animal ne détermine une impression trop vive, et par suite des troubles fonctionnels graves. La seringue peut contenir cent centimètres cubes de liquide.

Le mercure oscille entre

70 — 75, 65—70 mill.

Voyons si la pression sera diminuée et augmentée dans l'artère. Je présume qu'elle sera diminuée. L'expérience du reste n'a jamais été faite.

Première injection :

70-85, 68-75 mill.

Deuxième injection :

60-80 , 75-85 mill.

Troisième injection :

65-80, 70-85 mill. *

Quatrième injection :

65-85 , 70-80 mill.

Il paraîtrait, Messieurs, qu'au lieu de diminuer, la pression est légèrement augmentée. Je m'attendais à un tout autre résultat. Continuons.
Cinquième injection :

60-85 , 65-85 mill.

Sixième injection :

70-80, 65-115 mill.

Cette dernière ascension de la colonne dépend d'un violent effort que vient de faire l'animal. Il est évident que la pression n'est pas plus faible par l'effet de l'eau froide; elle a même monté de quelques millimètres.
Je serais curieux d'examiner la température du sang. Nous allons ôter le tube, laisser écouler un peu de sang de la veine et le recueillir dans un vase. En voici une petite quantité d'extraite : j'y plonge le thermomètre. Nous avons 31 centigrades : c'est un refroidissement de 7 à 8 degrés.
Septième injection :

75-85 , 70-85 mill.

Huitième injection :

65-80, 65-85 mill.

Neuvième injection :

65-85 , 70-80 mill.

Dixième injection :

60-75 , 65-85 mill.

Le niveau du mercure se maintient au même point, sans variations notables. Je suis d'autant plus surpris de ne pas voir la colonne baisser que la théorie m'aurait fait admettre pour ce cas deux causes de diminution de la pression vasculaire; en premier lieu, la température du liquide; en second lieu, son action débilitante. Vous apercevez combien l'animal est gonflé par l'accumulation de ces injections successives. Les parois artérielles sont tendues, rénitentes ; il y a une sorte de pléthore aqueuse. Poursuivons cette expérience; elle m'intéresse bien vivement.

(Le professeur injecte dans la veine de nouvelles quantités de liquides. Le mercure oscille toujours entre 65 et 85 mill.)

Nous venons de pousser la dix-huitième injection, et la pression n'est pas sensiblement modifiée. Restons-en là pour aujourd'hui. Près de deux litres d'eau froide sont passés dans la circulation; c'est plus que suffisant pour les effets que nous voulions produire , mais qui, nous nous empressons de l'avouer, ont été tout-à-fait l'opposé de ce que nous attendions. C'est donc un nouveau démenti que nous donne l'hémodynamomètre : acceptons-le sans murmure.

Il serait à désirer que chaque professeur de clinique ou de physiologie eût ainsi, à ses côtés, un instrument pour mesurer la valeur de ses prévisions et de ses conjectures. Tous les petits échappatoires auxquels on a l'habitude d'avoir recours, seraient désormais superflus. Mais que deviendraient alors l'aplomb et l'assurance nécessaires à ce genre d'enseignement? Que deviendraient le *tact*, le *coup-d'œil* médical, les *aperçus ingénieux*? etc. Nous ne possédons pas malheureusement un tel instrument; mais l'eussions-nous, son emploi mettrait sans doute quelque temps à se répandre; bien des gens n'aimeraient pas à sentir toujours près d'eux un aussi indiscret contradicteur.

TREIZIÈME LEÇON.

7 juin 1837.

Messieurs,

Nous vous en avons dit assez sur les causes principales ou accessoires qui concourent au mouvement du sang artériel et veineux. Toujours en action, le cœur imprime aux colonnes liquides une impulsion subite : le jeu de ses cavités alterne avec le jeu des parois vasculaires. Pour bien comprendre ce point d'hydrodynamique, il faut se faire une idée nette de la manière dont ces divers temps s'enchaînent et se correspondent. A l'instant où le ventricule se resserre, les artères se dilatent ; à l'instant où le ventricule se dilate , les artères se resserrent. Rien de plus facile à vérifier par l'expérience , rien de plus simple à expliquer par le raisonnement. Nous pouvons reproduire les mêmes phénomènes sur le système veineux; seulement ils y sont habituellement moins tranchés, par suite du nombre, de la capacité, de la texture de ces vaisseaux, et surtout par les obstacles que les capillaires apportent au passage du liquide. Il n'est pas impossible toutefois de mesurer exactement la pression artérielle par la pression veineuse; il suffit de modifier les dispositions physiques. Souvent même, en laissant les tuyaux sanguins dans les conditions normales, on voit une cause spontanée de pression retentir simultanément et sur les premiers, et sur les derniers anneaux du cercle circulatoire. Rappelez-vous cette expérience où nous avons étudié les effets d'un courant électrique, l'instrument étant appliqué à la veine : seule elle suffirait pour renverser tout ce qu'on a imaginé sur la contraction des capillaires.

Parmi les causes accessoires du mouvement du sang, nous avons dû surtout insister sur l'influence de la pression atmosphérique. Il en est du sang comme de l'air extérieur. Ces fluides aspirés par le thorax au moment de l'inspiration, sont repoussés à l'instant où les parois pectorales se resserrent, avec cette différence toutefois, que l'air est rejeté au dehors, tandis que le sang est simplement refoulé vers les veines de la circonférence. Quant à la marche même du liquide animal par les alternatives de dilatation et de contraction de la pompe respiratoire, elle doit être envisagée dans l'un et l'autre système.

Pendant l'expiration, les parois des veines et des artères, comprimées par l'air intérieur, réagissent sur le sang qu'elles charrient. Comme le cours du liquide ne suit pas dans ces tuyaux la même direction, il en résulte des effets directement opposés : impulsion progressive du sang artériel, impulsion rétrograde du sang veineux. Les colonnes qui partent de la pompe gauche se meuvent plus rapidement, celles qui arrivent à la pompe droite éprouvent plus d'obstacles. C'est ce qu'on savait aproximativement depuis long-temps; c'est ce qu'on peut aujourd'hui représenter par des chiffres, au moyen de l'hémodynamomètre.

Pendant l'inspiration, les phénomènes sont inverses des précédents. Le sang veineux afflue librement vers son réservoir et s'y dégorge, attiré qu'il est par l'expansion de poumon. Le sang artériel, ralenti dans sa marche par la même cause, n'obéit plus autant à l'impulsion que lui a communiquée la contraction ventriculaire. Cet effet est même tellement marqué, qu'il pourrait faire prendre le change au médecin et faire croire à une lésion organique du cœur. Explorez le pouls d'un malade à l'instant où il fait de grandes inspirations : les pulsations artérielles seront irrégulières, intermittentes, parfois même elles manqueront complètement. En concluerez-vous qu'il y a altération des orifices, lésion des valvules? Non; car auscultez les bruits cardiaques, leur rhythme est normal. A quoi donc tiennent ces inégalités du pouls? à la manière dont la pompe aérienne modifie la marche du sang artériel. La raréfaction de l'air renfermé dans le poumon, rompt l'équilibre de la pression atmosphérique; le sang se porte là où elle diminue, et par suite la force imprimée aux colonnes liquides devient à peu près nulle. Ceci est si vrai que quand on fait respirer le malade doucement, le pouls reprend sa régularité.

Depuis un temps immémorial, les médecins ont imité ces effets d'expiration et d'inspiration de la poitrine pour modifier les phénomènes circulatoires. Comment agissent les ventouses ? comme des pompes aspirantes, en tout semblables à notre pompe aérienne. Vous raréfiez l'air contenu sous la cloche en verre, soit en faisant jouer un piston, soit en brûlant des étoupes, et la peau rougit, se tend, devient brûlante. Il est évident que le sang afflue en plus grande quantité vers ce point. Sans doute que les anciens n'auraient pu donner la théorie de cette sorte d'appel du liquide animal, puisqu'ils ignoraient les lois physiques qui y président, mais aujourd'hui un médecin serait inexcusable d'hésiter en face d'une semblable explication. La pression devient moindre dans le rayon circonscrit par la cloche que dans le reste de l'habitude du corps, par conséquent, en vertu de la loi d'égalité de pression, plus de sang y afflue. C'est littéralement le phénomène de l'inspiration thoracique, seulement les parois pectorales sont représentées par le piston de la ventouse, les cellules pulmonaires par une surface limitée des téguments.

Remarquez bien, Messieurs, combien d'agents physiques peuvent influer sur les mouvements de nos liquides, combien seraient confondus avec des agents vitaux par des observateurs inattentifs ou superficiels. Dans les prochaines leçons, nous aborderons la circulation capillaire. Cette étude serait pour nous une inexplicable énigme si nous méconnaissons les lois d'équilibre des liquides.

Ainsi, par exemple, la rubéfaction, la chaleur, le gonflement de la peau par l'effet de la ventouse, ne pourraient-ils pas être attribués à l'irritation ? Une certaine école qui a la prétention de s'appeler physiologique (car personne ne se fût imaginé de lui donner cette épithète), ne reculerait certainement pas devant une pareille explication. L'inévitable *ubi stimulus, ibi fluxus* serait de nouveau invoqué. Le gonflement deviendrait phlogose, la chaleur inflammation, la rubéfaction arborisation vasculaire. Les mots changés, on aurait bientôt fait justice des choses, et la grande famille des phlegmasies s'enrichirait d'une nouvelle conquête.

Ce n'est pas ainsi que nous comprenons la science; elle n'a pas besoin, pour mériter nos hommages, de ce fastueux attirail que le caprice élève et que le caprice renverse. Je sais bien qu'il est aisé d'entraîner la multitude par de trompeuses amorces; mais éblouie un instant, elle brise l'idole qu'elle encensait aussitôt qu'elle en a reconnu le néant. Plus avare de ses suffrages, le savant reste fidèle à ses croyances. Pour lui, la vérité est tout, peu importent les formes extérieures qu'elle se plaît à revêtir.

Oui, sans doute, un phénomène vital se prête mieux qu'un phénomène physique aux écarts d'une imagination ardente. Il est difficile de faire du sentiment, de l'enthousiasme, avec les mots d'équilibre, pression, élasticité; mais c'est pour cette raison même que je tiens à les employer; c'est pour cette raison qu'en vous parlant de l'influence de la respiration sur la marche du sang, je n'ai envisagé l'air que comme fluide élastique et les vaisseaux que comme canaux membraneux. Nous nous sommes renfermés dans des limites étroites peut-être, mais ce sont celles du vrai. De même en vous expliquant le mode d'action d'une ventouse, je n'y ai vu qu'une simple diminution de la pression atmosphérique : la peau se gonfle sous la cloche comme l'eau monte dans le corps d'une pompe, comme l'air et le sang affluent dans la poitrine au moment de l'expansion pulmonaire. Vous faut-il encore des preuves ? ouvrez le robinet et laissez rentrer l'air. Les téguments s'affaissent, la rougeur disparait, tout rentre dans l'ordre. Souvent dans le sillon où reposait le cercle de la cloche, persiste un peu d'ecchymose ; c'est qu'un peu de sang s'est extravasé dans le tissu cellulaire, soit par imbibition, soit par la rupture de quelques capillaires. Pour repasser dans la circulation, il faut qu'il soit résorbé, mais c'est là un simple accident, une simple complication.

Une fois les effets de la pression atmosphérique bien connus, on a dû chercher le moyen d'employer la ventouse sur une plus vaste échelle et de graduer son action à l'intensité des accidents qu'il fallait combattre : c'est ce qu'a fait M. Junot. Il a imaginé un appareil composé de grandes cloches en verre dans lesquelles on peut introduire tout un membre et dont l'orifice supérieur se moule sur les téguments, de manière à intercepter toute communication entre l'air intérieur et celui du dehors. A chaque cloche est adapté un tube, et à ce tube un corps de pompe qui permet de faire le vide. Nous désignons à l'hôpital cet instrument sous le nom de *ventouses monstres*. Vous comprenez déjà comment on s'en sert : on place dans la cloche le membre vers lequel on veut accumuler le sang, puis on fait jouer le piston afin de raréfier l'air intérieur. Qu'arrive-t-il ? la pression diminue en ce point et les liquides s'y portent en plus grande quantité. C'est le phénomène de l'inspiration de l'air, seulement au lieu d'être exercée à la surface du poumon, elle se fait à la superficie d'un membre.

Les résultats obtenus par l'emploi de ces cloches pneumatiques sont très remarquables. J'ai vu leur application faire spontanément cesser des céphalalgies cruelles qui depuis long-temps faisaient le tourment des malades. J'ai vu des individus, à tempérament éminemment sanguin , chez lesquels la face était habituellement vultueuse , la conjonctive injectée, le front pesant, en éprouver un bien-être immédiat. Il est à regretter que l'inventeur de ces ventouses monstres n'ait point tiré de sa découverte tout le parti dont elle était susceptible. Je crois qu'il serait à désirer que leur usage fût plus généralement répandu : car ce n'est pas en soustrayant des quantités données de sang, mais bien seulement en les déplaçant qu'on parvient à diminuer la circulation dans telle partie pour l'activer dans telle autre. Saigner n'est pas une pratique aussi héroïque ni aussi innocente que

se le figure l'immense majorité des médecins.
Quand on peut obtenir les mêmes effets sans affaiblir l'économie par des émissions sanguines, c'est
très préférable. C'est en cela que je reconnais aux
ventouses de M. Junot un immense avantage, car
si elles modifient puissamment la distribution du
liquide animal, elles n'altèrent en rien son volume, et encore moins sa composition.

Dans l'apoplexie, dans la congestion cérébrale,
il est important d'amoindrir l'activité de la circulation. Je sais bien qu'en saignant largement le
malade, vous diminuez la masse du sang, mais
vous vous attaquez en même temps à tout l'organisme : la prostration des forces actuelles entraî-
nera celle des forces futures. L'individu n'aura
plus assez d'énergie pour réagir contre l'affection
morbide qui a frappé l'encéphale, et contre les
causes d'épuisement qu'un traitement débilitant a
développées en lui. Il meurt, parce que ses grands
appareils ne reçoivent plus les matériaux indispensables à l'entretien de la vie. Aussi, combien
il importerait de tenir en réserve une partie du
sang pour la restituer à temps opportun ! Ce but
est à peu près atteint par ces ventouses monstres.
Leur action est tout aussi puissante que celle des
saignées copieuses, et elle offre l'immense ressource d'être temporaire et non définitive.

S il est avantageux dans certaines circonstances
de diminuer sur divers points du corps la pression
atmosphérique, souvent il ne l'est pas moins de
l'augmenter. Supposez qu'à la suite d'abondantes
hémorrhagies, le malade tombe en syncope, com-

ment renverrez-vous au cerveau le sang dont il a
besoin pour pouvoir fonctionner? On possède de
nombreux moyens pour stimuler l'action cérébrale, aucun pour rendre plus active la circulation
de cet organe. En faisant respirer des vapeurs
spiritueuses, aromatiques, vous combattez l'effet et
non la cause. Ce n'est pas parce que les fonctions
de l'encéphale sont suspendues que le sang n'y
afflue plus, c'est parce que le sang n'y afflue plus,
que les fonctions de l'encéphale sont suspendues.
Rappelez-vous la manière dont agit la pression de
l'atmosphère dans la respiration. Diminue-t-elle,
afflux des liquides vers le thorax; augmente-t-elle,
reflux vers la periphérie. Nous avons vu la raréfaction de l'air sous la cloche de la ventouse y provoquer un centre de fluxion, l'accumulation de ce
fluide élastique produirait nécessairement des effets
inverses. Ne serait-il pas possible d'adapter à l'appareil de M. Junot une pompe foulante, afin de
repousser le sang des membres vers les organes
qui en ont plus besoin? L'auteur l'a essayé. Malheureusement, il est impossible de rendre la pression un peu forte, car les tissus comprimés s'affaissent, et l'orifice circulaire de la cloche ne pou-
vant obéir à leur retrait, il en résulte un écarte-
ment par lequel l'air s'échappe.

C'est seulement par le défaut d'équilibre de la
pression que le sang abandonne tel point pour se
porter vers tel autre. Les colonnes sanguines ne
sont également réparties dans les tissus vivants
qu'à la condition qu'elles se contrebalancent : l'é-
quilibre cesse-t-il d'exister, elles affluent dans les

tuyaux où la pression est moindre et quittent ceux où elle est plus considérable.

En agissant sur le corps tout entier, on n'obtient pas les mêmes résultats. Ainsi, M. Poiseuille a renfermé dans la caisse de son *porte-objet-pneumatique* des animaux vivants, et il a pu les soumettre à une pression de sept à huit atmosphères, sans que leur circulation fût en quoi que ce soit modifiée. Dans ce cas, tous les vaisseaux superficiels ou profonds, extérieurs ou intérieurs, étant simultanément comprimés par cet énorme poids, il n'a pas dû y avoir d'effet sensible sur la marche du liquide. Nous retrouvons toujours l'application de la loi d'égalité de pression.

M. Poiseuille a fait l'expérience inverse. Au moyen de la pompe aspirante, il a retiré l'air renfermé dans la caisse, de manière que le vide fût à peu près parfait. Les animaux n'ont pas paru s'en apercevoir : leur circulation a continué à se faire comme auparavant. Ceci est fort curieux à connaître, car il n'y a pas long-temps qu'on croyait encore que si un homme se trouvait par hasard dans une atmosphère très raréfiée, sa peau se dilaterait, se gonflerait et finirait par éclater. Ces idées sont même assez généralement répandues dans le monde : dernièrement un ministre disait à la tribune de la chambre des députés, qu'il en est de la presse comme du corps humain, l'un et l'autre ont besoin d'être comprimés, le corps par l'atmosphère, la presse par des lois restrictives. Sans cette compression tutélaire, le corps et la presse feraient explosion. Je ne sais, Messieurs, ce qui arriverait à la presse si elle cessait d'être comprimée, mais à coup sûr le corps n'éclaterait pas s'il était soustrait à l'énorme pression qu'il supporte. Tant que la diminution ou l'augmentation de la pression atmosphérique s'exercent sur l'économie tout entière, les phénomènes physiques de la circulation sanguine restent les mêmes. Les phénomènes vitaux peuvent bien être influencés, mais ce n'est point ici le lieu de nous en occuper.

Les petites dimensions du porte-objet-pneumatique ne permettent de faire l'expérience que sur de très petits animaux. Aussi M. Junot a-t-il inventé un appareil qui fût applicable à l'homme lui-même. C'est une espèce de grande cloche, de guérite, assez spacieuse pour contenir un homme tout entier : au moyen de pompes et de soupapes on raréfie ou on condense l'air qui y est contenu. Or, voici d'après l'auteur, les résultats que l'on obtient. La soustraction d'une partie de la pression atmosphérique n'apporte pas de modifications bien notables dans la circulation, seulement les sens sont légèrement affectés, les oreilles entendent certains bruits, les yeux ne reçoivent plus une image aussi parfaite des objets. Quant à l'augmentation de cette même pression, ce que M. Junot raconte est fort curieux. Il dit qu'il est impossible d'être plus heureux que quand on est ainsi plongé au milieu d'une atmosphère chargée d'une plus grande quantité de fluide. Le bien-être est extrême ; les idées se présentent à l'esprit et plus nombreuses et plus riches. Il ajoute même (ce qui dépend sans doute d'une prédisposition idiosyncrasique) qu'à un certain degré de pression on sent en soi l'art de versifier : de sorte, Messieurs, que le mot *spiritus* des anciens cesserait d'avoir ici un sens métaphorique.

Nous pourrons répéter cette expérience sur ceux d'entre vous qui désireraient savourer les jouissances promises par M. Junot. Si ces effets se maintiennent, qui sait l'avenir réservé à un pareil instrument ? Mais revenons à nos questions d'hydraulique.

Je voulais vérifier dans la dernière séance l'influence que la théorie me faisait attribuer au refroidissement direct du sang sur les mouvements de ce liquide. Généralisant les observations que nous venions de faire sur l'application de la glace à l'extérieur, j'avais injecté de l'eau froide dans les veines, afin de diminuer la pression. Celle-ci, à mon grand étonnement, a plutôt augmenté. Un pareil résultat était trop opposé à ma manière de voir pour que je m'en tinsse là sans chercher à recourir à de nouvelles démonstrations. Ce matin donc nous avons refait l'expérience dans le laboratoire : voici ce qu'elle nous a présenté.

L'hémodynamomètre à mercure a été placé dans l'artère crurale d'un chien de moyenne taille. Un tube adapté à la veine jugulaire a servi à injecter de l'eau à $+ 4°$ centigr. La seringue contenait 100 grammes. Avant l'introduction du liquide, l'échelle marquait de 60 à 110 mill. de pression. Quand l'animal a paru calme, nous avons commencé.

Cinq injections ont été successivement poussées sans que la colonne de mercure présentât dans son niveau de notables variations : entre la sixième et la dixième , elle a monté de quelques millimètres. Un thermomètre placé dans la cavité abdominale a indiqué une température de $+ 34$ centigr. Il n'y avait donc pas un refroidissement bien sensible des tissus traversés par le sang.

Déjà un litre d'eau froide était passé dans la circulation. Nous avons voulu essayer sur le même animal les effets d'une injection d'eau chaude, expérience que d'ailleurs nous avions déjà faite dans une des premières séances de ce semestre. On a pris exactement note des oscillations du mercure. En voici le résumé.

La colonne qui est maintenant entre 60 et 115 mill. est tombée par l'effet de trois injections d'eau à $+ 45°$ centigr., à

55-70 , 65-80, 50-55 mill.

Vers la quatrième elle a remonté à

80-90, 85-95 mill.

La cinquième, la sixième et la septième ont provoqué une ascension plus rapide encore. L'échelle marquait

100-120, 115-140, 125-145 mill.

A la huitième , la colonne est tout-à-coup redescendue à

60-80 , 58-75 mill.

Nous ne savions à quoi attribuer cette diminution spontanée de la pression , lorsqu'on s'est

aperçu que l'animal venait d'uriner abondamment.
Il vous suffit de vous rappeler l'influence exercée
par les parois de l'abdomen et les viscères de cette
cavité sur les mouvements du sang pour avoir l'explication de ce phénomène de statique vitale. Le
passage de l'état de plénitude à l'état de vacuité de
la vessie vous en donne la raison mécanique.

Énormément gonflé par ces injections successives, le chien paraissait près d'expirer. Après la
neuvième, la colonne n'était plus qu'à 30-45 m.
Enfin elle est tombée à 25 mill. à la dixième, et
est restée immobile à ce dernier point. La pompe
musculaire ne se contractait plus.

La poitrine ouverte, nous avons trouvé le cœur
énormément dilaté par du liquide, ainsi que l'indiquait la matité de la percussion avec le doigt.
J'ai eu l'occasion de faire une remarque fort importante, c'est qu'en incisant la veine crurale,
et en comprimant avec ma main les parois du ventricule gauche, je produisais dans la veine un jet
parfaitement analogue à celui qu'on observe dans
les artères pendant la vie. Il y avait saccade et
continuité de l'écoulement sanguin. Telle était
même l'analogie du phénomène, qu'en ne se gui-
dant que sur le simple caractère du jet, sans tenir
compte de la couleur du liquide, on aurait pu
croire que l'animal n'avait pas cessé de vivre.

La colonne qui s'était arrêtée à 25 mill. est retombée à

17, 16, 15, 14 mill.

Il y avait donc après la mort une pression due

à l'abondance du liquide que renfermaient les vaisseaux.

Cette expérience est d'accord avec celle que nous avons faite dans notre dernière séance ; elle confirme aussi les résultats où nous avaient conduits nos premières observations sur l'introduction de l'eau chaude dans la circulation. Nous vous avions prédit que l'élévation de température du liquide injecté augmenterait la pression ; la pression a diminué. Nous vous avions prédit que l'abaissement de température du liquide injecté diminuerait la pression : la pression a augmenté. Si nous nous étions trompé une première fois, nous nous sommes trompé une seconde. Nous n'avons pas même eu compensation.

Pour avoir des renseignements exacts sur l'influence du froid et du chaud, relativement à la force avec laquelle le sang presse ses parois, il faut ne tenir compte que des premières injections. Ainsi quand nous avons vu la pression augmenter vers la fin de l'expérience, nous avons attribué cet effet non à la température du liquide, mais à son volume. Près de deux litres d'eau distillée étaient passés dans le torrent circulatoire.

Nous terminerons ce qui a rapport au mouvement du sang dans les artères et les veines, en vous parlant de la marche du liquide en sens opposé à son cours normal. Le même tuyau qui le charrie du centre à la circonférence peut, dans certaines circonstances, le ramener de la circonférence au centre. Deux agents mécaniques paraissent principalement concourir à ce reflux de la

colonne liquide : d'abord la rétraction élastique
des parois vasculaires, à l'instant où la pompe gauche se dilate ; en second lieu, les anastomoses.
Supposez une artère divisée en travers : l'extrémité supérieure revient sur elle-même, ainsi que
celle qui correspond au cœur ; et par conséquent
le sang fuit vers les points où la résistance est
moindre. C'est donc vers l'orifice béant du vaisseau qu'il doit surtout se diriger. Mais les tuniques artérielles une fois rétractées, l'écoulement
du liquide sera-t-il suspendu ? non. Les branches
anastomotiques qui s'ouvrent dans la cavité des
tuyaux vivants y entretiennent sans cesse un nouveau courant. C'est surtout quand plusieurs troncs
s'abouchent, ainsi qu'on l'observe à la base du
crâne, que le sang arrive librement, contre sa
marche naturelle, vers l'endroit où siége la solution de continuité.

Les chirurgiens qui ont recommandé de lier les
deux bouts d'une artère blessée, ont donné un
précepte fort sage : quant à l'explication physiologique du phénomène, ils se sont prudemment abs-
tenus d'y faire allusion, et cela pour de bonnes
raisons. Nous n'imiterons pas leur réserve. Je me
propose de mesurer avec l'instrument de M. Poiseuille la force avec laquelle le sang tend à obéir à
ce mouvement rétrograde. Cette expérience n'a
encore été faite ni par moi ni par personne. Cependant il serait très important d'avoir à ce sujet
des données positives; car en chirurgie comme en
tout, il faut autant que possible, connaître les
motifs qui font agir. Un précepte n'inspire pas une

complète confiance, quand il n'est basé que sur l'empirisme ou l'arbitraire.

Nous allons appliquer l'instrument sur la carotide primitive. En raison des communications anastomotiques qui unissent cette artère avec la carotide opposée et les deux vertébrales, il est probable que nous retrouverons dans le bout supérieur du vaisseau une pression à peu près semblable à celle du bout inférieur. L'impulsion du cœur doit perdre peu de sa force, en se distribuant dans les nombreux rameaux qui concourent à former le cercle vasculaire du crâne. Les obstacles, les causes de ralentissement ne sont pas les mêmes que quand le sang est obligé de traverser le réseau capillaire. Aussi, je le répète, je ne pense pas qu'en appliquant deux tubes, l'un sur l'extrémité cardiaque, l'autre sur l'extrémité opposée de l'artère carotide, on trouve des différences considérables dans le niveau du mercure. Toutefois n'affirmons rien avant que l'expérience n'ait prononcé. Je vais la faire.

On vient de mettre à découvert l'artère carotide gauche et d'introduire l'ajutage de l'instrument dans l'extrémité céphalique de ce vaisseau. Nous n'allons mesurer ici que la force avec laquelle le sang tend à marcher en sens inverse de son cours naturel. Les anastomoses avec la carotide droite et les deux vertébrales sont les principales voies de communication pour le liquide.

J'ouvre le robinet. Le mercure oscille entre

$$60 + 70, 60 + 65 \text{ mill.}$$

C'est à peu près la pression que l'on trouverait dans le bout inférieur, c'est-à-dire dans la direction même du courant sanguin. Vous sentez de quelle importance il est pour suspendre l'hémorrhagie d'une semblable artère d'appliquer deux ligatures, car le liquide jaillirait avec la même impulsion de l'un et l'autre orifice.

Maintenant que je comprime la carotide opposée. Nous trouvons :

$$50 + 55, 53 + 58 \text{ mill.}$$

Il y a eu diminution légère de la pression. Ceci vous montre que les anastomoses, à l'extérieur du crâne, ne sont pas les sources principales du retour du liquide, puisqu'en suspendant la circulation dans le vaisseau qui les alimente, la colonne de mercur reste à peu près à la même hauteur.

Je cesse de comprimer la carotide droite. L'échelle marque

$$70 + 73, 65 + 68 \text{ mill.}$$

L'ascension du mercure, vous venez de le voir, a été subite. Telle est la facilité des communications vasculaires entre les artères qui concourent à la circulation cérébrale, que la ligature de l'un de ces vaisseaux n'empêche pas le sang d'affluer et de se mouvoir dans sa cavité. Nous savons encore que les deux vertébrales peuvent à elles seules fournir à l'encéphale le liquide nécessaire pour l'entretien des phénomènes hydrodynamiques. Cependant reste toujours ce fait singulier d'apo-

plexie consécutive à la ligature d'une des carotides. Je n'en ai pas encore trouvé l'explication, ou
du moins elle ne me semble pas complétement
satisfaisante.

Si les artères vertébrales étaient aussi facilement
accessibles à nos instruments, nous les lierions
l'une après l'autre. Il faudra que je refasse l'anatomie de ces vaisseaux sur le chien, afin de trouver un procédé convenable pour les atteindre.

Afin de mieux juger de la force comparative du
sang mu, soit par l'impulsion directe de la pompe
gauche, soit par l'intermédiaire des anastomoses,
je vais appliquer l'instrument sur le bout inférieur
de la carotide : l'y voilà placé. Nous avons

$$60 + 70, 65 + 75 \text{ mill.}$$

C'est à peu de chose prés la hauteur que nous
avons obtenue par le bout supérieur. Je ne sache
pas que jamais on ait fait encore d'expérience pour
évaluer avec une précision mathématique l'influence des anastomoses artérielles.

Dans la prochaine séance nous attaquerons la
question de la circulation capillaire, question
beaucoup plus simple qu'on ne le pense généralement, car les phénomènes qu'elle comprend ne
diffèrent de ceux que nous venons d'étudier que
par le mode d'investigation qu'ils nécessitent. Dans
un cas, l'œil nu suffit, dans l'autre, il doit souvent
s'aider du microscope.

QUATORZIÈME LEÇON.

9 juin 1857.

MESSIEURS,

Parmi les causes qui influent sur les mouvements du sang, dans la machine hydraulique disposée au sein de l'économie, et dont les innombrables embranchements plongent jusque dans la profondeur des tissus, entre l'interstice de chaque molécule, nous avons à peine mentionné les effets de la pesanteur. Cependant, si nous méconnaissions le rôle joué par cet agent physique, nous serions exposés à attribuer certains phénomènes à des puissances purement imaginaires. On sait qu'après la mort, le corps de l'homme est soumis comme tout corps inerte aux lois de la gravitation. Les liquides se portent vers les points les plus déclives, parce qu'ils y sont entraînés par leur propre poids : ainsi s'expliquent ces engorgements de la partie postérieure du poumon chez les cadavres couchés

horizontalement sur le dos, la distension des vaisseaux et des tissus cérébraux chez ceux qui sont
restés quelque temps la tête pendante. Mais en
est-il de même durant la vie ? Les lois vitales sont-
elles, ainsi qu'on l'a prétendu, les seules qui ré-
gissent l'organisme, et n'est-ce qu'après la mort
que les lois physiques reprennent leur empire ? Il
vous suffit d'un simple coup d'œil pour juger cette
question.

Toute partie du corps qui reste long-temps dans
une position telle que le sang remonte contre sa
propre pesanteur, devient plus volumineuse par
l'effet de l'accumulation du liquide dans les vaisseaux : elle se gonfle, parce que plus de sang est
apporté par l'artère que la veine n'en remporte.
Dans l'état de santé, ces phénomènes sont peu
sensibles : la maladie, en les exagérant, nous met
à même d'étudier à la fois et leurs causes et leur
mode de production.

Le temps n'est plus où les hydropisies partielles
ou générales étaient rangées parmi les lésions de la
circulation lymphatique. Nos recherches sur l'absorption ont mis sur la voie du mécanisme de ces
exhalations morbides dans le tissu cellulaire ou les
cavités séreuses. On sait aujourd'hui qu'il faut en
chercher la cause, soit dans un obstacle au retour
du sang dans les tuyaux veineux, soit à l'altération
des pompes de la machine centrale, c'est-à-dire, une
affection organique du cœur. Il n'entrerait dans
l'esprit de personne de contester l'influence de la
pesanteur sur les lieux d'élection où la sérosité
s'épanche. Les membres inférieurs sont les pre-

miers atteints. Pourquoi ce siége de préférence à tel autre ? Les parois vasculaires n'offrent-elles pas partout des milliers de voies constamment ouvertes au sang pour s'échapper par imbibition ? Ce n'est point dans la texture ni dans la vitalité des capillaires que vous trouverez la raison de ces gonflements œdémateux, mais bien plutôt dans la direction des courants sanguins, soumis, comme tout liquide, à la gravitation. Les points les plus déclives doivent s'engorger les premiers. Aussi, la face dorsale du pied, le voisinage des malléoles se prennent-ils avant que la jambe et la cuisse aient été envahi par l'infiltration séreuse. L'enflure monte graduellement, de la même manière qu'en versant de l'eau dans un tube, la colonne liquide s'élève jusqu'à l'extrémité supérieure, en passant par tous les degrés qui séparent le fond de l'orifice. Si la pesanteur est la cause unique de l'espèce de prédilection qu'affecte l'épanchement pour les membres pelviens, vous pourrez changer ces conditions morbides en changeant les conditions physiques. C'est ce qui arrive effectivement quand on fait coucher le malade sur un plan horizontal. L'œdème disparaît pour reparaître ensuite quand le corps se remet dans la station verticale.

A la fin des maladies longues qui ont épuisé l'économie, aidées souvent par la médication débilitante du médecin, il n'est pas rare de voir une telle prostration des forces que le cœur conserve à peine l'énergie nécessaire pour faire marcher le sang dans ses tuyaux. Gardez-vous, dans de pareilles circonstances, de fatiguer le moribond par un minutieux examen. Peut-être votre diagnostic perdra-t-il de sa précision, mais au moins vous ne troublerez pas inutilement les derniers moments d'une vie qui s'éteint. Irez-vous ausculter, percuter? A peine le malade est assis sur son séant que déjà ses forces l'abandonnent, il chancelle, et s'il n'est soutenu, retombe sur sa couche, privé de sentiment. La syncope est ici le résultat tout mécanique des difficultés survenues du côté de la circulation du cerveau. Dans le décubitus horizontal, le sang pouvait encore, malgré la faiblesse extrême des contractions ventriculaires, arriver vers cet organe, mais il n'en est plus de même quand vous faites asseoir le patient. Forcé de remonter contre son poids, le liquide ne reçoit plus de la pompe gauche une impulsion assez énergique. L'encéphale, privée de sa stimulation habituelle, cesse de fonctionner, et les grands actes qu'il est chargé d'accomplir se trouvent momentanément suspendus.

Une personne debout ou assise éprouve une syncope, que fait-on? on la place horizontalement. C'est une sorte de sentiment instinctif qui a indiqué ce moyen dont l'utilité est incontestable, mais dont l'explication physiologique n'est pas généralement connue. Ce que nous venons de vous dire des effets de la pesanteur sur la marche du sang suffit pour vous donner la théorie du phénomène. Le sang n'ayant plus à surmonter son propre poids, par suite de la nouvelle position des artères destinés à la tête, arrive au cerveau et lui restitue les facultés dont son absence l'avait momentanément dépouillé. Je ne vous parle pas des vapeurs spiritueuses qu'on fait respirer au malade, de l'eau fraiche qu'on lui jette au visage , ce ne sont point là des questions de physique : par conséquent, elles sortent de mon sujet. Cependant, il n'est pas impossible de comprendre comment , en excitant la sensibilité de la membrane pituitaire, on accroît l'activité de la contraction du cœur. N'avons-nous pas vu la pression augmenter dans les vaisseaux d'un chien chez lequel nous avions provoqué de la douleur ? Il est probable qu'il se passe ici quelque chose d'analogue.

C'est une observation importante à faire de ne pas forcer trop tôt les convalescents à quitter le lit, surtout à la suite de maladies qui les y ont retenus long-temps et qui les ont beaucoup affaiblis. Déjà l'appétit est revenu, les forces renaissent, les traits se colorent, toute lésion organique a disparu et il ne reste que les traces inséparables d'une sévère abstinence. Que le malade essaie de se mettre debout, ses jambes se dérobent sous lui , il tombe en syncope. D'où vient cet accident ? Est il le prodrome d'une nouvelle maladie, ou bien la première est-elle incomplétement guérie ? Non , Messieurs, la cause , il faut la chercher dans un défaut d'énergie de la contractilité musculaire, dans l'impuissance où est le cœur de faire marcher les colonnes vasculaires contre leur pesanteur. Rendez aux tuyaux sanguins leur position horizontale , le liquide reviendra vers le cerveau et tout rentrera dans l'ordre.

Dans la dernière période de la phthisie, vous

voyez de ces squelettes vivants, ayant à peine la force d'aspirer un air qui leur échappe, rester immobiles sur le dos, sans pouvoir remuer un bras, ni même soulever la main. On ne peut les changer de lit, tant est grande leur faiblesse. Quel soulagement la médecine peut-elle leur procurer? Aucun, malheureusement. Aussi, vous n'irez pas, pour satisfaire une curiosité inopportune, je devrais dire barbare, procéder à une investigation détaillée des organes pectoraux. L'intérêt de votre instruction ne doit point vous faire perdre de vue les droits de l'humanité. En consultant avec le doigt la sonoréité thoracique, avec l'oreille, les râles de la respiration, vous aurez, il est vrai, des notions plus positives sur l'état du parenchyme pulmonaire, vous saurez que tel point est perméable, tel autre engorgé, qu'ici existe une caverne, là une agglomération de tubercules. Mais il vous faudra asseoir le malade sur son séant. Cette dépense de forces aggrave son état : de là des défaillances, des syncopes continuelles. La circulation cérébrale se ralentit, peut-être même se suspend dès l'instant où le sang tend à se mouvoir contre son propre poids. De sorte que non seulement votre examen ne sera pas avantageux sous le rapport des secours à administrer, mais même il pourra hâter une terminaison fatale.

Il n'est pas rare de voir chez les vieillards les jambes se gonfler vers la fin de la journée, sans que l'appareil circulatoire paraisse le siége d'aucune lésion organique vers les pompes ou les tuyaux. C'est là encore un simple résultat de la gravitation. Le cœur n'a plus l'énergie suffisante pour faire marcher le sang contre son poids : les tuniques vasculaires, moins élastiques, n'exercent plus sur les colonnes liquides leur compression accoutumée : deux causes que nous avons vues concourir le plus puissamment aux phénomènes hydrodynamiques. L'arrêt du sang dans les capillaires, la distension de leurs parois, la transudation de quelques-uns de ses éléments : tels sont encore ici les effets de la pesanteur. Placez le membre horizontalement, ou même que son extrémité inférieure en devienne le point le plus élevé, l'enflure disparaîtra.

Voilà des exemples qui montrent que la gravité a une grande influence sur le cours du sang. Combien d'autres preuves ne pourrait-on pas invoquer! Quand une personne reste un certain temps couchée sur le côté, il n'est pas rare qu'à son lever elle se sente enchifrenée vers la narine correspondante à l'endroit où elle reposait. La joue est également plus colorée. Tout annonce que le sang, obéissant à sa pesanteur, s'est porté, au moyen des innombrables communications du système capillaire vers le point le plus déclive. L'embarras de la circulation disparaît en même temps que la cause qui lui avait donné naissance.

Dans les opérations où on intercepte le passage du sang dans les principales artères d'un membre, c'est un précepte important pour favoriser le retour du liquide par les veines, de placer ce membre sur un plan incliné, de manière que le sang soit entraîné par son propre poids dans la direction de son courant.

Les précautions que la nature a prises pour assurer la circulation dans les veines sont bien dignes de remarque. De distance en distance sont disposées des valvules dont la grandeur est proportionnée à celles des troncs qu'elles doivent obturer. Tantôt rapprochées, tantôt éloignées les unes des autres, ces soupapes ont en général une forme parabolique. Leur siége, la disposition de leur bord flottant indiquent suffisamment leur usage. Il est évident qu'elles sont destinées à soutenir la colonne sanguine, obligée de remonter contre sa propre pesanteur. A mesure que le liquide entre des artéres dans les veines, l'action du cœur, bien que présente dans ces derniers vaisseaux, s'est en partie épuisée dans les capillaires ; à cet affaiblissement de l'impulsion de la pompe, joignez les nouveaux obstacles apportés à la marche du sang par la gravitation, et vous comprendrez combien il était indispensable que les couches les plus supérieures du liquide ne pesassent point sur les plus inférieures. Sans cela, comment celles-ci auraient-elles pu se mouvoir ? La nature, par un admirable artifice, a surmonté tous ces obstacles. Les valvules, en se redressant, supportent d'espace en espace le poids de la colonne et décomposent la pression qui n'est plus aussi concentrée vers les parties déclives du tuyau.

Il est si vrai que le rôle des valvules est bien celui que nous leur assignons, qu'on ne les rencontre pas dans les veines où le sang ne doit point marcher contre sa pesanteur. Elles manquent souvent dans les jugulaires de l'homme, parce que l'homme est destiné à l'attitude verticale et que le sang, charrié par ces vaisseaux, est emporté vers le cœur par son propre poids. Chez les animaux qui portent la tête basse ou même sur un plan horizontal, il existe des valvules dans les jugulaires : c'est ainsi qu'on en trouve chez le chien. Je dois à ce sujet vous faire remarquer une circonstance anatomique qui prouve jusqu'à l'évidence que ces soupapes membraneuses sont bien réellement des tissus. Dans les jugulaires, elles sont placées comme dans les crurales, c'est-à-dire qu'elles permettent la marche du liquide des capillaires vers les troncs et s'opposent à son reflux des troncs vers les capillaires. Nous disons bien chez l'homme l'extrémité supérieure, pour désigner la tête, l'extrémité inférieure, pour désigner les membres pelviens, mais ce langage n'est point applicable au chien. Le corps de cet animal représente une ligne courbe dont les deux bouts sont inclinés vers le sol. Il fallait donc que les valvules soutinssent la colonne dans la direction où l'entraînait son poids.

D'après ces considérations, il est évident que le reflux du sang veineux dans l'expiration, ne peut s'étendre jusqu'au système capillaire. Plusieurs valvules étant à traverser et chacune arrêtant en partie la colonne liquide, tout mouvement rétrograde finit bientôt par s'épuiser et s'éteindre.

Ici se bornent les quelques mots que nous voulions vous dire sur l'influence de la pesanteur dans les mouvements du sang au sein de ses tuyaux.

Tantôt cette puissance physique facilite le retour
du liquide à la pompe centrale, tantôt elle y met
obstacle. Dans un cas, absence de secours accessoires, dans l'autre, distribution de soupapes assez
souples pour se mouler sur la circonférence des
cylindres, assez résistantes pour opposer une digue
au reflux des courants. Tout est prévu dans cet
admirable ensemble. En présence d'œuvres aussi
parfaites, l'intelligence de l'homme veut grandir
sa sphère, elle cherche à saisir le génie mécanique
qui a présidé à tant de merveilles. Malheureusement elle s'égare parfois en voulant s'élever. Ce
qui est simple, elle le complique, ce qui est soumis
aux lois des corps inorganiques, elle le range dans
la vitalité. Une œuvre sublime n'est plus qu'une
grotesque parodie.

Plus la nature semble avoir voulu dérober à nos
organes ses procédés, plus nous négligeons les
moyens qu'elle a laissés à notre disposition pour
découvrir leur véritable mécanisme. Nous avons
vu que la théorie de la circulation dans les artères
et les veines a été plutôt imaginée qu'observée réellement : c'est bien autre chose quand il s'agit des
capillaires ; et d'abord expliquons-nous sur le sens
de ce dernier mot. Un capillaire diffère t-il par sa
structure, ses fonctions, sa vitalité, d'une artère
ou d'une veine ? Non (bien entendu que je n'en-
tends parler ici que de phénomènes hydrodynamiques). C'est un simple tuyau à parois minces,
à diamètre très petit, livrant passage à un filet de
liquide soumis à l'action du cœur et des puissances accessoires qui concourent à la circulation. Du

moins son jeu est indépendant de celui des autres
conduits sanguins ? pas du tout. Il reçoit les globules apportées par l'artère , les rend à la veine,
sans agir avec plus d'intelligence que l'un ou l'autre de ses tuyaux. Pourquoi donc l'avoir désigné
par l'épithète de capillaire ? probablement parce
qu'il ne ressemble pas le moins du monde à l'objet
auquel on le compare , et qu'on a voulu être in-
conséquent jusqu'au bout. L'expression d'*infiniment petits tuyaux* sera plus fréquemment employée par nous. Non pas que j'attache une grande
importance aux mots en eux-mêmes, mais on n'est
que trop porté à leur rallier certaines idées dont
l'influence peut servir à propager l'erreur.

Quand on a fini l'étude du système artériel , il
est d'usage d'entamer celle des capillaires. Ne dirait-on pas qu'il s'agit d'un tout autre ordre de
phénomènes ? Et en effet , on raconte de fort jolies
choses sur ces petits canaux dont on connaît toute
l'histoire , excepté cependant ce qui est véritable.
L'esprit aime à descendre dans ces mystérieux
couloirs où l'œil nu n'ose plus plonger. Ce ne sont
que phénomènes extraordinaires, depuis la sensibilité qui est insensible jusqu'à la contraction qu'il
n'a été donné à personne d'apercevoir. Le globule
sanguin veut se mouvoir dans tel sens, car lui aussi
a une volonté, le capillaire s'y oppose. Les lois vitales sont aux prises avec les lois physiques : heureusement les premières restent victorieuses.

Que si le physiologiste armait son œil du microscope , combien d'illusions évanouies , de rêveries
pourchassées par des faits! Il retrouverait presque

littéralement dans les capillaires ce qu'il a observé sur les artères et les veines. Le diamètre des tuyaux est moindre, voilà tout : quant à la manière dont le sang se meut, elle est la même. Figurez-vous deux tubes parallèles réunis à une de leurs extrémités par un tube courbe, flexueux, très fin : un courant liquide entre par l'orifice du premier et ressort par l'orifice du second, en suivant toute la longueur du canal. Tel est le cours du sang. Le tube d'exportation est l'artère, le tube d'importation la veine, le tube intermédiaire le capillaire. Appliquez une puissance mécanique à chacun des orifices d'entrée et de sortie, ce sera le cœur.

Je pourrais, au lieu de décrire la circulation capillaire, vous renvoyer à ce que nous avons dit de la circulation dans les gros tuyaux. L'une est en grand ce que l'autre est en petit. Mais ces idées sont trop éloignées des opinions encore aujourd'hui en honneur dans la science, pour que je puisse me dispenser de quelques développements. J'ajouterai qu'il faut prendre garde aussi de trop généraliser. Ce que je viens de dire n'est applicable qu'aux communications entre les artères et les veines par le moyen de tuyaux nulle part interrompus. Vous savez que le cerveau, la rate, le rein, les os, les tissus caverneux ont un système vasculaire spécial, qui mérite un examen à part; nous nous en occuperons bientôt : il ne s'agit pour le moment que des phénomènes dont les infiniment petits canaux qui terminent les artères et commencent les veines, sont le siége et les agents simplement passifs. Abordons leur histoire.

Avant de parler du mouvement du sang dans les capillaires , il n'est pas inutile de dire quelques mots de la nature de ce fluide. Nous savons déjà qu'il n'est pas homogène. Des corpuscules colorés en nombre prodigieux, nagent et roulent dans un véhicule séreux et transparent. Ce sont des disques circulaires ou elliptiques , qu'on disait naguère de forme globuleuse. C'était une erreur. Examinés au microscope , ils se présentent tantôt sur leurs tranches , tantôt sur leur plein : on dirait de petits grains lenticulaires, offrant à leur centre une tache obscure. Pour bien voir les globules sanguins , il suffit d'un grossissement de trois à quatre cents fois. C'est à l'opacité de ces corpuscules , à la transparence du fluide qui les tient en suspension , à la minceur des parois de leurs tuyaux, qu'on doit d'apercevoir la marche et le degré de rapidité des courants sanguins. La composition des globules a été l'objet de nombreuses analyses de la part des chimistes. On est généralement d'accord aujourd'hui pour les envisager comme formés d'une enveloppe externe, membraniforme, que l'eau pure attaque et réduit en lambeaux et d'un noyau central, qui dans l'homme me paraît encore fort problématique et dont, dans tousles cas, la nature est inconnue.

A l'intérieur de ses vaisseaux le sang reste fluide: recueilli dans un vase, il se sépare en deux parties, l'une liquide , c'est le sérum , l'autre solide, flotte à la surface , et ressemble à une sorte de gâteau spongieux. Quelle est la cause de la formation du caillot? On a tour à tour invoqué le contact de

l'air, le repos, le refroidissement ; mais il faut le
dire, aucune de ces explications n'est admissible,
puisqu'on a vu le sang se solidifier sous le réci-
pient de la machine pneumatique, en l'agitant,
en maintenant sa température au même degré que
sur l'animal vivant. La véritable cause de ce phénomène doit être cherchée dans l'absence du contact entre le liquide et les parois de ses tuyaux.
Quelle est donc cette harmonie si parfaite dont
le dérangement entraîne de si graves conséquences? Je l'ignore. Elle dure avec la vie et s'éteint
avec elle.

Ainsi le sang tend sans cesse à se prendre en
masse. Ce n'est qu'à la condition qu'il reste fluide
qu'il peut circuler. La partie aqueuse qui tient en
dissolution le principe coagulable a reçu des Alle-
mands le nom de *liquor sanguinis*. C'est elle qui
charrie les globules et traverse avec eux le réseau
capillaire. Ne la confondez pas avec le sérum. Le
sérum est cette liqueur presqu'incolore, qui se sépare du sang extrait des vaisseaux, et au milieu
de laquelle le caillot est suspendu.

En traversant les capillaires le sang éprouve des
changements bien remarquables dans ses propriétés physiques et chimiques. Artériel à son entrée
dans ce système de tuyaux, il en ressort veineux.
De nouveaux principes sont emportés par lui dans
le torrent circulatoire ; les uns proviennent du dehors, d'autres ont été repris dans les tissus, au
sein desquels ils étaient déposés. Il se dépouille en
même temps des matériaux destinés à la nutrition,
aux secrétions, aux exhalations. La diversité des

fonctions de chaque organe vous explique pourquoi les capillaires affectent dans chacun les dispositions spéciales. Un même liquide étant destiné à mille usages différents, ne fallait-il pas qu'indépendamment de la vitalité individuelle des parties, il existât dans leur disposition vasculaire, leur structure, autant de variétés que de besoins fonctionnels? Le système vasculaire est une sorte de réservoir général, où se passent les actes les plus merveilleux de l'économie. Il est d'autant plus développé dans un organe que les usages de celui-ci sont plus nombreux et exigent une plus grande dépense de matériaux.

Il existe entre le système capillaire du poumon et celui de tout le corps une bien grande différence, relativement aux modifications que le sang y subit. Dans le premier, de veineux il devient artériel; dans le second, d'artériel il devient veineux. Mais si nous n'envisageons que la manière dont les globules se meuvent au sein de ces infiniment petits canaux, ce que nous avons dit à propos des capillaires pulmonaires est parfaitement applicable à ceux dont l'étude nous occupe en ce moment. Aussi serons-nous exposés à quelques répétitions.

Au microscope les capillaires veineux se distinguent des capillaires artériels par la direction du courant sanguin. Quand les tuniques vasculaires sont assez minces pour laisser traverser la lumière, on voit les globules se mouvoir des troncs vers les branches dans les artères, des branches vers les troncs dans les veines. Celles-ci ont en général un volume plus considérable, ce qui sert

encore à ne pas les confondre avec les premières.
Si le sang avait la transparence du liquide que
charrient les vaisseaux lymphatiques, probablement que l'histoire de sa marche serait enveloppée
des mêmes ténèbres que celle de la lymphe.

Nous devons à M. Poiseuille d'excellentes recherches sur les mouvements des globules au sein des
capillaires. Il a reconnu que le sang se meut dans
ces petits tuyaux de la même manière qu'un liquide dans un tube inerte, c'est-à-dire qu'on y
rencontre l'existence d'une couche immobile adhérente aux parois par une sorte d'affinité. Cette
couche avait été signalée déjà par M. Girard dans
des tuyaux de petit diamètre. M. Poiseuille l'a
rencontrée également dans les canaux sanguins et
même dans les tubes végétaux. Elle lui a servi à
expliquer une foule de phénomènes dont je ne puis
que vous donner une sommaire analyse.

Examinez le cours du sang dans un vaisseau assez
spacieux pour permettre le passage de plusieurs
globules de front; voici ce que vous voyez. La vitesse
des globules est très grande dans le centre, moindre dans le voisinage des parois, nulle dans la
couche de sérum. Dans l'axe, les globules n'ont
qu'un mouvement apparent de translation, près de
la couche ils ont un mouvement de translation et de
rotation. Ce dernier mouvement est d'autant plus
prononcé qu'on approche davantage de la couche.
Les globules qui sont lancées dans son épaisseur
deviennent et restent immobiles ; ceux qui la tou-
chent simplement, roulent sur eux-mêmes, comme
s'ils venaient de heurter une surface ondulée. Cette

couche, par son immobilité protège les vaisseaux,
et prévient le frottement des globules contre leurs
parois. Ce n'est qu'au contact de la circonférence
qu'elle est dans un repos complet. Les globules
se meuvent avec une vitesse progressivement crois-
sante à mesure qu'on s'approche de l'axe.

Cette différence de vitesse et de mouvement dans
les globules placés les uns au centre, les autres près
de la circonférence, n'a pas seulement lieu dans
la largeur du vaisseau. Ceux qui occupent la partie inférieure marchent moins vite que ceux qui
sont situés à la partie supérieure, ainsi qu'on peut
s'en assurer en examinant comparativement ces
deux points extrêmes.

Les irrégularités offertes par les mouvements
des globules, doivent donc être attribuées à leur
position relative à la couche adhérente. Ainsi deux
globules marchent de front avec une égale rapidité. L'un d'eux, heurté par son compagnon, est
déjeté vers la circonférence, son mouvement est
ralenti, il reste en arrière ; l'autre continue son
chemin et gagne les devants. Cependant un nouveau choc de la part d'un autre globule rend au
retardataire sa première position dans le centre.
Emporté par le courant, il récupère sa vitesse primitive. D'autrefois, un globule se place en travers
du vaisseau, de manière à ce que ses deux extrémités baignent dans la couche immobile, son
mouvement est alors ralenti. Les autres arrivent
sur lui, le pressent, s'accumulent en arrière : le
passage est intercepté, une sorte de digue s'oppose
à leur marche progressive : bientôt le globule,

cause de tout le désordre, s'ébranle, devient lon-
gitudinal, reprend son mouvement, et à l'instant
tous les autres reprennent le leur. Ces agglomérations de globules se montrent très rarement dans
le cas où le cœur a conservé toute sa force, que
l'animal n'est point affaibli : aussi n'est-ce en général que vers la fin de l'expérience qu'on a l'occasion de les observer.

La présence d'une couche immobile étant une
cause continuelle et puissante de ralentissement,
il est indispensable, pour que la circulation capillaire s'effectue, que la force qui meut le sang ait
une certaine intensité. En vertu des communications anastomotiques, tous les petits canaux sont
solidaires les uns des autres. Y a-t-il un obstacle
mécanique en un point, de proche en proche les
globules se heurtent, stagnent, s'arrêtent : une
cause locale entraine un trouble général. La résistance n'est plus proportionnée à la puissance, les
colonnes liquides restent en repos dans leurs
tuyaux.

Dans les gros vaisseaux, les globules de l'axe ne
sont nullement influencés par la couche immobile
de la circonférence, à cause de la distance qui les
en sépare : dans les capillaires, au contraire, ils
sont tous forcés de traverser une masse de sérum
dont le filet central jouit seul d'une certaine vitesse. Avant M. Poiseuille, ces questions d'hydraulique avaient à peine été indiquées : cet expérimentateur en a donné les solutions dans un
mémoire couronné récemment par l'Institut.

Vous voyez, Messieurs, que bien que le cours

du sang dans les capillaires soit soumis à une cause
unique qui est le cœur, il faut tenir soigneusement
compte des complications mécaniques qui modifient sa marche. Haller, Spanllanzani et autres
physiologistes, ont vu les globules avancer, reculer,
se mouvoir dans une foule de directions opposées.
Sont-ce là des phénomènes de vitalité ? Non. L'arrangement des globules entre eux, leur disposition par rapport à la couche immobile de sérum,
et diverses autres circonstances que nous étudierons
dans la prochaine leçon, nous donneront la clé de
ces phénomènes et de ces anomalies apparentes.

QUINZIÈME LEÇON.

16 juin 1857.

MESSIEURS,

Nous avons commencé à nous occuper d'une question naguère regardée comme fort difficile, fort embrouillée, mais qui, grâce aux travaux des physiologistes modernes, se trouve ramenée à un état de simplicité extrême. Ce qu'on sait aujourd'hui de la circulation capillaire est beaucoup plus complet que ce qu'on possède relativement à la circulation générale. Dans celles-ci, on ne juge des courants intérieurs que par l'aspect des parois : suivant qu'elles se dilatent, se resserrent, se courbent, se redressent, s'alongent, on présume que la colonne liquide suit telle direction, se meut avec telle vitesse, presse avec telle énergie : mais ce n'est que par induction qu'on analyse sa marche. L'épaisseur des tuniques vasculaires dérobe à l'œil l'inspection directe des globules du sang. Il n'en est plus de même des infiniment petits tuyaux. A l'aide du microscope, on distingue parfaitement bien les déplacements des corpuscules colorés flottant dans la sérosité, leurs temps d'arrêt, leurs moindres oscillations. La seule difficulté que présente encore cette étude, c'est de rattacher les phénomènes à des explications raisonnables. Les lois hydrodynamiques ont été sans cesse invoquées par nous à propos de la circulation dans les gros troncs : sans cesse encore nous les invoquerons à propos de la circulation dans les capillaires. Il n'y aura de changé que le mode d'investigation. Dans un cas, l'œil nous suffit, dans l'autre, il est besoin d'instruments grossissant, dans aucuns, on ne doit recourir à ces suppositions hypothétiques, dont le principal mérite est bien souvent leur surdité.

Ainsi, la ténuité des petits tuyaux est une condition favorable, et non point un obstacle à l'examen du cours du sang dans leur intérieur.

Les injections sont d'un très faible secours pour étudier la circulation capillaire, elles ne peuvent tout au plus que donner quelques indications anatomiques sur la disposition matérielle de ces vaisseaux. Le sang n'est pas le seul fluide qui se meuve dans l'admirable réseau qui forme leur entrelacement : il est certains organes, certains tissus qui paraissent complétement étrangers à ce liquide dans les conditions normales de l'économie. Poussez une injection, elle pénètre également dans les canaux où circulaient et le sang et les fluides d'une autre nature. C'est ainsi qu'une membrane séreuse se recouvre d'arborisations vasculaires, alors que

la matière injectée est délicate et introduite avec
précaution. Les vaisseaux que vous voyez se des-
siner à sa surface étaient-ils pendant la vie traversés par le sang ? Non. Des fluides blancs seuls
y étaient contenus ; mais comme ils ne tiennent
pas en suspension des grains opaques, on ne peut
suivre avec exactitude sur le vivant leur mode de
circulation. Les capillaires lymphatiques ont des
parois aussi transparentes que les capillaires sanguins, et cependant ce que nous savons sur leurs
phénomènes dont les premiers sont le siége est
extrêmement restreint. Mettez à découvert une
membrane séreuse, vous ne voyez pas de circulation entre les interstices de son tissu qui pourtant
est principalement constitué par des infiniment
petits tuyaux. Direz-vous qu'il n'y a pas là de courants liquides ? La rapidité avec laquelle sont absorbées les matières déposées à sa surface vous
donnent la preuve du contraire. Quand par une
circonstance morbide ce système de canaux
blancs se met en rapport avec le sang qui jusque
là lui était resté étranger, vous pouvez apercevoir
des myriades de vaisseaux ramper dans l'épaisseur
de la membrane. C'est ce changement dans la couleur du fluide circulatoire qui trahit sa présence :
tant qu'il était resté diaphane, on n'avait pu étudier sa marche.

La pathologie des membranes séreuses est encore à faire. Que sait-on sur les altérations qui
frappent, soit leur propre tissu, soit leur mode
d'exhalation ? Il n'est pas rare de trouver des liquides accumulés dans leur cavité, de fausses

membranes disposées, soit par couches, soit sous
formes de filaments, des dépôts purulents entre les
mailles de leur parenchyme ; or, il n'y a qu'une
seule cause capable de produire tous ces désordres,
cette cause, vous l'avez déjà nommée, c'est l'inflammation. Oui, c'est elle qui fait que le sérum, l'albumine, la fibrine, s'échappent de leurs vaisseaux.
Comment expliquer autrement que par l'action
d'un feu subtil ces extravasations liquides ? Puisque
les phénomènes vitaux sont en lutte avec les phénomènes physiques, je ne vois rien d'étonnant à
ce que la combustion des tissus produise des col-
lections aqueuses. Voilà pourtant, Messieurs, où
on en est aujourd'hui relativement à ces questions.
Voilà ce que vous entendez répéter, en d'autres
termes peut-être, mais dans le même sens, quant
au fond de la pensée, par nos premiers praticiens.
Avais-je donc tort de vous dire que la pathologie
de ces membranes est tout entière à faire ?

Ce que je dis des surfaces séreuses est applicable
aux surfaces muqueuses. Celles-ci mises à découvert sur un animal vivant, ne paraissent contenir
que très peu de sang : beaucoup de rameaux rampent sous elles, mais ils semblent ne leur être que
contigus et ne point faire partie intégrante de leur
tissu. La blancheur naturelle de ces membranes
contraste avec la rougeur qu'elles présentent dans
les cas où leur circulation est troublée. Comparez
la conjonctive occulaire sur un œil sain ou sur un
œil malade. Vous la trouverez dans le premier cas
parcourue par de rares vaisseaux, fermée dans le
second par une lésion vasculaire, à mailles entre-

lacées de mille manières. Le sang n'est point extravasé, il est contenu dans des canaux dont vous
distinguez parfaitement la forme cylindrique, le
trajet, la direction : parfois même ils semblent su-
perposés par couches successives. N'allez pas croire
que ce soient des conduits organisés par suite d'un
travail morbide ; il n'en est rien. Ce sont simplement des capillaires qui normalement sont parcourus par des fluides autres que le sang, mais
qui l'admettent dans certaines circonstances que
nous essaierons d'apprécier plus tard. Il n'y a donc
rien de changé dans la struture anatomique de
ces infiniment petits tuyaux : la coloration des
courants qui se meuvent à leur intérieur, cause
seule la différence de leur aspect. L'absence ou la
présence de lentilles opaques rend très bien raison
du phénomène.

J'avais besoin d'entrer dans ces considérations
générales qui nous servent en quelque sorte de
prolégomènes à l'étude dont maintenant nous devons nous occuper. Il est incontestable que l'immense réservoir que nous désignons sous le nom
de capillaires est parcouru en partie par le sang,
en partie par d'autres fluides qui paraissent être
blancs. Nous ne parlons ici que du premier ordre
de vaisseaux, je veux dire de ceux qui reçoivent
les globules sanguins : c'est là seulement qu'on peut
suivre la marche des colonnes liquides.

Je serai forcé d'énoncer la théorie des phénomènes
dont ces vaisseaux sont le siége, sans la démontrer
devant vous par des preuves expérimentales. Pour
que vous pussiez juger par vous-mêmes des questions

dont nous allons vous entretenir, il faudrait que chacun d'entre vous vînt successivement appliquer son œil à l'oculaire du microscope, ce qui est incompatible avec un enseignement de la nature du nôtre. Cependant je ne désespère pas de vous rendre tous témoins des mouvements des globules dans leurs conduits capillaires. J'ai à ma disposition la chambre noire du Collége de France, et si tout est disposé à temps, vous pourrez, au moyen du microscope solaire, avoir une idée parfaitement exacte de tous les principaux phénomènes.

Il n'est pas impossible de voir sur soi-même circuler le sang dans ses infiniment petits tuyaux. Fermez les yeux, étant placé au grand jour, que vos doigts tendent les paupières de manière à les rendre le plus minces que vous pourrez : elles livreront encore passage à quelques rayons lumineux, et vous apercevrez vaguement le sang se mouvoir de la partie supérieure vers le cartilage tarse. J'ai fait hier cette expérience sur moi, et je vous engage à la répéter à votre particulier. On a très bien la conscience de courants mus dans diverses directions.

Les animaux qui servent d'habitude à ces recherches microscopiques sont, parmi les batraciens, les grenouilles et les salamandres, parmi les mammifères, les souris et les petits rats. La queue de certains poissons, à cause de la transparence des téguments, se prête encore assez bien à ce genre d'inspection. Nous extrairons du mémoire de M. Poiseuille, sur la circulation capillaire, la plupart des faits dont nous allons vous entretenir. Comme ce mémoire n'est pas encore imprimé, plusieurs passages en seront cités textuellement. Commençons par les phénomènes les plus simples.

On isole par une dissection délicate l'artère et la veine crurale d'une grenouille, puis on passe autour de la cuisse une ligature que l'on serre avec force : la circulation dans la patte ne se fait plus que par ces deux vaisseaux. L'animal est épinglé sur une lame de liége, de manière que les espaces interdigitaux correspondent à l'objectif du microscope. On examine la marche du sang dans les capillaires. Lorsqu'on s'est assuré du degré de vitesse des globules, on intercepte le cours du sang dans l'artère en laissant la veine libre. Les globules continuent encore à se mouvoir, mais avec plus de lenteur. Ce mouvement devient de plus en plus lent, et cesse tout-à-fait au bout de deux ou trois minutes. Cesse-t-on de comprimer : à l'instant chaque globule qui était dans un repos complet, part comme une flèche et reprend sa vitesse normale.

Les physiologistes qui ont vu les globules se mouvoir après que l'impulsion du cœur était suspendue, ont été tout naturellement portés à leur reconnaître une sorte de force progressive qui les dirigeait des artères vers les veines. D'autres ont prétendu que ces derniers vaisseaux exerçaient sur eux une sorte d'aspiration. Ce sont là autant d'erreurs. Il arrive aux rameaux capillaires les mêmes phénomènes que nous avons signalés dans les troncs sanguins. En nous appuyant sur ces faits qui vous sont bien connus, nous expliquons le mouvement des globules par le retrait élastique des parois artérielles au-dessous de la ligature. Quand on intercepte le passage du sang dans une artère volumineuse, ce vaisseau revient brusquement sur lui-même, la diminution de son diamétre est subite : dans les capillaires, au contraire, la rétraction est plus lente, et ces conditions diverses d'élasticité des petits et des gros tuyaux vous expliquent pourquoi dans cette expérience, les globules continuent à se mouvoir plusieurs minutes encore après l'application de la ligature.

Le mésentère d'une grenouille est séparé de l'animal et étalé sur une lame de verre. Une certaine quantité de sang s'échappe par l'ouverture faite au vaisseaux. Ceux-ci n'étant plus dilatés par le choc de la colonne lancée par le cœur, reviennent sur eux-mêmes, et le retrait de leurs parois est si prononcé qu'un certain nombre de veines et d'artéres n'ont plus qu'un diamètre moitié de leur diamétre primitif. L'écoulement ne cesse que quand les vaisseaux ont atteint les limites de leur élasticité. Mais la plupart d'entre eux ne se sont pas rétractés dans toute leur étendue : ils offrent çà et là des nœuds, des renflements. A quoi tient cette inégalité dans le retour des tuniques membraneuses vers l'axe du capillaire ? A la manière dont la petite quantité du sang restée dans le tuyau se distribue et se coagule. Des masses de globules s'accumulent-elles en plusieurs points, à chacune correspond un renflement, car les parois arrêtées dans leur retrait par cet obstacle, ne peuvent autant se resserrer que si le vaisseau était vide. C'est donc à tort qu'on avait admis divers degrés dans la force rétractile des capillaires : débarrassez la cavité de ces conduits de tout caillot, de tout corps solide, il y aura une égale diminution de diamétre dans toute leur longueur.

Une des principales preuves que l'on ait invoquées à l'appui de l'opinion qui veut que les globules du sang soient douées d'un mouvement spontané, est fondée sur l'expérience suivante. On a dit : examinez la circulation dans un capillaire et faites en même temps un petit trou en un point de ses parois. Aussitôt la direction des courants est changée. La colonne sanguine, qui tout à l'heure obéissait à une même impulsion, se sépare en deux colonnes secondaires : celles-ci mues dans un sens inverse, marchent l'une contre l'autre, affluent vers l'endroit où existe la solution de continuité et s'échappent au dehors. L'action du cœur a cessé au-delà de l'ouverture accidentelle, on ne peut donc expliquer par son influence le mouvement des globules, d'ailleurs ce mouvement est rétrograde. Quelle autre cause qu'un acte de leur volonté, un effet de leur raisonnement entraîne ces corpuscules intelligents dans telle ou telle direction ?

Messieurs, cette conclusion est spécieuse, mais en y réfléchissant, on sent qu'elle ne repose pas sur des bases légitimes. Nous savons qu'à l'état normal le sang exerce sur les parois des artères et des veines une pression supérieure à celle de l'atmosphère. Eh bien ! dans le point de section, cette pression se trouve subitement diminuée : le sang doit donc faire irruption de ce côté, en vertu des .ois de l'équilibre. Quelle que soit la direction première des courants, ils doivent se diriger vers le même orifice : ce mouvement des globules est encore favorisé par le retrait élastique des parois qui comprime circulairement la colonne sanguine et lui communique sa marche rétrograde en l'absence des contractions de la pompe. Je ne vois point la nécessité d'imaginer des hypothèses lorsque l'explication physique du phénomène est si facile et si naturelle.

Distendez par une injection un tube en caoutchouc, puis faites un trou à sa partie moyenne. Des deux extrémités du tube, le liquide se portera vers le point d'ouverture. C'est la même chose pour un tuyau vivant.

Les oscillations des globules, leurs temps d'arrêt, leurs mouvements dans diverses directions, alors que les parois de leurs tuyaux sont intactes, dépendent de la place qu'ils occupent relativement à la couche immobile. Souvent il se fait des obstructions spontanées par suite d'une agglomération de globules : ceux qui se trouvent dans le voisinage d'un rameau collatéral s'échappent par cette issue : d'autres avancent et reculent entre les mêmes limites, attendent que le passage redevienne libre. L'obstacle franchi, tous reprennent leur allure accoutumée.

Toutes les fois qu'un capillaire contient un plus grand nombre de globules que son voisin, il est le siége d'une vitesse beaucoup moindre. Cette lenteur est déterminée par le contact immédiat des globules avec la couche immobile.

Je suppose une expérience dans laquelle vous avez séparé une patte de grenouille du corps de l'animal. Pendant un certain temps les globules continuent à se mouvoir. Dans les artères, le sang est rétrograde, au contraire, dans les veines il conserve son cours naturel. Enfin, les tuniques vasculaires sont revenues, par leur élasticité, à leur diamètre normal. Tout est en repos. Inclinez légèrement la lame de verre du porte-objet, voilà que les globules se meuvent vers la partie déclive, si toutefois le sang n'est pas encore coagulé. Direz-vous que les globules, retirés tout-à-coup de leur assoupissement, se dirigent là où leur caprice les entraîne ? Cette explication serait digne de figurer à côté de tant d'autres dont les capillaires ont été l'objet. Mais laissons ces rêveries. Il est évident qu'il n'y a point là circulation, mais simple déplacement des globules entraînés par leur pesanteur spécifique plus grande que le sérum au milieu duquel ils nagent. Inclinez le porte-objet dans un sens opposé, à l'instant les globules reprennent un courant inverse. Replacez-le horizontalement, ils tendent à se remettre en équilibre, et après quelques oscillations, ils redeviennent immobiles.

Voici une autre expérience qui prouve jusqu'à l'évidence que le mouvement du sang dans les capillaires dépend de l'impulsion du cœur et du retrait élastique des parois des vaisseaux. Je l'extrais littéralement du manuscrit de M. Poiseuille.

« On prépare l'artère et la veine crurale d'une grenouille dans l'étendue de deux centimètres au moins, on dissèque aussi le nerf crural, et ces trois organes, parfaitement isolés, on passe une ligature autour de la cuisse sans comprendre les vaisseaux et nerfs cruraux. Une ligature d'attente est pratiquée sur la veine. On attache un fil à l'extrémité de chaque doigt de la patte de la même cuisse, afin de pouvoir examiner la circulation dans les espaces interdigitaux, sans la modifier par des piqûres. La grenouille épinglée sur une lame de liége, et la patte, mise sous l'objectif du microscope, on sert fortement la ligature qui comprend l'os et les muscles cruraux. On est alors certain que la circulation dans la patte ne se fait que par les vaisseaux préparés. — La circulation dans les artères, les capillaires et les veines a lieu comme avant la préparation du membre, quelquefois il y a des saccades ; les globules se meuvent plus vite dans les artères que dans les veines, dans les capillaires, la vitesse est moindre que dans ces deux ordres de vaisseaux. Dans quelques-uns cependant, elle est tantôt plus petite, tantôt plus grande, par des raisons qui ne doivent pas nous occuper maintenant. On considère d'une manière particulière une artère et une veine de l'espace digital soumis à l'investigation.

» On intercepte le cours du sang dans la veine crurale : aussitôt la progression des globules dans les vaisseaux, de l'espace interdigital qu'on examine, se fait par saccade. A cette progression saccadée qui ne dure que quelques secondes, succède un mouvement de va – et – vient. Il n'y a pas de progression, mais bien oscillation des globules. Ces oscillations dont l'amplitude, d'abord d'une longueur de cinq globules, n'est bientôt plus que de deux, conservent identiquement le même rhythme, et dans l'artère et dans les capillaires de l'espace interdigital. Ces oscillations ont lieu pendant tout le temps que la veine est comprimée. Leur nombre est de quarante-six par minute.

» En même temps qu'on comprime la veine crurale, on intercepte aussi le cours du sang dans l'artère crurale ; le mouvement oscillatoire cesse aussitôt. Il y a repos des globules dans l'artère, les capillaires et la veine de la patte. On laisse libre l'artère crurale, et les oscillations recommencent avec une même amplitude dans ces trois ordres de vaisseaux.

» Ces expériences terminées, on découvre le cœur de la grenouille. On compte aussitôt le nombre des contractions du ventricule, il en donne cent-quatre-vingt-six en quatre minutes, c'est-à-dire quarante-six en une minute.

» *Remarques*. Les oscillations des globules sont produites d'une part par le cœur qui pousse le sang dans le système artériel, les capillaires et les veines, d'autre part par le retrait des artères et des veines qui viennent d'être dilatées par l'ondée de sang lancée par le cœur. »

Une des grandes objections que l'on ait faites à ceux qui nient le mouvement spontané des globules, est celle-ci : séparez complètement une partie de l'animal vivant, par exemple une patte de grenouille, la queue d'un têtard, vous voyez le sang continuer à se mouvoir dans ses vaisseaux, et s'échapper par leurs extrémités amputées ! Il y a donc là une force indépendante de celle du cœur qui dirige les globules.

Nous ne pouvons admettre une pareille assertion. Ces mouvements des globules viennent tout simplement de l'écoulement du liquide, lequel, dans les points où les vaisseaux sont béants, trouve une pression moindre que partout ailleurs. C'est exactement la même chose que si je distendais par une injection un tube élastique : ses deux extrémités fermées, le liquide est en repos, mais l'effort communiqué par la seringue persiste toujours pour redevenir apparent dès l'instant où la cause qui y fait équilibre cesse d'agir. Ouvrez les deux robinets, le liquide s'écoule par l'une et l'autre issues. La même chose arrive pour les capillaires. Les parois se resserrent sur elles-mêmes en vertu de leur élasticité qui tenait en dépôt l'impulsion antérieure du cœur. Dans le premier cas, la puissance hydrodynamique est une seringue ; dans le second, une pompe musculaire : pourquoi appelez-vous d'un nom différent les effets identiques qui en résultent ? Ce qui est physique peut-il, au gré d'une hypothèse, devenir vital ? Je sais bien que des deux agents qui ont dilaté chacun un tuyau, l'un est organisé, l'autre est inorganique ; mais la dilatation, résultat de leur action, est un phénomène essentiellement mécanique. Aussi l'expérience, invoquée par nos adversaires, dépose contre l'opinion qu'ils défendent.

Je veux encore vous citer textuellement une autre expérience rapportée par M. Poiseuille. Elle confirme les propositions que nous avons émises plusieurs fois sur le rôle exclusivement passif des petits tuyaux. Vous allez voir qu'il n'y a point de mouvement dans les capillaires sans un mouvement correspondant dans les artères, et que tout mouvement dans les artères des troncs vers les rameaux se transmet à travers les capillaires sans éprouver en aucune manière d'accélération de la part de ces petits tuyaux.

« On *épingle* sur une lame de liége une souris
« blanche, âgée d'un mois environ. On fait une
« large incision à l'abdomen sur la ligne médiane,
« et on prépare sur une lame de verre l'intestin
« grêle et le mésentère. La vitesse des globules dans
« les artères est plus grande que dans les veines.
« Dans les capillaires où l'on distingue très-bien
« la forme des globules, elle est en général plus
« petite que dans ces deux ordres de vaisseaux. Ce
« mouvement est d'abord continu, sans saccade ni
« intermittence.

« Quarante minutes se sont écoulées, l'animal
« a la plus grande partie de ses intestins hors de
« l'abdomen; il montre beaucoup moins d'irritabi-
« lité depuis un quart-d'heure. Le sang, dans les
« artères, les capillaires et les veines, se meut
« avec moins de vitesse dans l'intervalle des con-
« tractions du cœur. Son mouvement de *continu*
« est devenu *continu-saccadé*. — Quinze minutes
« après, les saccades sont beaucoup plus pronon-
« cées; il y a lenteur extrême dans la progression

« du sang pendant l'intervalle des contractions.—
« Dix minutes se sont de nouveau écoulées , alors
« repos des globules après chaque systole du cœur;
« ce mouvement intermittent a lieu dans les ar-
« tères , les capillaires et les veines. A ce repos
« succède un mouvement rétrograde des globules
« après chaque contraction du cœur; il y a alors
« mouvement oscillatoire dans toutes les artères ;
« une grande partie des capillaires n'offrent plus
« de mouvement. — L'animal est en expérience
« depuis une heure vingt minutes, il ne donne
« plus signe de vie : l'amplitude des oscillations
« augmente de plus en plus, et les globules recu-
« lent autant qu'ils avancent dans les oscillations
« qu'ils nous offrent : il y a lutte entre les faibles
« contractions du cœur et les résistances qu'offrent
« les artères à la dilatation. Enfin, le mouvement
« des globules dans les artères devient à peine sen-
« sible ; il n'y a bientôt plus que mouvement ré-
« trograde dans les artères , repos dans les capil-
« laires, et mouvement lent, mais naturel dans
« les veines. Ce transport du sang des rameaux des
« artères et des veines vers le tronc devient de plus
« en plus lent, et il y a repos au bout de vingt
« minutes. Nous remarquons que les artères et les
« veines contiennent une bien moins grande quan-
« tité de sang : quant aux capillaires, ils n'offrent
« aucune différence.

« *Remarques*. Les mouvements de systole du
« ventricule persistent après la mort chez les ba-
« traciens ; cette persistance des contractions du
« cœur a aussi lieu après la mort chez certains

« mammifères, comme le chien, le rat, la sou-
« ris, etc. Ces mouvements qui ont encore assez
« d'énergie quand on vient d'extraire cet organe
« du corps de l'animal vivant, deviennent de plus
« en plus faibles. L'animal qui fait l'objet de notre
« expérience, par suite de l'opération à laquelle il
« était soumis, s'est affaibli de plus en plus, et en
« même temps les contractions du cœur ont perdu
« graduellement de leur énergie ; de là les mouve-
« ments *continus-saccadés, intermittents, oscilla-*
« *toires*, qui ont successivement remplacé le
« mouvement *continu*. L'animal mort, le cœur a
« continué de battre ; alors persévérance du mou-
« vement oscillatoire : mais les contractions du
« cœur devenant de plus en plus faibles, le mou-
« vement rétrograde du sang dans les artères a re-
« pris tout son empire, par suite du retrait des
« vaisseaux qui cessent d'être dilatés par le sang
« venant du cœur. De sorte qu'à la faveur de ce
« retrait des parois des vaisseaux vers leur axe, le
« mouvement rétrograde des globules s'est encore
« prolongé vingt minutes après la mort de l'ani-
« mal. »

On a vu quelquefois les globules en repos dans
un membre séparé du corps de l'animal, être pris
subitement de mouvements en sens divers. Cependant la lame de verre est restée horizontale : aucune secousse, quelque légère que ce soit, ne l'a
ébranlée. Où donc chercherez-vous la source de
ces déplacements spontanés ? ce sera dans la manière dont le microscope est éclairé. Le soleil était
couvert d'un nuage, et ce nuage vient à se dissiper.

Alors les rayons lumineux calorifiques arrivent sur le miroir, et, réfléchis par sa surface, se répandent sur la patte soumise à l'expérience. Comme les liquides se dilatent plus que les solides, le sang, trop à l'étroit dans ses tuyaux, se porte vers les points où la résistance est moindre. C'est à ce défaut d'harmonie entre la dilatation de la colonne sanguine et des parois qui la circonscrivent, qu'il faut attribuer le petit mouvement dont on a été témoin.

La même chose a lieu quand on se sert d'une lumière artificielle, telle qu'une bougie. Approche-t-on du membre la mèche enflammée, les mouvements se rétablissent; ils cessent quand elle s'éloigne.

Il suffit souvent de passer d'un lieu frais dans un lieu chaud pour produire un effet de ce genre. Si les globules étaient immobiles, ils deviendraient le siége d'un faible mouvement, parce que la température du milieu où ils se trouvent est supérieure à celle de l'endroit où on les observait d'abord.

Est-il besoin de vous parler des prétendus déplacements qu'exécuteraient volontairement les globules extraits des vaisseaux? J'ai presque honte de réfuter de pareilles absurdités. Vous avez recueilli sur une lame de verre une goutte de sang, préalablement dissoute dans de l'eau sucrée ou alcaline, et vous l'examinez au microscope. Des globules montent, d'autres descendent, d'autres oscillent incertains où se fixer. Est-ce à leur caprice qu'ils obéissent? Non, mais tout bonnement aux lois de l'équilibre : les plus pesants vont au fond, les plus légers à la surface. Vous observez le même phénomène quand vous suspendez des particules colorantes dans de l'eau distillée. Avant que la liqueur soit en repos parfait, il y a des mouvements irréguliers qui dépendent, comme dans le cas précédent, de la pesanteur spécifique des corpuscules et des courants établis.

Souvent aussi la lumière est inégalement répartie sur la gouttelette soumise à l'inspection. Les points les plus échauffés se dilatent davantage : de là de nouvelles oscillations des globules.

Le plus souvent, afin de mieux isoler les lenticules du sang, on étale la couche sur une lame de verre, puis on place par-dessus une seconde lame. Pendant quelques instants on voit des mouvements dans le liquide, mais ces mouvements dépendent encore du rétablissement de l'équilibre. Les globules se dirigent vers les endroits où la pression est moins considérable. Une fois que la pression est partout semblable, tous restent en repos.

Ainsi, messieurs, que nous étudiions la marche des globules, soit dans leurs tuyaux, alors qu'ils se meuvent librement, ou que nous créions des obstacles à leurs mouvements, soit hors de leurs tuyaux, alors qu'ils sont étalés sur une surface transparente, jamais, non, jamais, nous ne rencontrerons quoi que ce soit qui puisse faire soupçonner en eux une action vitale, indépendante des lois physiques. Je sais bien que l'opinion contraire a été et est encore professée par des hommes fort honorables. On a fait des expériences, je les accepte : on en a déduit des conséquences, je les récuse; pourquoi? parce que de telles déductions ne sont pas l'appréciation sévère et exacte des phénomènes. Eh! que m'importe à moi que les globules jouissent ou ne jouissent pas d'une vitalité spéciale! Pour l'agrément de la description, je voudrais que ce qu'on en raconte fût exact. Ce serait, certes, bien plus piquant et récréatif de voir tous ces corpuscules se promener spontanément dans le liquide qui les charrie, aller, venir, se heurter, sans s'égarer dans ce dédale de vaisseaux, et, par un admirable instinct, pourvoir aux besoins de l'économie tout entière. L'esprit se complaît à ces fantastiques créations. Il est dans le caractère de l'homme d'accueillir tout ce qui peut le grandir à ses yeux : fier de son intelligence, il se complaît à la supposer partout où il entrevoit quelque mystère, il aimerait à retrouver dans chaque particule de son corps des êtres intelligents. Mais, messieurs, il faut bien nous accoutumer à ne point étudier la nature dans ce qu'on voudrait qu'elle fût, mais bien dans ce qu'elle est réellement. Nous y gagnerons, parce que la découverte du vrai est toujours un événement heureux : nous y gagnerons, car ses œuvres sont beaucoup plus parfaites que tout ce que notre imagination s'évertue à enfanter.

SEIZIÈME LEÇON.

21 Juin 1837.

Messieurs,

Une des grandes erreurs des physiologistes du siècle dernier et même de notre époque, c'est d'avoir envisagé la circulation dans les capillaires comme soumise à d'autres lois que la circulation dans les gros vaisseaux. Nous avons examiné les principaux phénomènes qui se passent dans l'un et l'autre systèmes, et il est resté démontré pour nous qu'ils ne diffèrent que par les explications dont ils ont été l'objet, mais qu'en réalité ils s'enchaînent, se confondent en une commune origine. Qui oserait encore contester l'influence toute puissante du cœur sur la marche du liquide dans ses infiniment petits tuyaux ? N'avons-nous pas vu la colonne sanguine offrir des battements à chaque contraction de cet organe ? Ils diminuaient quand l'impulsion s'affaiblissait, ils augmentaient quand elle grandissait. De même quand interceptant brusquement le passage du sang dans une artère volumineuse, ce liquide continue à se mouvoir dans le bout de l'artère qui donne naissance aux capillaires, de même ceux-ci sont encore pendant quelques instants traversés par des courants intérieurs quand le choc du cœur ne retentit plus jusqu'à eux. Il n'y a point aspiration de la part des radicules veineuses, il n'y a point locomotion instinctive ou spontanée des globules, il y a simple conséquence du retrait des parois élastiques. Ainsi le cœur en se contractant, les vaisseaux en se resserrant impriment aux colonnes sanguines leur marche normale. Quand ces deux causes agissent, il y a saccade : quand l'action de la première est neutralisée, le mouvement saccadé est transformé en mouvement uniforme, qui persiste jusqu'à ce que l'élasticité des tuyaux membraneux soit tout-à-fait épuisée, alors tout mouvement cesse. A ceux qui demanderaient en quoi les phénomènes hydrodynamiques des vaisseaux gros ou petits se ressemblent, nous répondrons par une question inverse : nous leur demanderons en quoi ils diffèrent. Je ne vois que des rapprochements à établir, aucune distinction importante à admettre.

C'eût été de notre part une grave omission que de négliger d'explorer, je ne dis pas la marche des globules dans leur ensemble, mais même l'allure isolée de chacun. Nous en avons vu se porter dans un sens, dans un autre, osciller, rétrograder, tourner sur eux-mêmes : il serait superflu de revenir sur ces questions de physique. Elles vous sont suffisamment connues , leur mécanisme est des plus simples.

Cependant il est une particularité sur laquelle nous avons dû spécialement insister, car elle appartient tout entière aux petits vaisseaux dont nous étudions le rôle dans la circulation, je veux parler de la couche immobile adhérente aux parois. Avant que M. Poiseuille en eût signalé l'existence , il était impossible de se rendre un compte raisonnable des divers degrés de vitesse dont chaque globule est doué dans un même tuyau. Quand on voyait un globule subitement arrêté dans sa marche, rester en repos un instant , puis reprendre sa direction première, sans que l'action du cœur parût intermittente ou que les parois vasculaires offrissent dans leur diamètre la moindre modification, comment se refuser à reconnaître l'intervention d'une puissance occulte et mystérieuse ? Une semblable supposition ne serait plus aujourd'hui excusable. Un soupçon , un doute , serait l'aveu d'une honteuse ignorance.

Je dirai la même chose du mouvement des globules dans les capillaires d'un membre séparé du corps. Il en est des artères comme des verges métalliques qui servent de ressort : elles reviennent sur elles-mêmes tant que l'effort qui les avait dilatées n'est pas anéanti. Vous faites cesser l'impulsion du cœur, d'accord , mais vous n'empêchez pas que les effets antérieurs de cette impulsion ne persistent, vous n'empêchez pas que les tuniques vasculaires, préalablement distendues , ne se rétractent. En se rétractant , elles pressent le sang

et précipitent ce liquide vers les issues où la résistance est moindre. De là , cet écoulement par les
orifices amputés, ce reflux contre le courant naturel, cette tendance à se porter partout où s'offre
une issue. Au lieu de séparer le vaisseau transver-
salement, faites une simple ponction à ses parois;
le résultat sera le même, et les globules accourront
de tous les points circonvoisins vers l'ouverture
accidentelle.

Un premier pas à faire dans l'histoire physiologique et anatomique des capillaires, serait de les
distinguer en groupes reconnaissables à un type
particulier. Ce que nous venons de dire de ces infiniment petits tuyaux est très facile à vérifier sur
les tissus où ils marchent isolés : ainsi, le mésentère
de jeunes animaux, la vessie de petits rats, distendue par l'urine (et elle l'est au moment de leur naissance), l'espace interdigital des pattes de grenouille
sont très propres à ces investigations microscopiques. Mais bien que tout capillaire, pris d'une manière abstraite, puisse toujours être envisagé comme
un simple vaisseau commençant par être artère pour
terminer par être veine, il y a des différences à signaler, quant à la manière dont il se comporte dans
ces parties dont il concourt à former le parenchyme. Ici commence une série de difficultés nouvelles. Aurez-vous recours aux injections ? nous
nous sommes expliqués sur les avantages et les inconvénients de ce procédé d'étude. Supposons que
vous ayez mis la patience et l'habileté nécessaires
pour n'introduire la liqueur colorante que dans
les vaisseaux traversés par le sang durant la vie,

vous n'aurez pas encore une image bien nette de la disposition du réseau capillaire. Il vous faudrait pour cela graduer la force qui pousse l'injection à la résistance des parois vasculaires, composer un mélange qui ne fût pas susceptible de s'insinuer dans les pores des membranes. Malheureusement nous sommes bien loin de cette perfection. Presque toujours il se fait des extravasations, soit par suite de déchirure, soit par suite d'imbibition : le plus souvent ces deux causes agissent à la fois, de sorte qu'au lieu de canaux linéaires, on obtient une succession de petits cylindres interrompus par des renflements ou des crevasses multiples.

J'ignore jusqu'à quel point ces obstacles ont été surmontés par un anatomiste allemand, M. Berrès. L'ouvrage qu'il vient de publier à Vienne sous le titre de *Anatomia partium microscopicarum corporis humani* renferme une description détaillée des vaisseaux capillaires. Ce travail est un des plus complets qui aient paru jusqu'ici. Au texte est joint un atlas de planches représentant les divers modes d'arrangement, d'anastomose des infiniment petits tuyaux ainsi que le microscope dont l'auteur s'est servi. Malgré tous les soins que M. Berrès paraît avoir apporté à l'exécution de ses recherches, je n'oserais affirmer que la lacune qui existait dans la science relativement à l'histoire de ces vaisseaux soit entièrement comblée. Je crois déjà vous avoir signalé des omissions dans ce travail; si nous passions en revue la classification dans ses détails, nous aurions sans doute quelques critiques à faire, quelques erreurs à relever. Comme cet examen serait pour nous plutôt un objet de curiosité que d'étude véritablement instructive , et que ce qui nous importe surtout, c'est d'avoir une idée générale des grandes divisions du système vasculaire , je me contenterai d'énumérer les seize classes établies par le professeur allemand. Plus tard , nous reviendrons sur ces particularités de structure. Je citerai le texte latin, car pour le traduire en français , il me faudrait recourir à des périphrases , sans quoi il serait inintelligible.

1re classe. — *Plexus vasculosus linealis cruciatus.*

2e — *Plexus vasculosus undulatus fortior.*

3e — *Plexus vasculosus undulatus tenuis.*

4e — *Plexus vasculosus linealis pectinatus.*

5e — *Plexus vasculosus, erectilis linealis.*

6e — *Vasa arcuata , plexus vasculosi dentritici.*

7^e — *Plexus vasculosus longitudinalis solidus.*

8^e — *Plexus vasculosus dentriticus.*

9^e — *Plexus vasculosus longitudinalis reticularis.*

10^e — *Plexus vasculosus longitudinalis cellularis.*

11^e — *Plexus vasculosus excentricus longitudinalis ramosus.*

12^e — *Vasa tenuissima, plexus vasculosi linealis cruciati.*

13e — *Plexus vasculosus maculoso longitudinalis.*

14ᵉ — *Plexus vasculosus excentricus radiatus.*

15ᵉ — *Plexus vasculosus excentricus sarmentosus involvens.*

16ᵉ — *Plexus vasculosus penicilliformis erectilis.*

Vous voyez, Messieurs, que rien n'est plus arbitraire que cette classification. La dénomination de chaque groupe indique jusqu'à un certain point la disposition des vaisseaux; mais ces divers aspects, ces diverses nuances ne dépendent-elles pas plutôt des coupes faites pour étudier les tissus que d'une différence véritable dans l'arrangement du réseau capillaire ? Quoi qu'il en soit, j'ai eu l'autre jour l'occasion de reconnaître la variété indiquée par la classe 14. J'examinais un rein injecté, et il m'a semblé distinguer parfaitement les rameaux se dirigeant du centre à la périphérie, et se terminant par un bouquet flexueux, à mailles radiées. Entre chaque branche vasculaire était interposé un lobule creusé d'une sorte de gouttière. J'ai encore vérifié l'exactitude de plusieurs autres groupes ; aussi ce travail m'inspire-t-il quelque confiance.

Il est encore besoin de nouvelles recherches sur la structure intime des capillaires , pour qu'on puisse généraliser d'une manière absolue ce que nous avons dit du cours du sang dans leur cavité. Il faudrait pouvoir comparer ensemble les principaux appareils. L'organe qui secrète l'urine, la salive, ne doit point, par sa disposition vasculaire, ressembler à celui qui sécrète la bile, le suc pancréatique. Chaque tissu, chaque parenchyme a son mécanisme spécial, par conséquent, sa texture est appropriée aux fonctions qui lui sont dévolues. Les parois des vaisseaux ne doivent-elles pas elles-mêmes offrir dans leur porosité mille degrés différents, suivant qu'elles livrent passage à tels ou tels matériaux du sang ? Il y a là une immense mine à exploiter. Les diverses sécrétions muqueuses, séreuses, glanduleuses, la nutrition, ces phénomènes si admirables et si complexes à la fois, toutes ces questions de haute physiologie ne peuvent être éclaircies que par une connaissance approfondie de l'organisation des tissus, des membranes et des parenchymes.

Mais, Messieurs, ne concentrons point sur un seul objet toute notre attention. Si les solides méritent de notre part d'être pris en grande considération, il est une autre étude, plus importante encore, qui réclame à juste titre notre sollicitude. Comment espérer de modifier la manière d'être et de fonctionner de nos tissus, tant que nous négligerons l'examen des liquides ? Ne sont-ce pas eux qui leur portent, dans l'état de santé, de quoi réparer leurs pertes, dans l'état de maladie, de quoi guérir leurs lésions ? C'est la seule voie ouverte à nos agents médicamenteux, c'est la seule source où nos organes puisent la vigueur et la vie.

Nous avons marché depuis le commencement du précédent semestre ; ce qui n'était alors pour nous qu'un soupçon est devenu un fait ; ce qui n'était qu'une conjecture est devenue une certitude. Déjà des expériences antérieures nous avaient mis sur la voie des troubles qu'entraîne dans l'organisme une altération du liquide animal : l'injection dans les veines, de diverses substances, avait déterminé dans le poumon, des altérations trop graves, pour que notre esprit ne fût point dirigé vers de nouvelles recherches. Nous les avons entreprises : le résultat, j'ose le dire, a dépassé notre attente. Faites appel à vos souvenirs.

Pour être apte à circuler, le sang doit réunir tous les caractères physiques et chimiques qui le constituent normalement. S'il devient trop aqueux, il passe à travers les parois de ses conduits et s'épanche dans les tissus voisins. Essayez sur l'animal vivant d'injecter de l'eau dans une artère mésentérique, le liquide s'échappera par la veine, mais il en sortira moins qu'il n'en a pénétré : pourquoi? parce que vous avez déterminé des extravasations par imbibition. En incisant le tissu de l'intestin, il vous paraîtra plus pâle, plus gonflé, plus pésant : ses parois seront devenues plus épaisses par suite du dépôt d'une certaine quantité d'eau entre les tuniques qui constituent son tissu. Répétez sur le cadavre la même expérience, les résultats seront tout-à-fait semblables. Ainsi, par le seul fait de cette prédominance de l'élément aqueux, le sang cesse de pouvoir servir à la circulation.

Au lieu d'augmenter la fluidité du sang, rendez-le plus visqueux, en introduisant directement dans le système vasculaire des liqueurs mucilagineuses, telles que le sirop de gomme, le sirop de dextrine : les petits vaisseaux se bouchent et la mort arrive. Cependant, portées dans l'estomac, quoi de plus innocent que ces substances?

Il est donc pour le sang un certain degré de viscosité, en–deçà et au-delà duquel la circulation est
impossible. Ce n'est pas impunément que dans nos
expériences ou dans les maladies cette propriété
physique se trouve modifiée. Ce qu'on appelle inflammation est produit à volonté par une injection
dans les veines d'eau distillée ou de liqueur siru-
peuse.

Dans le scorbut, dans la *purpura hemorrhagica*,
le sang s'échappe entre les lames intersticielles de
la peau, au sein des cavités splanchniques, dans
la profondeur même des parenchymes. Il ne res-
pecte plus les limites que la nature a opposées
à sa fuite hors de ses canaux : les parois vasculaires sont un obstacle impuissant à son extravasation. Nous retrouvons cette exhalation morbide chez les animaux qui ont reçu dans les veines
de notables quantités d'eau distillée. Croyez-vous
qu'il n'y ait pas quelques rapprochements à établir entre ces états de l'économie ? Ce que nous
savons des modifications apportées au cours du
sang pour la combinaison artificielle de ses matériaux, ne peut-il pas nous mettre sur la voie de
ces troubles qui frappent l'universalité des tissus ?
L'alimentation, l'état hygrométrique de l'atmosphère exercent une influence non douteuse sur cette
tendance aux hémorrhagies capillaires. Certaines
localités y paraissent plus exposées que d'autres,
souvent même ces affections y règnent d'une manière endémique, et en général, elles y sont d'autant plus fréquentes, d'autant plus graves, que les
conditions hygiéniques sont plus défavorables.

Ici se présente une question importante : Les solides sont-ils seuls altérés, ou bien les liquides sont-ils en même temps malades ? Il y a lésion simultanée des liquides et des solides. On peut même établir, d'après le caractère et le mode d'invasion de ces troubles généraux, que les liquides sont primitivement atteints et que la désorganisation des solides n'est qu'un simple accident, qu'une inévitable conséquence.

Il n'y a pas long-temps que M. Marjolin a cité dans une de ses leçons, à la Faculté, l'observation d'un homme qui ne pouvait faire un mouvement violent, un effort, sans voir à l'instant se former des ecchymoses. Ce fait est fort curieux. Son authenticité ne peut être révoquée en doute, car le témoignage du professeur qui l'a rapporté en est une preuve irrécusable; mais ce que je ne puis admettre, c'est l'explication qu'on a cru devoir en donner. C'est à un affaiblissement du système capillaire, à un défaut de tonicité des petits tuyaux qu'on a rapporté ces exhalations spontanées du sang hors de ses vaisseaux. Avant les dernières expériences que nous avons eu l'occasion de faire, j'aurais été plus porté que maintenant à attribuer aux solides un rôle tout-puissant dans la production de semblables phénomènes. Pour moi, je ne doute pas que chez cette personne, il n'y ait eu une altération du sang. A chaque effort, la pression supportée par les vaisseaux augmentait, et conséquemment le sang trouvait plus de facilité à s'imbiber dans leurs parois et à se déposer dans les tissus environnants. Je ne connais pas les détails de l'observation, aussi ne puis-je asseoir mes soupçons que sur les renseignements que m'a fournis un élève qui assistait au cours de M. Marjolin. Ce qu'on m'a raconté de ce malade m'a semblé, je le répète, s'expliquer admirablement par une altération des liquides.

Ne pourrait-on pas rapprocher ce cas d'un autre, non moins intéressant, observé dernièrement dans le service de M. Roux, à l'Hôtel-Dieu? Un homme entre à l'hôpital pour une hémorrhagie survenue subitement dans la paume de la main au moment où il faisait un effort. Le tamponnement, la compression, tout fut inutile pour arrêter le sang. Il fallut lier l'artère radiale, puis la cubitale, puis enfin, je crois, l'humérale. Cependant l'hémorrhagie reparaissait toujours. Ces opérations successives épuisèrent l'individu affaibli déjà par des pertes abondantes : il finit par succomber. Je regrette qu'on n'ait pas fait l'analyse du sang, car il est probable qu'on l'aurait trouvé altéré, et non coagulable.

La chimie animale ne nous a encore fourni que bien peu de renseignements en comparaison de ceux qu'il nous reste encore à réclamer d'elle. Il faut être bien pénétré de l'importance de ces études et de l'avenir immense réservé à leur succès, pour ne point se laisser rebuter par les difficultés de tout genre dont elles sont hérissées. Elles réclament de la patience, de l'habitude, une sorte de dévouement pour la science. Le temps que vous employez à découvrir un fait, un autre l'aura consacré à imaginer des hypothèses : lequel de vous ou de lui aura le mieux mérité de l'humanité? Ne le demandez pas à ce public aveugle qui juge sans contrôle, condamne sans appel, et que son caprice bizarre entraine vers de bizarres productions. Ce n'est pas à lui que vos travaux s'adressent, mais bien aux hommes graves, qui tôt ou tard sauront les apprécier.

Les nombreux matériaux qui entrent dans la composition du sang rendent leur isolement très difficile, l'évaluation de leurs proportions très délicate. Comment reconnaitre, au milieu de tant de principes différents, la présence de quelques atômes étrangers? Cependant il n'en faut souvent pas davantage pour altérer profondément le sang et le dénaturer au point qu'il ne peut plus remplir les fonctions auxquelles il est destiné. Vous connaissez ces expériences où nous avons injecté dans les veines des matières putrides : quelques parcelles sont à peine passées dans la circulation que l'animal est pris d'accidents formidables. Il rejette, par le vomissement, un liquide noirâtre, poisseux, qui n'est autre chose que du sang échappé par exhalation à la surface de l'estomac. La membrane muqueuse, dans toute la longueur de l'intestin est soulevée par des dépôts sanguins, épanchés sous elle, dans le tissu cellulaire. Sont-ce les parois des vaisseaux qui ont été modifiées? Non, évidemment; c'est le sang qui est altéré et dont les propriétés cessent d'être en harmonie avec celles de ses conduits. Nous savons cela, parce que nous sommes nous-mêmes les auteurs du désordre. Mais si ces symptômes se fussent développés sans notre participation, aurions-nous pu, privés des lumières de la chimie, reconnaître le point de départ de la maladie ? C'est justement le cas où nous nous trouvons dans maintes circonstances. Nous appelons alors anomalie ce qui échappe aux lois inventées par nous, mais ces prétendues anomalies sont en tout conformes aux lois de la nature.

Le fameux vomissement noir de la fièvre jaune tient-il, comme on l'a prétendu, à une gastrite de nature spécifique ? Le mot de spécifique est souvent mis à contribution par ceux qui bornent tout leur savoir-faire à être inintelligibles. Tout ce qui contrarie leur manière de voir devient nécessairement spécifique. Ces messieurs, à ce compte, ont toujours raison. L'inflammation est le tronc sur lequel sont greffées toutes les maladies ; seulement quelques épithètes permettent de les distinguer. Malgré notre constante intention de faire aux opinions des autres les concessions qui nous paraîtront raisonnables et justes, nous sommes encore obligés de ne voir dans ce vomissement noir que le produit d'une exhalation morbide, par suite d'une altération profonde du sang, altération qui a pour principal caractère de faciliter son extravasation. On sait, et tous les observateurs l'ont signalé, on sait que ces graves symptômes dépendent de l'introduction par la respiration ou par d'autres voies, de substances animales ou végétales en putréfaction. C'est littéralement le phénomène que nous développons à notre gré sur l'animal vivant ; tant il est vrai que la pathologie de l'homme repose tout entière sur la physiologie expérimentale.

S'il était possible de soustraire isolément au sang les matériaux dont la réunion et la combinaison chimique constituent sa structure normale, je ne doute pas qu'on n'obtint des renseignements fort intéressants sur les grandes fonctions de l'économie. Telle propriété qui nous paraît insignifiante et que nous mentionnons à peine, est peut-être étroitement unie à l'intégrité de l'organisme. J'en veux pour preuves les découvertes que nous avons été amenés à faire pendant le précédent semestre.

En vous énumérant les caractères physiques du sang, je vous avais simplement signalé sa coagulabilité, sans insister sur l'importance qu'elle pouvait avoir dans la facilité plus ou moins grande avec laquelle s'accomplissent les phénomènes hydrodynamiques. Il y a plus, ce qui me frappait surtout, dans cette propriété qu'a le liquide de se prendre en masse, c'étaient les obstacles sans cesse renaissants qui devaient en résulter pour sa marche dans ses tuyaux. Mais, Messieurs, nous n'envisagions qu'une fraction de la question. A côté de ces complications était un admirable artifice, dont nous avions méconnu jusqu'alors l'existence. Ayant voulu enlever au sang la faculté dont il jouit de se prendre en masse, nous en avons soustrait la fibrine : aussitôt l'animal est mort. La même expérience répétée plusieurs fois sur divers animaux, nous a donné les mêmes résultats. Toujours nous avons vu la soustraction brusque de la partie coagulable du sang entraîner immédiatement la cessation de la vie. Hé quoi ! au lieu de simplifier le problème, nous l'avions compliqué ! Voilà, diraient les adeptes d'un vitalisme absolu, voilà à quoi on s'expose en voulant appliquer aux corps organisés ce qui appartient à la matière inerte. Tant que le sang était propre à circuler dans des tuyaux vivants, il ne pouvait se mouvoir dans des tuyaux métalliques. Vous lui ôtez la propriété de former caillot : il peut alors se mouvoir dans des tuyaux métalliques, mais en même temps il de- impropre à circuler dans des tuyaux vivants. Les lois physiques et les lois vitales se sont mutuellement exclues.

Cette assertion, Messieurs, ne me parait pas seulement aller au-delà des faits, mais encore reposer sur des bases ruineuses. Qu'avons-nous modifié en enlevant la fibrine du sang ? La composition du liquide, et non pas sa vitalité. Réinjecté dans le torrent circulatoire, il n'agit point comme principe vénéneux: ce n'est pas aux tissus des organes qu'il s'attaque, c'est aux parois de ses propres canaux ; ce n'est pas parce qu'il vient toucher les parties les plus délicates et les plus susceptibles de l'organisme qu'il produit la mort, c'est, au contraire, parce qu'il ne peut arriver jusques à elle, retenu qu'il est dans ses vaisseaux, qui se sont laissé imbiber. Ceci est si vrai, que vous pouvez impunément soustraire des masses assez considérables de fibrine, pourvu que vous ayez la précaution d'en enlever peu à la fois, et de mettre entre chaque expérience un certain intervalle. Ces essais, nous les avons tentés. Vous vous rappelez plusieurs animaux chez lesquels nous avons gra-

duellement retiré du sang des quantités données
de fibrine : les accidents ont été nuls ou peu intenses, tandis qu'ils étaient foudroyants chez ceux
qui se trouvaient spontanément privés de cet élément coagulable. A l'autopsie nous trouvions des
extravasations morbides dans tous les tissus riches en vaisseaux capillaires. Les gros troncs eux-
mêmes en étaient le siége , ainsi que l'attestaient
des plaques rougeâtres étalées sur leur membrane
interne. Ce n'était pas seulement du sang déposé à
la surface des parois , il avait pénétré dans leur
épaisseur , entre leurs tuniques , car la coloration
ne disparaissait pas par le frottement. Tout l'appareil vasculaire était transformé , dirait certaine
école , en un vaste foyer d'inflammation , dont le
sang était le brandon incendiaire.

S'il est vrai que les épanchements sanguins survenus pendant la vie ne dépendent que d'un défaut d'harmonie entre le liquide et ses tuyaux, les
mêmes effets devront être observés sur le cadavre.
Vous allez en juger.

Voici un intestin que j'ai fait injecter avec du
sang défibriné. Vous apercevez à la couleur de
l'organe que les parois des tuyaux se sont laissé
traverser à la manière d'une éponge. Au lieu d'anses vasculaires, on trouve des traînées rougeâtres,
dont le centre est occupé par un cylindre membraneux , la circonférence, par des tissus imprégnés de matière colorante. Il semblerait qu'il s'est
fait des crevasses, par lesquelles s'est échappée
l'injection : ce n'est qu'une fausse apparence. C'est
à travers les porosités naturelles des parois que le

sang, privé de sa fibrine, a trouvé une issue.

Ainsi, voilà un fait que l'on ignorait, savoir que le sang dépouillé de la propriété de se prendre en masse, n'est plus apte à se mouvoir dans ses vaisseaux. Je reviens à dessein sur ces questions que nous avons déjà abordées à propos de la circulation du poumon. Comme ces phénomènes se passent dans les capillaires, non-seulement de l'appareil respiratoire, mais aussi dans ceux de la généralité des tissus, et que nous faisons ici l'histoire des infiniment petits tuyaux de toute l'économie, nous ne pouvons nous dispenser de consacrer quelques instants à leur examen.

Chez les animaux auxquels on soustrait graduellement la fibrine, le sang ne paraît pas privé en proportion de ses pertes de la faculté de se coaguler. Déjà la plus grande partie de la fibrine a été retirée du corps de l'animal, et cependant le sang extrait de la veine se sépare encore en deux parties, l'une liquide, l'autre solide. La partie solide offre des caractères particuliers sur lesquels nous reviendrons : c'est une sorte de principe immédiat sur les confins de l'albumine et de la fibrine proprement dite. Sa composition est d'autant plus importante à analyser, que c'est à sa présence dans le fluide circulatoire que le sang doit de pouvoir traverser ses conduits sans s'extravaser dans leurs parois. Dans les soustractions spontanées de la fibrine, elle n'a pas le temps de s'organiser. Le sang ne peut plus former caillot : de là l'instantanéité des accidents mortels.

Une dernière preuve, plus concluante encore

que toutes les précédentes , démontre que ce n'est
pas seulement parce que le sang est privé d'un de
ses matériaux , la fibrine , qu'il ne peut plus circuler , mais bien parce qu'il cesse d'être coagulable. Il est des substances qui ont la faculté d'entretenir la fluidité du liquide vivant. Tel est en
particulier le sous-carbonate de soude. En l'injec-
tant dans les veines , nous empêchions le sang de
pouvoir se prendre en masse, tout en conservant le
nombre de ses principes constituants dans son intégrité normale. Car en quoi quelques grains de ce sel
introduits dans l'économie pouvaient-ils exercer
une action délétère, lorsque plusieurs gros sont chaque jour prescrits sans danger dans le traitement
des maladies ? Nous ne nous attaquions , je le répète , qu'à une propriété physique du sang , qu'à
sa coagulabilité. Cependant vous fûtes frappés
comme moi de la rapidité de la mort de l'animal.
Nous crûmes même un instant nous être trempés
de substance , et , au lieu de sous-carbonate de
soude , avoir fait usage d'un sel vénéneux. Il n'en
était rien. L'expérience répétée à plusieurs reprises nous donna constamment les mêmes résultats,
et il resta bien prouvé pour nous que la cause de
la mort devait être cherchée dans un défaut de
coagulabilité du sang. Les animaux ouverts à l'instant où ils venaient de succomber, les altérations
organiques parurent littéralement semblables à
celles que déterminait la soustraction de la fibrine:
même injection de la face interne des vaisseaux ;
même extravasation de la matière colorante, même
engouement du parenchyme pulmonaire , des tis-

sus caverneux et de tous les organes à texture vas·
culaire. Le sang était épanché entre les fibres des
muscles , les grains des glandes, les lamelles des
membranes. Partout des exhalations sanguines ,
partout des traces d'hémorrhagies capillaires.

Suivant que le sang perdait en totalité ou en
partie la faculté de se coaguler, les accidents sui-
vaient une marche rapide ou lente. L'injection de
dix grammes de sous-carbonate de soude rendait
les animaux simplement malades, tandis que trente
à quarante grammes les tuaient immédiatement.
Nous avions déjà fait les mêmes remarques sur la
fibrine , suivant que nous la retirions à petite ou
à haute dose. Ces résultats ne doivent point vous
surprendre. Puisque nous nous attaquions au même
principe , il fallait bien que les conséquences offrissent dans leur enchaînement et leur succession
une physionomie régulière.

Vous voyez , Messieurs , de quelle importance
il est dans le traitement des maladies de ne jamais
négliger l'examen du sang. Les anciens médecins
parlent sans cesse de sa décomposition, de sa liquidité , de la mollesse et de la friabilité du caillot :
le vulgaire sait aussi que le sang peut s'altérer;
c'est ce qu'il exprime, dans son langage, en disant
qu'il est gâté, tourné, corrompu. Mais dans ces
derniers temps , sous prétexte de tout réformer ,
on a tout bouleversé. Les altérations du sang ont
été traitées de chimères, les observateurs qui les
avaient signalées , taxés d'ignorance. Les solides
seuls ont eu le privilége d'être malades. Cependant, pour rester dans les limites de la question

qui nous occupe , il est incontestable qu'un sang privé de la faculté de se prendre en masse ne circule plus aussi bien que celui qui conserve sa coagulabilité. C'est ce que vous savez déjà , et ce que nous nous proposons de vous démontrer encore par de nouvelles expériences. Car c'est là , proclamons-le hautement, une carrière nouvelle ouverte aux médecins qui sentent le vague et l'incertitude de leur science; c'est là qu'on va trouver des lumières inattendues sur la nature des maladies graves , et sans doute sur les moyens de les combattre.

Cette fois encore , un simple fait physiologique aura tout-à-coup grandi et perfectionné une des branches de la médecine.

DIX-SEPTIÈME LEÇON.

25 juin 1837.

Messieurs,

Un caractère commun à tous les capillaires, dans quelque point de l'économie que vous les étudiiez, c'est leur excessive ténuité. Les différences qu'ils offrent à considérer portent spécialement sur les flexuosités de leur trajet, leurs anastomoses, leurs communications plus ou moins libres avec les veines et les artères dont ils sont et l'origine et la terminaison. Les considérations générales dans lesquelles nous sommes entrés sont applicables à l'ensemble du système capillaire : pour que ces données anatomiques fussent complètes et embrassassent les détails de structure particuliers à chaque tissu pris isolément, il faudrait avec le microscope explorer chaque organe au moment où le sang se meut dans les vaisseaux de son parenchyme. Les globules, par leur déplacement, leur nombre, leur degré de vitesse indiquent la direction et le calibre des tuyaux qu'ils traversent. Tout mouvement de translation cesse en même temps que la vie; aussi est-ce seulement pendant qu'elle persiste qu'on peut étudier la disposition matérielle des capillaires. Sur le cadavre, on aperçoit bien des tubes membraneux; mais il est impossible de savoir s'ils sont habituellement traversés par le sang ou par des fluides d'une autre nature. L'anatomie elle-même n'est donc ici autre chose que de la physiologie expérimentale.

Il suffit d'examiner la texture vasculaire de quelques tissus pour sentir tout le néant des hypothèses qui reconnaissent aux infiniment petits tuyaux un rôle actif dans la circulation. Prenez un os. A l'exception de l'artère nourricière, il ne renferme point de vaisseaux proprement dits, et c'est de proche en proche, de cellule en cellule que le sang se meut dans son épaisseur. Absence de conduits membraneux, par conséquent, impossibilité de contraction des parois. Si vous refusez toute action au cœur, quelle sera la puissance qui mettra le liquide en mouvement?

L'étude de la circulation cérébrale exclut aussi toute intervention active de la part des capillaires. D'abord il n'est pas encore démontré pour moi que les canaux creusés dans la substance nerveuse soient le prolongement des vaisseaux qui se déploient dans les mailles de la pie-mère. L'autre jour j'examinais au microscope des portions d'encéphale, et il m'a été impossible d'isoler les lamelles membraneuses qu'on suppose tapisser la face interne de ces conduits. J'ai bien aperçu vers les points de section quelques franges inégales flotter sur les bords d'orifices tronqués, mais étaient-ce bien les débris des tuniques vasculaires? je n'oserais l'affirmer. Quoi qu'il en soit, en supposant l'existence des parois véritable, leur adhérence à la pulpe cérébrale ne leur permettrait pas de se resserrer pour faire avancer le sang. C'est donc l'impulsion de l'ondée sanguine dans les grosses artères qui va retentir jusque dans les ramifications capillaires. Cette impulsion, d'où vient-elle? Du cœur. Le cœur est donc en définitive le centre d'où émanent les forces subdivisées à l'infini qui font marcher le sang dans les troncs les plus volumineux comme dans les radicules les plus grêles. Que nous procédions par l'observation directe ou par la voie d'exclusion, toujours nous arrivons à cette inévitable conséquence. Il n'y a pas moyen d'en sortir.

Je pourrais multiplier ces exemples et faire ressortir davantage combien sont invraisemblables, combien sont absurdes toutes ces prétendues explications qui servent encore aujourd'hui de base aux théories sur le cours du sang dans les capillaires. Mais le temps nous presse; il nous reste trop de questions nouvelles à aborder pour que nous puissions épuiser celles qui déjà nous sont en grande partie familières.

Quelque grossiers que soient nos procédés actuels d'injection, quelqu'inexacte que soit l'image qu'ils nous présentent de la disposition matérielle des petits tuyaux, j'ai dû y recourir pour vous donner une idée des principales variétés du sys-

tème capillaire. On est obligé d'injecter des liqueurs
colorées, sans quoi rien ne distinguerait les vaisseaux des tissus au sein desquels ils rampent. Au
premier aspect, la matière semble avoir pénétré
partout, mais en examinant avec plus d'attention,
on s'assure bientôt que sa viscosité, la grosseur de
ses grains l'ont empêchée d'aller au-delà de certaines limites. L'injection se termine brusquement
dans certains points, comme si le redressement
d'une soupape l'eût arrêtée ou qu'on l'eût coupée
avec un instrument tranchant. Ceci s'explique tout
naturellement. Tant que le volume de la liqueur
était proportionné au diamètre des vaisseaux, le
passage a pu se faire, mais dès l'instant où ceux-ci
sont devenus d'une ténuité telle qu'il y a eu disproportion, le passage est devenu impossible.
J'avais besoin de vous prévenir de ces complications mécaniques pour que vous vous tinssiez en
garde contre les causes d'erreur qu'elles pouvaient
entraîner. Plusieurs pièces ont été injectées et
fixées sur une lame de verre : je vais vous les faire
passer, afin que vous puissiez y jeter un coup d'œil.

Voici une anse d'intestin. Les capillaires forment
une succession d'arcades à branches flexueuses,
qui se recourbent en décrivant des portions d'arc
de cercle.

La disposition vasculaire n'est plus la même sur
les membranes muqueuses. Ce sont des espèces de
pinceaux, placés les uns à côté des autres, d'où
s'irradient des canaux d'une ténuité prodigieuse.

J'ai fait dessécher un penis humain préalablement insufflé avec de l'air. Au lieu de tuyaux, ce

sont de larges cellules , séparées par des cloisons incomplètes , offrant une capacité considérable. Chez le cheval , elles sont assez larges pour admettre l'extrémité du doigt.

La même texture se retrouve pour la rate. Son tissu rappelle assez bien celui de l'éponge. Même souplesse, même élasticité.

Vous pourrez examiner à la fin de la séance les autres pièces qu'on a mis tout le soin possible à injecter. Elles vous donneront une idée générale du mode d'entrelacement et d'anastomose des infiniment petits tuyaux. Pour en avoir une description parfaite , il faut les soumettre à l'inspection microscopique , suivre de l'œil les globules à leur sortie des artères et ne les abandonner que quand ils sont arrivés dans le système veineux. Le sang est le seul liquide qui puisse ainsi traverser les conduits capillaires : il ne s'épanche pas à travers leur parois, parce qu'il réunit les conditions voulues pour circuler sans s'imbiber. Modifiez sa composition en diminuant, augmentant, altérant quelques-uns de ses éléments, à l'instant toute harmonie cesse, et il s'opère des extravasations ou des arrêts de la colonne sanguine.

Ces études n'ont pas été pour nous sans résultats avantageux. Elles nous ont donné la théorie d'une foule de maladies parmi lesquelles nous comptons les diverses espèces de pneumonie, l'œdème, l'engouement, l'apoplexie pulmonaire. En poursuivant ces recherches dans les principaux appareils, nous devons arriver à la connaissance des modifications pathologiques dont leurs fonctions ou même leur propre tissu ont été par fois affectés. Le meilleur moyen de reconnaître le caractère d'une lésion, c'est de la comparer avec une autre, de faire ressortir leurs différences, leurs analogies : pour qu'elles puissent s'éclairer mutuellement, il faut que la nature de l'une au moins soit accessible à nos explications. Or, quel autre point de comparaison irons-nous préférer à celui qui est notre ouvrage, à celui dont nous pouvons à notre gré modifier les moindres particularités ? Lorsque deux maladies, l'une naturelle, l'autre artificielle, se présentent à nous avec les mêmes symptômes, s'accompagnent des mêmes désordres, laissent après elles les mêmes traces, ne doit-on pas leur supposer une communauté d'origine ? C'est ce que nous avons fait pour le poumon, c'est ce que nous ferons pour les autres organes de l'économie.

Quiconque s'est éclairé, je ne dis pas dans les livres, mais sur la nature, a dû être frappé d'un grand fait, c'est qu'il existe des états morbides qu'on ne peut localiser et qui frappent l'organisme dans son ensemble. Certaines maladies, je le sais, envahissent d'abord un point, puis ensuite se généralisent : ainsi, le poumon sera le premier pris : peu à peu son tissu cesse d'être perméable, le sang ne peut plus le traverser pour subir le contact de l'oxygène; alors les autres fonctions, jusque là respectées, se dérangent. A la prostration des forces se joint un trouble général des plus prononcés, la langue devient sèche, la face hébétée, les idées incohérentes, les membres sont agités de tremblements involontaires. Des hémorrhagies apparais-

sent vers les membranes muqueuses des fosses nasales et de l intestin. L'individu meurt. Est-ce à
l'intensité , à la malignité de l'inflammation du
tissu pulmonaire que vous rapporterez le principe
de tous ces désordres ? Ce serait une étrange erreur. Admettez que l'affection ait été primitivement locale , à quel moment l'économie tout entière a-t-elle été frappée ? dès l'instant où le sang
n'a plus eu les caractères du sang artériel. C'est
alors seulement que toute la machine est devenue
malade. Supposez tout autre organe frappé des
mêmes désordres, ou même plus gravement atteint,
ses souffrances pourront acquérir un plus haut degré d'acuité , mais jamais vous n'observerez cet appareil de phénomènes graves. Les obstructions du
poumon ont seules ce caractère , car le poumon a
pour fonction spéciale de mettre en contact l'air et le
sang; et aussitôt que ce liquide n'est plus convenablement vivifié, il devient impropre à entretenir les
fonctions de nos rouages et l'intégrité de leur jeu.

Il est d'autres circonstances où l'altération du
sang paraît ouvrir la scène et où les lésions organiques ne sont qu'un simple accident. La maladie
revêt encore la même physionomie, seulement il
y a une marche inverse dans la succession des
symptômes. Dans ce qu'on appelle fièvre typhoïde,
l'économie est affectée d'emblée : ce n'est que successivement que les organes se prennent. Aussi
les follicules de l'intestin ne deviennent rouges ,
tuméfiés , qu'au bout d'un certain temps , plus
tard ils s'ulcèrent : mais voir dans leur altération
tout l'élément morbide qui a frappé l'individu , ce

serait intervertir les phases de la maladie, ce serait
regarder comme cause ce qui n'est qu'un effet.
Rien de plus fréquent dans ces cas que des embarras de la circulation pulmonaire. Les cellules
s'engorgent, les bronches s'obstruent et le malade
meurt asphyxié : on dit alors qu'il a succombé à
une pneumonie intercurrente. Quel est l'organe
qui, par la vascularité de son tissu, se rapproche
le plus du poumon ? La rate. Eh bien ! tous les
médecins ont signalé la rate comme étant presque
constamment plus volumineuse, plus friable, plus
abreuvée de liquide. J'aimerais autant appeler la
fièvre typhoïde une *splénite* qu'une *entérite*. L'une
et l'autre expression me paraissent tout aussi convenables , ou , pour exprimer plus fidèlement ma
pensée, tout aussi ridicules.

Ce qui frappe surtout dans ces maladies graves, qui affectent l'organisme entier, c'est l'état de
fluidité du sang, l'absence du caillot, ou quand il
existe, son petit volume et sa mollesse. Jusqu'ici
on a plutôt noté ces caractères pour paraître ne
rien négliger que pour en tirer quelques lumières
propres à éclairer l'histoire des symptômes. Nous-
mêmes nous avons long-temps méconnu tout ce
que cette absence de coagulabilité du sang peut
entraîner de désordres dans l'appareil circulatoire :
nos expériences récentes sur la fibrine ont modifié
nos idées. Aujourd'hui, quand je suis appelé près
d'un malade , et que déjà une saignée a été faite ,
mon premier soin est d'examiner le volume et la
consistance de la fibrine. Est-elle molle, friable, so-
luble, fusible, ces renseignements me suffisent , je

sais quels organes doivent être altérés, je sais quelle est la nature de leurs altérations. C'est donc pour moi un précieux moyen de diagnostic.

Nous avons actuellement plusieurs animaux en expérience qui nous serviront à étudier les effets de la non-coagulabilité du sang. Examinons - en quelques-uns.

Voici un chien auquel on a fait une saignée de 450 grammes. La fibrine extraite, le sang a été réinjecté dans la veine et l'animal replacé dans sa loge. Il s'est couché sur le côté, comme si ses pates n'avaient plus la force de le soutenir ; sa respiration était plaintive, ses mouvements rares et difficiles. Quand on l'appelait, il semblait ne pas entendre la voix. Aujourd'hui encore il est dans un abattement extrême. Si vous portiez cet animal chez un de ces industriels qui ont des hôpitaux pour les chiens et qui font preuve d'une certaine faconde quand il s'agit de disserter sur leurs maladies, je serais curieux de connaître le nom qu'il donnerait à celle-ci. Ce serait sans doute une inflammation. L'état de prostration s'expliquerait très bien par l'intensité de l'élément inflammatoire, car je présume que ces Messieurs raisonnent comme la généralité des médecins sur les questions de ce genre. Un moribond n'a-t-il plus qu'un souffle de vie, on dit : la faiblesse n'est qu'apparente, il y a simplement *oppressio virium*. Saignez-le, débarrassez-le de ce sang qui l'oppresse, et les accidents disparaîtront. Voilà ce que l'on entend dire, mais pour mettre en pratique de semblables préceptes, il faut plus que du courage.

Je vous disais donc que ce chien s'était très mal trouvé de notre expérience. Indépendamment d'une gêne considérable vers la circulation pulmonaire, il a eu des selles sanguinolentes, rappelant assez les déjections alvines qui caractérisent la dysenterie. Il y a trop peu de temps que nous avons soustrait la fibrine pour que des ulcérations de l'intestin aient pu se former : il est plus probable qu'ici le sang s'échappe à travers les parois de ses vaisseaux à la surface de la muqueuse digestive. Ne pourrait-on pas établir quelques rapprochements entre les hémorrhagies intestinales survenues chez un chien défibriné, et celle qu'on observe chez les individus frappés de fièvre typhoïde? Dans ces deux circonstances, il y a évidemment diminution de la coagulabilité du sang. Or, nous savons que toutefois que le sang devient moins coagulable, il acquiert la singulière propriété de s'extravaser en s'imbibant dans les porosités de ses tuyaux.

J'ai fait mettre dans ce petit flacon un échantillon du sang défibriné qu'on a réintroduit dans les veines du chien. Il ne présente à l'œil rien de particulier. Il se colore en rouge par le contact de l'air comme s'il renfermait sa fibrine. On ne pourrait, à ses caractères physiques, le distinguer d'un sang ordinaire, et cependant nous savons qu'il est impropre à la circulation. Est-ce donc en se contentant d'écraser le caillot ou d'agiter le sérum avec le manche d'une cuiller qu'on arrivera à reconnaître dans le sang recueilli dans un vase l'absence ou la prédominance de ses éléments ? Il y a dans cette partie de la médecine de grandes réformes à faire, ou plutôt il faudrait tout remettre sur une nouvelle échelle.

Voici un autre chien qui se portait parfaitement bien hier : il était gai, vif, changeait à tout instant de place, cherchait à mordre ceux qui approchaient de lui. Aujourd'hui ce n'est plus le même animal. Il est triste, abattu, paraît étranger et indifférent à tout ce qui l'environne. D'où vient cette métamorphose ? Du degré de coagulabilité où se trouve son sang. Ce matin, dix grammes de sous-carbonate de soude, dissous dans une demi-livre d'eau, ont été injectés dans la veine jugulaire. Aussitôt les battements du cœur sont devenus fréquents et tumultueux, la respiration s'est embarrassée. On aurait dit qu'un poison des plus actifs venait de passer dans la circulation. En présence de semblables phénomènes, l'industriel dont nous parlions n'hésiterait pas à interroger chaque appareil, chaque organe, chaque tissu pour trouver le point de départ de la maladie. Tout paraît sain : il n'a pourtant rien oublié, rien, excepté les liquides. Mais attendez un peu et des épanchements vont se faire dans le tissu pulmonaire, dans la plèvre, à la surface de l'intestin. Un nouvel examen fera découvrir alors que les solides sont gravement compromis. Comment concilier ces divers états ? Dans un cas vous ne trouvez rien, dans l'autre beaucoup, est-ce que vos recherches ont été mal faites, est-ce que les symptômes étaient primitivement mal dessinés ? Pas du tout. Tant que les liquides étaient seuls affectés, vous avez méconnu

le caractère de la maladie, parce que vous la cher-
chiez là où elle n'était pas. Les solides sont consé-
cutivement altérés, et alors, dans la conviction où
vous êtes que c'est dans leur propre tissu que ré-
side le principe de leurs souffrances , vous dirigez
contre eux vos moyens thérapeutiques : nouvelle
erreur non moins grande que la première. Après
avoir méconnu la cause, vous ne vous attaquez qu'à
l'effet. Je ne parle ici que de ce qui semble le plus
rationnel en médecine , que serait-ce si je voulais
faire allusion à tant de pratiques absurdes ?

Remarquez, Messieurs, que nous n'envisageons
maintenant que l'état de liquidité du sang, sans
tenir compte de sa structure proprement dite. Si
une simple diminution de coagulabilité entraîne
des obstacles insurmontables à son passage dans
ses tuyaux, vous sentez combien les moindres
changements apportés dans le nombre et la combinaison de ses éléments troubleraient la machine
vivante. La physiologie et la pathologie de nos organes resteront enveloppés de ténèbres tant que
nous ne posséderons pas l'histoire physiologique
complète du sang.

Malheureusement les esprits ne sont pas dirigés
vers ces idées. Voyez comment dans nos hôpitaux
se font les autopsies. On fend toute la longueur du
canal intestinal, puis on y cherche des petits points
rouges, des agglomérations de vaisseaux , des injections sanguines. Le poumon , le cerveau , le
cœur sont coupés par tranches, afin de voir si leur
tissu est plus mou ou plus dur. Dans la plèvre est
un peu de sérosité , dans le péricarde quelques

cuillerées d'un liquide citrin. Le foie est plus
brun, la rate plus humide. L'épiploon paraît plus
épais : la vessie est revenue sur elle-même. On
note tout cela avec une minutieuse exactitude,
mais on s'inquiète fort peu du sang. Bien plus,
un robinet est au-dessus de la table, afin qu'on
puisse absterger les pièces anatomiques et mettre
dans tout leur relief les désordres des solides. On
base là dessus sa petite théorie et on écrit de gros
livres sur l'art d'observer.

S'il était possible de faire sur l'homme ces expériences que vous nous voyez faire sur les animaux, il n'est pas douteux que nous arriverions à
créer des maladies de toutes pièces. Personne
n'imaginerait jamais la monstrueuse idée de tenter sur son semblable de semblables essais, et
d'ailleurs à quoi cela servirait-il? Ne savons-nous
pas que dans certains cas pathologiques, le sang
ne peut plus former caillot? Nous retrouvons alors
toutes ces altérations des solides que déterminent
la soustraction de la fibrine ou l'injection de sous-
carbonate de soude. L'état typhoïde est-il peu développé chez un malade, le sang se coagule encore;
augmente-t-il, c'est que la coagulabilité diminue ;
enfin, s'il atteint sa période extrême, c'est qu'il
n'y a plus ou presque plus de traces de caillot. Je
ne dis pas que ces modifications d'une des principales propriétés physiques du liquide circulatoire
constituent à elles seules toute la maladie, mais au
moins elles en forment des éléments ; peut-être
même est-ce à elles qu'il faut attribuer ce caractère
de malignité signalé par tous les observateurs et qui

est encore le sujet de tant d'hypothèses et de tant
de controverses. J'aime à croire que nos recherches actuelles peuvent déjà jeter quelque jour sur
plusieurs points obscurs; mais il nous reste encore
beaucoup à faire pour soulever le voile qui couvre
ces questions. La carrière est ouverte, bien plutôt
qu'elle n'est parcourue : c'est à vous d'y marcher.

Voici un chien qui nous offre un exemple des
plus tranchés de l'analogie qui existe entre les états
morbides que nous créons et certaines maladies
observées sur l'homme. C'est celui auquel il y a
plusieurs jours nous avons soustrait une quantité
considérable de fibrine. Il paraît être et est réellement très malade. Son pouls est petit, misérable,
sa respiration haletante. Divers râles se font entendre dans sa poitrine. Il a refusé de manger,
bien qu'on lui ait présenté des aliments appétis-
sants. Avant peu il aura succombé. Ce que je voulais surtout vous faire remarquer, c'est une espèce
d'éruption qui rappelle assez les pétéchies des
fièvres graves, et qui, comme elles, paraît dépendre d'une exhalation de sang dans l'épaisseur
de la peau. Au niveau de plusieurs articulations
sur les côtés du ventre, les poils sont tombés, et
dans les points où les téguments sont à découvert,
on aperçoit des taches d'un rouge-brun qui ne
disparaissait pas sous la pression du doigt. Sont-ce
là de véritables ecchymoses ? Est-ce au contraire
une affection cutanée, indépendante de l'état général de l'économie ? Je n'en sais rien. Seulement
j'ai cru devoir tenir note de cette circonstance, car
si elle se reproduisait, nous retrouverons encore

de nouveaux caractères des fièvres dites typhoïdes.

Cet animal nous offre aussi une de ces ophthalmies purulentes sur lesquelles plusieurs fois nous avons appelé votre attention. La conjonctive est fongueuse, boursoufflée, recouverte d'un enduit verdâtre : la cornée transparente est parsemée d'ulcérations arrondies qui intéressent ses lames superficielles : leur fond est inégal. Encore quelques instants, et gagnant en profondeur, elles perforeront la membrane de part en part. L'œil se videra et la vision sera perdue.

Ces désordres du côté du globe oculaire pourraient être l'objet de considérations fort importantes, mais nos idées à cet égard ne sont pas assez mûres pour que nous nous hasardions à vous les soumettre. Attendons, avant de nous prononcer, que des faits plus nombreux aient parlé !

On a beaucoup écrit sur la cicatrisation des tissus divisés par l'instrument tranchant. Le développement de bourgeons charnus, leur adhésion, l'épanchement d'une lymphe coagulable, l'organisation de nouveaux vaisseaux, toutes ces questions ont provoqué de très beaux travaux. Une chose restait à faire, c'était d'examiner l'influence qu'exerce la composition du sang sur la formation rapide ou lente, complète ou incomplète de la cicatrice. Nos animaux défibrinés étaient très propres à ce genre d'expériences : nous avons dû les choisir. Le chien qui nous a servi avait déjà supporté plusieurs soustractions de fibrine ; ses forces, bien que très affaiblies, n'étaient pas dans un état tel d'épuisement qu'il fût incapa-

ble de survivre à une opération. Une incision
longitudinale intéressant la peau et une certaine
épaisseur des chairs, a été pratiquée à la partie
antérieure et moyenne du cou. Le sang qui s'é-
chappait des vaisseaux amputés nous a paru plus
liquide qu'à l'état normal : il ne se coagulait pas
sur la lame du bistouri. Des aiguilles ont été en-
foncées de distance en distance, de manière à traverser les deux lambeaux près de leur bord libre,
puis au moyen d'anses de fil passés de l'une à l'autre, nous avons rapproché exactement les deux
côtés de la plaie ; après quoi l'animal a été abandonné à lui-même. Il a lutté encore pendant quatre jours contre la mort : il a succombé hier dans la
soirée ; c'est son cadavre que vous voyez déposé sur
ma table, et que nous allons maintenant examiner.

Avant d'en faire l'autopsie, nous pouvons émettre quelques conjectures, puisque nous sommes
à même de les vérifier à l'instant. Y a-t-il eu réunion immédiate, ou, pour parler le langage assez
bizarre des chirurgiens, *par première intention.*
Les opinions à cet égard pourraient être partagées.
Si nous étions aussi bien à Londres, il est probable qu'on ferait des paris pour et contre. Quant
à moi, mon opinion est, que le sang ne contenant
presque plus de fibrine, et par conséquent ne pou-
vant plus se solidifier, la réunion immédiate devrait être impossible. Je ne me prononce aussi nettement que parce que nous allons avoir la nature
qui va en décider. Que je me trompe, mon erreur
ne laissera pas en vous d'impression fâcheuse, car
je me chargerai moi-même de la rectifier.

Je vais raser avec précaution les poils qui avoisinent la plaie. Le sang qui, en se desséchant, les a collés ensemble, en masque l'aspect, et empêche de voir si ses bords se sont réunis. Cependant si j'en juge par ce que je puis déjà apercevoir, il n'y a pas d'adhérences véritables : les chairs sont décolorées, sèches, à peine tuméfiées. A l'endroit où portaient les points de suture, on voit bien quelques brides celluleuses, mais ce sont plutôt des fausses membranes isolées qu'un recollement exact des deux surfaces de la solution de continuité. Ainsi la citratrisation de la plaie n'a pu se faire, et si la fibrine eût été soustraite en totalité, tout porte à croire qu'aucuns points ne se fussent réunis même en apparence.

Vous verrez souvent dans nos hôpitaux des plaies de mauvais caractère qui restent des semaines, des mois, stationnaires, sans qu'on puisse en aucune manière hâter leurs progrès vers la guérison. On a beau les panser avec des topiques excitants, les saupoudrer de quinquina, les arroser de lotions chlorurées, il ne s'opère point de changements en mieux. C'est bien autre chose quand on applique des sangsues à leur voisinage : oh ! alors les effets du traitement ne tardent pas à se faire sentir, et la surface ulcérée s'étend rapidement en longueur et en profondeur. Mais que le malade soit placé dans des conditions hygiéniques favorables, qu'une alimentation fortifiante remplace la diète qu'on lui avait imposée, ses forces renaissent, son visage se colore, la plaie devient vermeille et marche vers une prompte cicatrisation.

La conséquence à tirer de ces faits est trop naturelle pour que je croie devoir m'y arrêter. Ne voyez-
vous pas que vos moyens thérapeutiques ont été
inutiles tant que vous vous êtes adressés seulement
aux solides , mais qu'au contraire ils ont été tout-
puissants alors que vous avez modifié les liquides ?
Pourquoi échec dans un cas , succès dans l'autre ?
L'explication est bien simple. Les solides puisant
dans le sang les matériaux propres à leur guérison,
son, sont restés malades tant que ce liquide, altéré
lui-même , n'a pu les leur fournir. Dès l'instant
où , par un régime convenable , vous avez rendu
au sang sa composition normale , la cicatrisation
n'a plus eu d'entraves.

J'ai répété sur cet animal une expérience que
nous avions déjà faite dans le premier semestre.
Elle consiste à lier une artère volumineuse et à examiner au bout d'un certain temps s'il s'est formé
un caillot. Comme il n'est pas rare dans les salles
de chirurgie de voir, à la chûte du fil, des hémorrhagies reparaître , peut-être pourrait-on prévenir cet accident, si on avait des notions plus
précises sur la coagulabilité du sang. J'ai donc fait
à ce chien la ligature de la carotide droite : examinons si le bout inférieur s'est oblitéré de manière
à résister à l'impulsion du cœur.

J'enlève un segment de l'artère, afin de pouvoir
plus facilement fendre ses parois et examiner sa
cavité. Vous le voyez , il n'y a pas de traces de
caillot, car je ne puis donner ce nom à deux ou
trois petits grumeaux qui reposent, sans adhérence , sur la membrane interne du vaisseau. Déjà

le fil avait coupé presque toute l'épaisseur des parois : si l'animal eut encore vécu quelques jours, il se serait nécessairement produit une hémorrhagie consécutive.

Ainsi, Messieurs, plus nous avançons dans l'étude de ces altérations du sang, plus nous rencontrons de nouveaux faits applicables à la pathologie. D'ici à notre prochaine réunion, nous mettrons en expérience plusieurs autres animaux, et j'espère que ces leçons de *clinique canine* seront aussi profitables à la science qu'à vous-mêmes. J'y prends aussi ma part d'instruction, car ces résultats sont tout-à-fait neufs pour moi, et comme vous ils me surprennent autant qu'ils m'intéressent.

DIX-HUITIÈME LEÇON.

28 juin 1837.

Messieurs,

Ainsi que je l'avais espéré, nous allons aujourd'hui pouvoir examiner au microscope solaire la circulation dans les infiniment petits tuyaux. MM. Ch. Chevalier et Poiseuille ont eu l'obligeance de tout préparer à cet effet. Il nous faut seulement attendre quelques instants que le soleil arrive en face de la chambre noire, car ses rayons ne réfléchissent encore sur le tableau qu'un disque incomplet. Je profiterai de ces instants pour passer rapidement en revue les animaux actuellement soumis à nos expériences.

Vous connaissez les effets déterminés par la *défibrination* du sang. (Nous avons été obligé de créer ce mot pour désigner l'opération que nous avons imaginée. Il serait à désirer que nos faiseurs de nomenclature moderne n'inventassent de nouvelles dénominations que pour exprimer de nouvelles idées). Vous connaissez, dis-je, les désordres

qu'entraîne dans l'appareil circulatoire la soustraction du principe immédiat qui donne au sang
sa coagulabilité. Le liquide sort de ses canaux,
s'infiltre entre les mailles des tissus, y séjourne,
s'y altère, et détermine des troubles fonctionnels
d'autant plus intenses, que la soustraction a été
plus complète; enfin la mort arrive. Nous aurions
pu donner un nom à cette maladie qui est notre
ouvrage, et qui peut rivaliser de gravité avec les
fièvres du plus mauvais caractère; elle aurait facilement trouvé place dans les cadres nosologiques.
Mais en nous livrant à ces études, nous n'avions
en vue que d'éclairer quelques points encore obscurs de la médecine, et non pas d'agrandir le
champ de la pathologie. Je crois que nous sommes
sur la voie du but que nous nous proposions d'atteindre. C'est pour compléter ces recherches, que
j'ai entrepris une nouvelle série d'expériences dont
nos travaux antérieurs nous permettaient déjà de
prévoir la marche et l'issue.

Vous voyez devant vous, plusieurs chiens qui,
tous nous ont servi à étudier les effets de la non
coagulabilité du sang. Les uns sont morts, d'autres sont très malades, d'autres enfin paraissent
à peine indisposés. Afin de mettre de l'ordre dans
cet examen, l'histoire de chacun nous occupera
successivement.

Voici d'abord l'animal que je vous avais présenté dans la séance dernière ; c'est celui qui
avait un commencement d'ophtalmie, et chez lequel nous avions signalé des taches hémorrhagi-
ques sur la peau, dans les endroits où le poil man-

quait. Aujourd'hui les yeux sont beaucoup plus malades, et, ce qu'il y a de fort singulier, ils le sont à des degrés différents. Ainsi le droit est seulement un peu rouge, un peu recouvert de mucus puriforme, tandis que le gauche est devenu tout-à-fait impropre à la vision. Les ulcérations que vous aviez aperçues sur la cornée, se sont étendues plus profondément ; en deux ou trois points la membrane s'est perforée et l'iris s'échappant par ces ouvertures, est venue former hernie au dehors. L'humeur aqueuse a disparu ; il ne reste plus qu'une bien faible partie de l'humeur vitrée. Croyez-vous qu'en appliquant autour de l'orbite, des sangsues, nous serions parvenu à modifier la sécrétion purulente, et à suspendre le travail désorganisateur qui a frappé la cornée ? L'idée ne m'en est pas venue, je ne voudrais même pas en faire l'essai, tant ce moyen me semblerait absurde. Cependant chaque jour dans la pratique on prescrit ce que nous nous refuserions à tenter dans le laboratoire. Un individu d'une constitution débile, chétive, privé, comme beaucoup de malheureux de la classe pauvre, d'une alimentation suffisante, habitant un endroit humide, malsain, où l'air circule mal, est pris d'une ophtalmie. Vous trouvez l'œil rouge, et aussitôt l'idée d'inflammation se présente à votre esprit : bien vite des sangsues. Mais ne serait-il pas possible qu'il y eut là autre chose qu'une affection locale ? Ne serait-il pas possible que le sang lui-même fût altéré, et que l'injection de la conjonctive dépendit de la difficulté qu'il éprouve à se mouvoir dans ses innombrables tuyaux ? je vous engage à méditer sérieusement sur ces questions.

Quant à l'éruption cutanée dont je vous avais parlé, elle présente les mêmes caractères, seulement les anciennes taches ont pris plus de largeur, et de nouvelles se sont développées. Plusieurs sont remplacées par des ulcérations. On m'assure qu'il n'en existait pas avant notre première expérience, je ne me rappelle pas non plus en avoir remarqué, mais, malgré cela, il ne faut pas nous empresser de tirer des conséquences. Ce peut n'être, je le ré-péte, qu'une complication accidentelle.

Les autres symptômes, offerts par cet animal, sont tous ceux des fièvres graves : dyspnée, fréquence et petitesse du pouls, inappétence, selles sanglantes, prostration générale, tendance au con.a ; pas un seul organe ne paraît intact.

A côté du chien que nous venons d'examiner, en est un autre auquel nous avons déjà fait plusieurs soustractions de fibrine; on n'en a enlevé que de petites quantités à la fois. Tous les jours une saignée de quatre onces était pratiquée, et le sang défibriné était à l'instant réinjecté dans la veine. Dans les premiers temps l'animal n'a pas paru malade, mais peu à peu ses forces ont diminué, l'appétit est devenu moindre, la respiration s'est embarrassée, en un mot, nous avons retrouvé les phénomènes morbides qui caractérisent le défaut de coagulabilité du sang. Je vous prie de remarquer l'état de ses yeux. Il n'y a encore que de la rougeur ; la cornée conserve sa transparence ; mais, avant peu, des ulcérations apparaîtront et la vision sera perdue. Ces effets paraissent constants.

Lorsqu'un animal a été en grande partie privé de sa fibrine, il ne peut en refaire une nouvelle qu'avec les aliments dont il fait usage : aussi le genre d'alimentation auquel on le soumet, doit-il exercer une bien grande influence sur la restauration plus ou moins prompte de ce principe coagulable. Il n'est pas indifférent de le nourrir avec des substances peu azotées, ou au contraire très abondantes en azote. Je me propose d'examiner comparativement les propriétés nutritives de divers aliments ; ainsi, par exemple, nous pourrons ne donner à des chiens défibrinés que de la chaire musculaire pure ; nous noterons le temps que mettra le sang à recouvrer la faculté de se solidifier. On serait assez naturellement porté à penser qu'une alimentation exclusivement animale est le meilleur moyen de réparer la fibrine. Toutefois l'expérience a besoin d'être faite pour qu'on puisse affirmer que les choses se passent de la sorte. J'ai nourri des chiens seulement avec de la fibrine extraite de sang de bœuf, et, bien qu'elle fut convenablement assaisonnée, et qu'on leur en donnât à discrétion, il s'en sont très mal trouvés. Ils en mangeaient d'abord avec plaisir, à en juger par la consommation qu'ils en faisaient ; puis l'appétit diminuait, ils devenaient tristes, maigrissaient, toutes leurs fonctions se faisaient mal. Il faudra que je répète ces expériences avec la précaution d'extraire, de temps en temps un peu de sang et de l'analyser. Si les accidents étaient produits par une augmentation de coagulabilité, je serais curieux de les comparer avec ceux que développe une diminution. Ces recherches pourront paraître bien futiles, bien insignifiantes aux personnes qui nient toute espèce d'explication médicale basée sur l'altération des liquides : ni leurs critiques, ni leurs dédains ne nous empêcheront de poursuivre patiemment nos travaux. Ce ne sont pas leurs suffrages que nous ambitionnons, nous nous en inquiétons même fort peu, je vous l'assure.

Quoiqu'il en soit, cet animal a été saigné avant la séance, afin que nous pussions constater l'état de son sang. Vous voyez qu'il ne s'est presque pas formé de caillot : au milieu du sérum nage une masse demi-liquide qui n'est pas de la fibrine, mais qui cependant en a quelques-uns des caractères. Nous reviendrons plus tard sur la nature particulière de ce nouveau produit : je me contente pour l'instant de mentionner sa présence.

J'oubliais de vous signaler une particularité intéressante que déjà vous avez remarquée sur le chien précédent : c'est une éruption assez analogue aux pétéchies du typhus. On aperçoit de petits points rouges dans les endroits où le poil est rare : plusieurs mêmes occupent une assez large surface. A la couleur de ces taches, je juge qu'elles sont constituées par du sang extravasé entre les couches de la peau ou dans le tissu cellulaire sous-cutané. On dirait des ecchymoses semées de distance en distance.

Il est bien évident que les modifications apportées à la composition du fluide circulatoire sont ici la cause des accidents que l'animal a éprouvés,

puisqu'avant l'expérience il se portait parfaitement : mais ici la question est complexe. Est-ce
parce que le sang est privé d'un de ses éléments
qu'il s'épanche hors de ses vaisseaux ? est-ce au
contraire parce qu'il n'est plus coagulable, ou bien
enfin faut-il reconnaître dans ces exhalations
morbides la double influence que nous venons
de signaler ? En théorie, ces deux suppositions
peuvent être soutenues avec un égal avantage.
Toutefois, la question me paraîtra complétement
jugée, si les mêmes accidents se développent, le
sang ayant conservé sa composition normale. Aucun doute alors ne pourra rester sur la part qui
appartient au défaut de coagulabilité du liquide.

Les expériences que nous avions précédemment
faites sur l'introduction dans les veines d'une solution de sous-carbonate de soude, étaient bien de
nature à lever toutes nos incertitudes. Nous savions que cette liqueur avait la propriété de s'opposer à la formation du caillot, et qu'elle n'exerçait
par elle-même aucune action vénéneuse. Ne voyons-
nous pas tous les jours, soit à Alfort, soit dans
d'autres écoles, les vétérinaires injecter des purgatifs ou toute autre substance active dans le système vasculaire des chevaux, sans que ces animaux
éprouvent d'autres effets que ceux du médicament ?
si donc on faisait circuler avec le sang une certaine dose de carbonate de soude, il est probable
qu'on n'aurait pour résultat qu'un trouble momentané qui se dissiperait facilement. Eh bien !
les choses se passent tout autrement, examinez plutôt ce chien. Il y a huit jours qu'il a reçu dans ses

veines une petite quantité du sel dont nous parlons, 10 grammes à peu près, et il est tombé très malade. Le cœur, le poumon, l'estomac, tous les viscères ont été simultanément affectés : le sang s'exhalait par toutes les surfaces et jusque dans la profondeur des parenchymes, comme s'il n'eût plus renfermé de fibrine, cependant rien n'était changé dans sa structure. La fibrine tout entière restait dans la circulation. Pourquoi donc ces extravasations ? parce que la plus importante propriété du liquide vivant, la coagulabilité n'existait plus. Les accidents mêmes ont eu un caractère plus grave que chez les animaux défibrinés, car le sang ne contenait plus, comme chez ceux-ci, une sorte de matière solidifiable. C'est là ce qui vous explique par quel mécanisme telle substance innocente peut produire beaucoup plus d'accidents en apparence qu'une autre en réalité bien plus délétère. Ceci vous montre encore combien il importe de distinguer les effets physiques des effets vitaux, si l'on veut se rendre raison des phénomènes.

L'animal commençait à reprendre des forces et même il entrait en convalescence, lorsqu'il y a deux jours, nous avons injecté de nouveau dans la jugulaire dix grammes de carbonate de soude. Tous les accidents ont immédiatement reparu. Les yeux qui après la première expérience étaient devenus seulement rouges et larmoyants, présentent aujourd'hui des altérations plus graves. La cornée a perdu de sa transparence, ses lames superficielles sont entamées dans plusieurs points. Du côté des voies digestives, nous rencontrons ces troubles qui accompagnent tout état morbide général créé par une diminution de la coagulabilité du sang : les selles sont aqueuses, d'un brun rougeâtre, comme si du sérum et de la matière colorante s'étaient exhalés à la surface de l'intestin. L'estomac ne fonctionne plus : il y a inappétence absolue. Le tissu pulmonaire paraît aussi gravement compromis : mon oreille appliquée sur le thorax distingue des râles de toute espèce, car le sang s'est extravasé partout dans les bronches, les cellules, et entre les tubes capillaires.

J'ai fait une piqûre à la jugulaire, afin d'avoir un peu de sang et d'examiner s'il est encore susceptible de se prendre en masse. Le caillot est petit, friable : il n'a pas assez de force pour se soutenir par sa propre adhésion quand je le soulève avec le doigt, aussi se déchire-t-il avec une extrême facilité. Cet état du sang est parfaitement en harmonie avec les symptômes dont nous sommes témoins. Il est trop altéré pour que les fonctions s'exécutent dans toute leur intégrité, il ne l'est pas assez pour que la vie ne puisse encore continuer.

Ainsi, que la fibrine reste ou ne reste pas dans les vaisseaux, les effets de la non-coagulabité du sang sont exactement les mêmes. Ceci est important à noter, car si nous voyons dans les fièvres graves le liquide offrir à l'analyse chimique tous ses éléments dans leur proportion normale, nous ne serons pas en droit de conclure qu'il peut encore servir à la circulation. Il nous faudra de plus examiner le caillot. S'il est mou et friable, le dan-

ger est grand , s'il manque complétement , la mort
est presque inévitable.

Telle est la précision attachée à ces études expérimentales , que nous pourrions hardiment poser
le problème suivant: une quantité donnée de fibrine
étant soustraite, ou de sous-carbonate de soude étant
injectée dans les veines, de quelle nature seraient les
symptômes? Il n'en est pas un d'entre vous, Messieurs, qui ne fût maintenant en état de le résoudre. De même, dans une maladie, ne pourrait-on
pas arriver par l'inspection seule du caillot à
reconnaître quels sont les organes affectés et quel
est le caractère de leur affection? Je confie à vos
travaux ultérieurs la vérification de ce nouveau et
intéressant point de séméïologie.

Quiconque fait une découverte est naturellement porté à en exagérer l'importance. Ne sa-
chant pas encore quelle influence elle exercera
sur les progrès de la science , il lui promet un
avenir brillant et la croit destinée à effacer les
travaux des siècles passés et des contemporains.
Gardons-nous de tomber dans des excès de ce
genre. Je ne prétends pas que nos expériences
sur les effets de la non-coagulabilité du sang vont
dissiper entièrement l'obscurité qui enveloppe encore aujourd'hui bon nombre de maladies; que le
typhus, le choléra, la peste, la fièvre jaune, ne
doivent plus être envisagés que comme autant de
créations morbides, reconnaissant une même origine, savoir l'absence dans le sang de la propriété
de se solidifier. Ce serait une idée déraisonnable,
digne de ces industriels qui débitent leurs drogues

sous le titre de panacée universelle. Il est bien
évident que chaque maladie a son début, ses
symptômes, sa marche, sa terminaison, soumis à
des régles différentes, que ce qui appartient à
l'une ne se rencontre plus chez l'autre, puisque
celle-ci revêt telle physionomie et celle-là telle
autre, c'est donc en vain que vous vous flatte-
rez de les rallier à un type commun. Vouloir que
le défaut de coagulabilité du sang soit dans tous
ces cas l'unique élément morbide qui frappe l'organisme serait une prétention aussi absurde que
celle qui consiste à ne voir partout qu'inflammation du tube digestif. Quel sera donc le but de
nos recherches actuelles ? de prouver que la vie
est incompatible avec un sang qui ne peut plus former caillot; que les animaux qui meurent de la sorte
offrent dans leurs symptômes et leurs lésions pathologiques beaucoup de points de ressemblance
avec les individus atteints de fièvres graves. L'autopsie de ce chien qui est mort d'une injection de
trente grammes de sous-carbonate de soude dans
les veines viendra encore à l'appui de cette assertion.

Que nous a offert l'animal avant de mourir ? une
dyspnée considérable, une très grande fréquence
des pulsations artérielles, des selles sanglantes,
une exhalation de sang par les narines, une dé-
bilité absolue : en peu d'instant sa vie s'est
éteinte.

Que trouverons-nous sur le cadavre ? Le poumon engoué, gorgé de liquide, des épanchements
sanguins dans la plèvre, le péritoine, les diverses

cavités séreuses, la muqueuse intestinale infiltrée de sang, le foie, la rate, les organes spongieux plus rouges, plus lourds que de coutume. C'est en vain que nous voudrions rattacher à la lésion d'un seul viscére la cause de la mort : tous y ont contribué d'après le degré d'importance de leurs fonctions. La première fois que nous avons fait l'expérience, nous ignorions complétement le principe des désordres, aussi avions-nous avant l'autopsie confessé notre complète ignorance sur l'état des grands appareils. Aujourd'hui nous sommes plus hardis, je dirais presque téméraires. Nous avons l'ambition de signaler à l'avance les altérations que nous allons rencontrer. Voyons maintenant jusqu'à quel point nos prétentions sont légitimes. Un démenti serait une sévère et toutefois utile leçon.

Les premiéres incisions que je viens de pratiquer indiquent déjà que le sang est liquide. Cette seule circonstance suffit pour nous démontrer la justesse de nos conjectures. Puisque le sang est liquide et ne peut plus se prendre en masse, il est évident que partout où existent des capillaires existeront des extravasations sanguines. Et en effet, le poumon ne s'est que peu affaissé à l'ouverture du thorax : sa surface est d'un rouge-brun au lieu d'être rosée, son tissu est plus ferme, contient moins d'air, n'est que peu ou point susceptible de dilatation et de resserrement.

Le cœur ne paraît pas volumineux ; ses cavités, revenues sur elles-mêmes ne renferment pas de caillots ; seulement on y trouve de ces grumeaux gélatineux, que les anatomo-pathologiques ont

comparés à de la gelée de groseilles, et qu'ils désignent par cette épithète. La membrane interne des
parois ventriculaires , celle des artéres est fortement colorée par du sang imbibé : ce serait pour
bien des gens une *Endocardite* et une *artérite*.

Les plèvres sont le siége d'un épanchement san-
guinolent représentant assez les caractères anatomiques de ce qu'on nomme la pleurésie hémor-
rhagique.

Même remarque sur l'état du péritoine : un
épanchement de même nature colore en rouge la
surface des organes renfermés dans l'abdomen.
Ceux-ci sont évidemment altérés. J'incise le rein,
le foie, ils paraissent gorgés de sang ; on voit de
grosses gouttelettes sourdre sur la tranche de chaque incision. La rate n'a plus sa structure vasculaire et celluleuse : elle constitue une masse compacte, homogène, semblable au tissu de l'éponge
qui aurait long-temps macéré dans l'eau.

Et l'intestin, quel est son état ? je n'ai pas be-
loin de le fendre pour apercevoir les épanchements sanguins qui se sont effectués entre les tuniques de son parenchyme. La membrane séreuse
est soulevée de distance en distance par de petites ecchymoses, d'une largeur variable, tantôt isolées , tantôt communiquant entre elles, paraissant
dans certains points, pénétrer jusque dans la cavité péritonéale, plutôt par imbibition que par rupture. C'est surtout vers la membrane muqueuse
que les désordres sont les plus tranchés ; jamais
gastro-entérite ne s'est offerte avec des signes plus
caractéristiques : des cylindres rougeâtres s'entre-

croisent de mille manières, dans toutes les directions ; ce sont les vaisseaux dilatés et obstrués ; de larges plaques folliculeuses s'étalent dans toute la longueur du canal digestif ; c'est toujours et partout le sang exhalé à travers les parois vasculaires.

Les corps caverneux eux-mêmes sont gonflés par une notable quantité de sang liquide.

Ainsi tout est altéré parce que l'agent matériel qui met tout en relation n'a plus sa composition normale. Et cependant nous pouvons sans danger faire boire aux malades des quantités bien plus considérables de cette solution alcaline ! La différence d'action du médicament dépend de la manière de l'administrer. Introduit dans l'estomac, il y séjourne, est dénaturé par l'acte de la digestion et peut impunément être absorbé : au contraire, quand on l'injecte dans les veines, il agit chimiquement sur le sang et lui enlève sa coagulabilité, de là impossibilité de la circulation ; de là cessation spontanée des phénomènes vitaux.

Voici un autre chien, plus jeune que le précédent, qui a reçu également dans la jugulaire une injection de sous-carbonate de soude (30 grammes à peu près, dans une livre d'eau). Il a vécu cinq heures plus long-temps que l'autre. Les symptômes qu'il a présentés sont littéralement ceux qu'on observe dans les cas analogues ; les décrire de nouveau serait inutile. La différence d'âge des deux animaux vous explique pourquoi la mort a été plus rapide chez le premier que chez le second. Il est d'observation qu'un jeune chien est plus apte à résister à ces injections qu'un vieux,

de sorte que la même substance, à la même dose,
pourra dans un cas, tuer subitement, dans l'autre
laisser la vie se prolonger encore quelques instants.
Ces remarques sont peut-être susceptibles d'applications à l'homme lui-même. Dans les maladies
graves où le sang est évidemment moins coagulable, les enfants succombent-ils en aussi peu de
temps que les adultes, les adultes que les individus
d'un âge mûr ? Je ne sache pas que ces questions
aient jamais fixé l'attention des observateurs. Cependant elles sont pour nous d'un haut intérêt ;
car, si nos prévisions se vérifiaient, ce serait un
caractère à ajouter à tant d'autres pour prouver
l'analogie qui existe entre certaines fièvres graves
et ces états morbides créés par un défaut de coagulation du sang.

Je pourrais, comme pour le cas précédent, vous
énumérer d'avance les moindres circonstances pathologiques de l'autopsie que nous allons faire ; je
m'en abstiens, car ce serait les mêmes détails à reproduire. Je dois toutefois vous faire remarquer
certaines particularités qui dépendent uniquement
de ce que l'animal a vécu plus long-temps.

Lorsque la mort est subite , qu'elle sur-
prend , pour ainsi dire, les organes au milieu de
leurs fonctions, le sang n'a pas le temps de s'extravaser ; aussi ne rencontre-t-on sur le cadavre
que des traces légères d'exhalations morbides ; quelquefois même il n'y a absolument rien.

Si l'animal a résisté quelques heures , la cir-
lation pulmonaire s'embarrasse, le sang sort de
ses vaisseaux , remplit les cellules , transforme

le tissu spongieux du poumon en une masse solide, noirâtre. A ce degré les autres organes peuvent encore conserver leur structure à peu près
normale. Mais si la vie s'est prolongée plus long-
temps encore , et c'est le cas de l'animal que nous
venons d'ouvrir, alors d'autres parties s'engorgent , le sang fait irruption par tous les pores de
ses tuyaux , il s'épanche dans les cavités et dans
les aréoles des tissus. Toute l'économie est simultanément envahie. *L'âge de la maladie* suffit donc
pour indiquer le degré d'altération des organes.

Ainsi nous savons déjà que sur ce chien les désordres doivent avoir un caractère de gravité plus
prononcé, que chez le précédent ; s'il en est autrement, nos explications sont erronées.

Le thorax est ouvert , le poumon est coupé par
tranches. Je vais vous faire passer quelques portions de son tissu , afin que vous puissiez mieux
juger des obstacles mécaniques qui empêchaient
l'air d'arriver jusqu'au sang. Il n'offre pas l'induration qui appartient à l'hépatisation , et la raison
en est simple : privé de la faculté de se prendre en
masse , le sang , échappé de ses tuyaux , reste liquide ; par conséquent les tissus où il s'est extravasé ne peuvent donner la sensation d'un corps
solide comme le foie. Ajoutons que ce langage fi-
guré joint la trivialité à l'inexactitude.

Je ne passerai pas successivement en revue les
divers organes, car c'est toujours la même répé-
tition de désordres. La paroi antérieure de l'abdomen est enlevée, de sorte que d'un coup-d'œil vous
pouvez juger de l'état des viscères. La plèvre , le

péritoine contiennent un liquide qui semble n'être pas du sang pur, mais bien plutôt un mélange de sérum et de matière colorante. Un examen superficiel pourrait faire supposer la rupture de quelque gros vaisseau, tant est grande la quantité de l'épanchement : il n'en est rien. Les tuyaux sanguins sont intacts, leurs parois ont leur structure habituelle; ce qui est modifié, c'est la composition du sang. Rendez au sang sa coagulabilité, il reprendra son cours comme s'il ne l'eût pas interrompu.

Ainsi que nous vous l'avions annoncé, le caractère des lésions est le même sur ces deux animaux qui ont succombé à l'injection de sous-carbonate de soude : nous ne rencontrons que des différences du plus au moins, ce qui est en rapport avec le temps qu'a duré la maladie.

Il me serait facile de généraliser ces résultats, et de comparer ce qu'on développe à volonté sur l'animal vivant, avec divers états morbides observés sur l'homme. Je ne citerai qu'un seul exemple : le choléra. Ce qui frappa surtout les observateurs, c'était l'espèce de désaccord qui régnait entre les symptômes et les lésions cadavériques. Un homme tombe subitement malade : deux heures se sont à peine écoulées depuis l'attaque : il est mort. Sans doute que vous trouverez du côté des grands appareils les traces de bien graves perturbations : les organes les plus importants auront été profondément altérés dans leur tissu; il y aura obstacle absolu à leur jeu. Ouvrez le cadavre, vous n'apercevez rien, tout paraît sain.

J'avoue que la première fois que j'assistai à un semblable spectacle , j'avais peine à en croire le témoignage de mes yeux. Je me trouvais en Angleterre , à Sunderland : un homme , dans la force de l'âge , d'une constitution athlétique, était mort en quelques heures du choléra. On l'ouvrit devant moi. Le poumon avait son aspect , sa consistance normale, le cœur n'offrait rien de particulier; l'estomac et tout l'intestin étaient, relativement à leur structure , dans un état d'intégrité parfaite. Rien du côté de l'encéphale, rien du côté des membranes cérébrales. Seulement le sang était resté fluide dans ses vaisseaux.

Mais voici qui vous paraîtra plus extraordinaire encore. Chez les individus qui pendant plusieurs jours avaient lutté contre la maladie , on trouvait des désordres très graves, très manifestes vers ces mêmes organes que nous disions tout-à-l'heure avoir paru intacts. Comment concilier de pareils faits ? la gravité des lésions ne doit-elle pas accompagner la gravité des symptômes , et un individu qui meurt en deux heures n'est-il pas plus violemment affecté que celui dont la vie se prolonge plusieurs jours ? L'autopsie prouve la proposition directement inverse. Vous voyez, Messieurs , que par un enchaînement de raisonnements en apparence très judicieux, on donne à plein collier dans l'absurde.

Et qu'on dise maintenant que les hypothèses n'enraient pas la marche de la science! Parce que les solides ne semblent pas malades, on en conclut que les liquides ne peuvent être altérés, ou même on n'en dit rien, comme si leur rôle était de nulle importance. Alors commencent des commentaires à n'en plus finir : on vous parle de cette physiologie invisible, de ces agents occultes, de ces lois inconnues qu'il n'a été donné à personne d'apercevoir, pas même à ceux qui racontent à leur sujet de si jolies histoires. Quand on se sent par trop embarrassé, on parait saisi d'une sainte indignation : eh quoi! oser interroger la nature jusque dans ses secrets ; essayer de franchir l'intervalle immense qu'elle a mis entre elle et notre débile intelligence ! A toutes ces déclamations on en ajoute beaucoup d'autres, de plus en plus chaleureuses. Mais ce ne sont toujours que des mots et pas de faits. Comme les faits seuls nous intéressent, nous dirons tout simplement :

Il en est des malades qui succombent au choléra comme des animaux qui meurent par nos injections de sous-carbonate de soude : dans les premiers temps de la maladie, il n'y a rien vers les solides ; plus tard le sang s'extravase, s'épanche dans les tissus ; alors les solides sont à leur tour affectés. Ainsi tout se passe d'abord dans les liquides ; eux-seuls sont le point de départ des désordres fonctionnels, et ce n'est que plus tard que l'économie tout entière devient malade.

———

A la fin de la séance, le professeur, suivi de nombreux élèves, se rend à la chambre noire du Collége de France. On examine au microscope solaire des globules sanguins de diverses espèces d'animaux , la circulation capillaire sur des lézards , des grenouilles et des tétards. M. Ch. Chevalier fait voir l'insecte de la gale (acarus scabiei) , et plusieurs sels cristallisés.

DIX-NEUVIÈME LEÇON.

30 juin 1857.

MESSIEURS,

Vous avez pu juger par vous-mêmes de la manière dont le sang se meut dans ses infiniment petits tuyaux. Ceux d'entre vous qui pour la première fois ont été témoins de ce spectacle ont dû être saisis d'admiration à la vue de ces étonnants phénomènes dont le microscope solaire nous déployait le vivant panorama. Des canaux dont la ténuité dépasse ce que l'imagination peut concevoir se sont montrés à vous sans cesse traversés par des courants rapides. Votre œil a suivi la marche des globules suspendus au milieu d'une liqueur transparente; vous les avez vus rouler sur eux-mêmes, se heurter, tantôt s'avancer isolés, tantôt se présenter plusieurs de front, sans que la circulation parût un instant gênée ni suspendue. Ce que je tenais surtout à bien vous faire voir, c'était la couche immobile, adhérente aux parois, dont la connaissance est due à **M. Poiseuille**. Il n'est aucun de vous qui puisse maintenant révoquer en doute son existence : la lenteur des globules qui l'avoisinent, l'immobilité de ceux qui y sont plongés prouvent suffisamment que toute la colonne sanguine ne prend pas part au mouvement. Et d'ailleurs, entre la circonférence du cylindre et la partie occupée par le courant, n'est-il pas évident qu'il y a un intervalle? Cet intervalle ne peut être rempli que par un liquide, ce liquide, par sa transparence, ne peut être lui-même que du sérum. Les capillaires d'un certain diamètre étaient les plus propres à cet examen, car arrivés à un degré de ténuité extrême, on n'aperçoit plus qu'un petit filet fluide, qu'il était difficile d'isoler de la couche immobile. Au contraire, quand le vaisseau était un peu volumineux, rien n'était plus aisé que de constater les divers degrés de vitesse de chaque globule. Au centre, impulsion rapide; plus en dehors, ralentissement; contre les parois, arrêt complet.

La progression de la colonne n'était pas toujours régulière : nous la voyions de temps à autre s'arrêter brusquement, reprendre son cours, se déjeter vers un rameau collatéral, à droite, à gauche, refluer en arrière, sans que les conditions physiques du tuyau parussent le moins du monde modifiées. Nous vous avons rappelé en quelques mots l'explication de ces phénomènes, sur lesquels nous avions déjà assez longuement insisté. Je n'y reviendrai plus.

Mais, Messieurs, le microscope est un instrument délicat ; il faut une grande dextérité, une longue habitude pour savoir s'en servir, et encore est-on exposé à se laisser tromper par des illusions d'optique. Ainsi vous avez pu voir certains mouvements de globules qui n'étaient pas sans agrément pour l'œil, mais qui différaient essentiellement de ceux dont les vaisseaux étaient le siége. De distance en distance on apercevait comme une sorte de bouquet d'artifice, d'où jaillissaient, en s'irradiant, des globules ; après un certain trajet, ils décrivaient une légère courbe, puis retombaient en gerbes pour devenir ensuite immobiles. Dans certains points ce n'étaient plus des ascensions et des chutes : les globules se déplaçaient en masse, de front, et croisant la direction des courants sanguins, roulaient sous formes de cascades et comme emportés par leur propre pesanteur. Ce spectacle ne manquait pas, je le répète, d'un certain agrément ; et même plusieurs d'entre vous en étaient tellement émerveillés, que déjà circulaient à voix basse des explications plutôt inspirées par l'enthousiasme du moment que par une appréciation exacte des phénomènes. Il n'y a là, en effet, rien d'extraordinaire, rien qui s'écarte des lois connues de l'hydraulique. Ce n'est point à l'intérieur des petits tuyaux que se passent ces singuliers mouvements des globules ; c'est à la surface de la membrane, dans l'épaisseur de laquelle rampent les capillaires, ou sur la lame en verre où elle est étalée. Qu'un peu de sang se trouve mélangé à une gouttelette d'eau, vous aurez une agglomération de globules ; obéissant à son poids, cette petite masse glisse vers les points les plus déclives, et vous donne l'aspect d'une cascade ; vient – elle à tomber sur un plan résistant , elle rebondit, s'éparpille , et simule assez fidélement un bouquet d'artifice.

On voyait des taches semées par intervalle : les globules semblaient rester étrangers à tout mouvement de translation et être en dépôt dans un véritable réservoir. Ces taches sont de petites ecchymoses qui se sont opérées entre les tissus propres des membranes. Le sang est sorti de ses vaisseaux et, privé d'un agent d'impulsion , il est immobile. D'autres fois il n'y a pas repos absolu , les globules se meuvent dans divers sens , ils montent, descendent , s'entrecroisent à la manière des billes d'un jongleur. Ces déplacements résultent de la pesanteur spécifique des globules qui tendent à se mettre en équilibre, dans la liqueur où ils sont suspendus. Les plus légers vont à la surface , les plus lourds au fond ; au bout de quelques instants tout mouvement cesse , parce que l'équilibre est rétabli.

Vous avez dû noter encore d'autres particularités. Aussi les globules circulaient avec une remarquable vitesse , et voilà que leur mouvement se ralentit, se suspend , bien que les contractions du cœur persistent avec leur énergie habituelle. D'où vient ce temps d'arrêt? du desséchement des tuyaux membraneux par le passage des rayons solaires. Mouillez la surface où rampent ces tuyaux , les globules reprennent leur marche.

Nous n'avons rien observé qui ressemblât à des

contractions actives, ni méme à un resserrement élastique des parois. Le sang coulait absolument comme dans un tube en verre. Cependant la texture des tuniques qui constituent ces infiniment petits tuyaux paraît de nature à devoir jouir d'une certaine élasticité. L'absence de variations sensibles de diamètre dépend de l'état de tension où se trouvent continuellement les parois, pressées qu'elles sont par la colonne liquide. L'impulsion du cœur se traduit par un mouvement saccadé de globules, mais après chaque saccade, le vaisseau ne revient pas sur lui-même ; pourquoi ? parce que les troncs artériels, par leur resserrement élastique, continuent à faire marcher la colonne sanguine. Il n'y a pas d'interruption entre la contraction de la pompe et le retrait des artères, de sorte que le capillaire, toujours soumis à une pression intérieure plus forte que l'action retractile de ses parois, ne peut diminuer de calibre. Mais faites une petite ponction au vaisseau : aussitôt le liquide s'échappe par l'ouverture, et il continue à couler jusqu'à ce que la réaction élastique des parois soit épuisée. L'élasticité ne s'est pas ici spontanément développée, seulement ses effets ne se trouvant plus contrebalancés par la pression qu'exerce le sang, elle est entrée en jeu. Ceci vous explique comment dans les circonstances ordinaires, le calibre des capillaires reste à peu près le même ; comment il diminue dès l'instant où le liquide trouve une issue accidentelle.

On ne commence à apercevoir de dilatations et de resserrements que sur des vaisseaux d'un certain volume ; ces mouvements coïncidant avec l'action du cœur, de sorte qu'il est impossible d'y reconnaître autre chose que des phénomènes d'é-lasticité. Quant aux dernières ramifications capil-laires, leur calibre paraît toujours le même. S'il offre quelques variations, la ténuité des tuyaux fait qu'elles sont imperceptibles.

Je voudrais que les physiologistes qui soutien-nent encore aujourd'hui du haut de leurs chai-res , que les capillaires par leurs contractions font marcher le liquide, nous eussent fait l'hon-neur d'assister à notre dernière séance. Mais non, il n'est pas dans les habitudes de ces Messieurs de résoudre par l'expérience une question expéri-mentale. Aux preuves qui nous paraissent indispen-sables ils suppléent par leurs convictions. N'est-il pas cependant bien naturel de chercher autant que possible à s'éclairer sur un point en litige , et en fait d'observation, quelle autorité est plus compé-tente que les yeux ? Que demain on me propose de me faire voir des capillaires qui se contractent, je n'aurai rien de plus pressé que d'aller jouir par moi-même de ce spectacle. Si le fait est exact, je vien-drai dans cette même enceinte abjurer les erreurs que vous m'avez vu tant de fois professer. J'accepte de grand cœur le défi que je propose aux autres : qu'ils viennent sur mon terrain ou moi sur le leur, peu m'importe : toute discussion doit être muette devant le témoignage irrécusable de l'ob-servation.

Il en est des globules sanguins comme des tuyaux qui les charrient, c'est-à-dire qu'ils n'ont ni volonté, ni force, ni instinct qui les dirige plutôt d'un côté que d'un autre. Hors des vaisseaux, ils sont de simples corpuscules aussi peu intelligents que des grains de fécule : suspendues dans le sérum et circulant au sein de nos tissus, leur rôle est exclusivement passif ainsi que nous vous l'avons montré à l'aide du microscope.

Des globules appartenant à diverses espéces d'animaux ont été successivement placés au foyer : leur diamètre et leur forme nous ont présenté de nombreuses variétés : ils sont petits, volumineux, sphériques, lenticulaires, alongés, circulaires, elliptiques, suivant chaque espèce : quant à leur structure, ils *paraissent* composés d'un noyau central renfermé dans un sac membraniforme. Dans les premiers instants où nous les examinions, ils étaient dans une immobilité absolue, puis peu à peu quelques légers mouvements de déplacement survenaient, on en voyait se porter un peu à droite, un peu à gauche, exécuter une demi-rotation sur eux-mêmes. Ces phénomènes en ont imposé à la plupart des observateurs, et ils ont cru y reconnaître la preuve d'une force progressive propre à chaque globule. Ce n'est, vous le savez, qu'un simple effet de température. Les rayons solaires, réfléchis par le miroir, échauffent le liquide en le traversant; l'accumulation du calorique dans certains points le dilate plus que dans d'autres : il en résulte des courants qui impriment aux globules divers mouvements remarquables. Mais vous ne leur trouvez jamais rien qui ressemble à une action propre, vitale,

indépendante des conditions physiques du milieu
où ils sont suspendus.

Je m'applaudis , Messieurs , d'avoir pu joindre
aux preuves du cours du sang dans les capillaires
par l'impulsion du cœur, la démonstration expérimentale de ces principaux phénomènes d'hydraulique. Il n'arrive que trop souvent que les
convictions d'un auditoire ne sont que les émana-
tions de celles du professeur: maintenant les vôtres
sont indépendantes des miennes. Je récuse toute
espèce d'influence personnelle , car mes paroles
n'avaient d'autre but que de vous préparer à
observer les faits , et les faits vous les avez véri-
fiés.

Ici se termine ce que nous avions à vous dire
de la circulation normale dans les capillaires. Revenons à nos études sur les propriétés physiques
du sang, et en particulier sur sa coagulabilité.

Déjà nous avons appelé votre attention sur la
reproduction de la fibrine dans le sang des animaux *défibrinés* , ou plutôt sur le développement
d'une nouvelle substance dont la nature ne nous
était pas bien connue. Était-ce de la fibrine véritable ? Mais elle n'en offrait pas tous les caractères ; d'ailleurs nous avions également constaté sa
présence dans les cas où les animaux avaient été
soumis à une diète sévère , et dans ceux où on ne
leur avait donné que des aliments non azotés.
Ajou-tez à cela que la soustraction de la fibrine
entraîne un état maladif général : les fonctions digestives s'exécutent mal , de sorte qu'on
ne peut supposer que le sang recouvre , par la

voie de l'estomac, le principe coagulable dont on l'a dépouillé. Ce qui nous frappa le plus vivement, ce fut l'amaigrissement rapide et considérable des animaux soumis à ces expériences. Il semblait que non seulement les pertes de l'économie n'étaient plus suffisamment réparées, mais même que le tissu propre des organes, leurs matériaux constituants, diminuaient de volume, de quantité, comme si les solides eux - mêmes repassaient dans le sang qui les avait charriés une première fois. Un soupçon s'offrit alors à notre esprit. Ne pouvait-il pas se faire que la fibrine déposée au sein des parties vivantes vînt remplacer dans la circulation la fibrine absente ? Ainsi se trouvaient expliquées cette émaciation subite, cette atrophie du système musculaire, cette présence dans le sang d'une substance capable de former une espèce de caillot.

Disons le tout d'abord, ce n'est là qu'une conjecture, c'est-à-dire une assertion sans preuves, partant sans valeur. On a beau dire qu'il ne faut pas faire de conjectures, on en fait toujours, mais il faut avoir le bon esprit de savoir qu'une conjecture ne signifie rien par elle-même, absolument rien. Qu'importe au monde savant vos croyances, vos soupçons, vos aperçus ? Si vous affirmez avant de prouver, vous commencez par où il fallait finir. Je n'ai jamais prétendu proscrire les conjectures en tant que conjectures ; elles sont l'intermédiaire par lequel doit nécessairement passer toute explication physiologique. Un fait s'offre à vous, sa cause vous échappe, vous la cherchez. La pre-

mière idée qui dirige vos recherches est une conjecture ; se trouve-t-elle vérifiée , elle devient certitude. De même quand nous disons que la substance trouvée dans le sang défibriné pourrait
bien n'être autre chose que la fibrine elle-même
reprise au sein des tissus, nous avons émis une
conjecture, mais nous vous la donnons comme
telle jusqu'à vérification ultérieure, sans y attacher autrement d'importance.

Afin d'avoir diverses qualités de fibrine que
nous pussions comparer, nous avons à des dis-
tances convenables, fait à un fort chien, trois
saignées d'une livre chacune. Le sang a été battu
avec soin, filtré à travers un linge, puis réinjecté
dans la veine. Voici la fibrine qui en a été extraite
à chaque fois, elle est dans trois vases séparés.

Celle de la première saignée a sa couleur et sa
consistance normales. Elle est blanchâtre, d'une
teinte rosée, parce qu'elle n'a pas été soumise à
des lavages réitérés : elle est molle, souple, élastique.

Vous ne retrouvez plus dans celle de la seconde
des caractères aussi bien dessinés. Il y a déjà un
commencement de transformation : sa texture est
plus molle, plus spongieuse : son volume paraît
aussi plus considérable. C'est bien encore de la
fibrine, mais de la fibrine modifiée, moins pure
que la précédente, quoique moins altérée que celle
de la troisième saignée.

Celle-ci ne nous offre plus les propriétés physiques ni chimiques que nous avons rencontrées
dans la première. Elle est moins solide, moins ré-

sistante : de légères tractions la déchirent, tandis que l'autre se laisse alonger, et au lieu d'une cassure nette, présente des franges filamenteuses, inégalement lacérées. Son tissu paraît plus celluleux : on dirait d'une éponge à mailles larges, imbibée d'une petite quantité de liquide. Bien loin d'avoir diminué, elle semble avoir augmenté de volume : pesées comparativement, la fibrine de la première et celle de la dernière saignée, leurs poids n'offrent pas de sensible différence, et pourtant l'une occupe beaucoup plus de place que l'autre. C'est que la densité n'est pas à un même degré dans les deux. La fibrine normale a une pesanteur spécifique plus considérable, la fibrine modifiée, que nous appellerons, si vous le voulez, *pseudo-fibrine*, paraît comme raréfiée, de sorte que je ne serai pas surpris que malgré son augmentation de volume, elle formât en réalité une masse moins considérable.

M. Fremy, préparateur du cours de chimie, qui a bien voulu analyser avec moi cette substance nouvelle, y a constaté un caractère essentiel qui ne permet pas de la confondre avec la fibrine ordinaire. Il s'est assuré qu'en l'exposant à une température de 60° centigrades dans un bain de sable, elle se liquéfie comme de l'albumine; or, vous savez que la véritable fibrine n'est point fusible, elle se dessèche par l'action de la chaleur, devient cassante, et quand elle est torréfiée, se change en un charbon excessivement léger.

C'est hier que nous avons fait à l'animal la troisième saignée. Le sang défibriné n'a pas été réin-

jecté dans la veine en totalité : nous en avons mis
un peu de côté dans un flacon, et vous voyez qu'il
ne s'est pas formé de traces de caillot. Et aujour-
d'hui, en raison de la température élevée de l'atmosphère, il commence à se putréfier. Une remarque que j'ai eu l'occasion de faire plusieurs
fois, c'est que le sang extrait de la veine ne se dé-
compose pas avec la même rapidité chez tous les
sujets. Il est tout naturel que sur cet animal
le sang, en se putréfiant, offre des caractères spéciaux : son odeur est moins nauséabonde, moins
ammoniacale, et comment en serait-il autrement,
puisqu'il ne contient plus de fibrine ? Les remarques que je fais maintenant sont surtout applicables aux individus atteints de maladies graves.
Vous serez frappés mainte fois de la facilité avec
laquelle le sang se corrompt : au sortir du vaisseau, il n'a déjà plus sa coloration normale, il offre
quelque chose de louche, quelque chose qui ne
semble pas naturel. Après quelques heures de séjour dans un vase, des bulles se forment à sa surface, la fermentation s'empare du caillot, qui se
liquéfie, se mêle à la sérosité : il y a putréfaction.
Les anciens ont beaucoup parlé, peut-être même
trop, de la putridité du sang. Je ne suis certes pas
de ceux qui voudraient ressusciter la médecine
humorale avec la pituite, l'atrabile et les humeurs
peccantes ; mais enfin, n'a-t-on pas été trop loin
quand on a nié toute altération du sang caractérisé
par une tendance à la décomposition putride. Plus
j'observe, plus je me sens ramené vers ces idées
de l'antiquité dont le grand tort n'est bien sou-

vent que de contrarier les doctrines modernes.
On s'est fort égayé des anciens, on a appelé bon-
homie leur bon sens, routine leur pratique, rêveries leurs idées. Ils ont été traduits à la barre de
l'opinion par ceux là même qui en composaient le
jury. Eh ! ne serons-nous pas, nous aussi, anciens
à notre tour ? Je crains bien qu'on ne nous épar-
gne pas plus alors, que nous n'avons épargné les
autres.

Depuis environ cinquante ans le solidisme a
pris la place de l'humorisme, mais, il faut le dire,
pour avoir été proscrits des thèses médicales, les
liquides n'ont pas pour cela été mis hors de cause. Jamais, peut-être, on ne leur avait fait une
aussi rude guerre. La lancette, les ventouses, ont
paru des procédés impuissants pour suffire à l'a-
bondance des évacuations sanguines ; c'en était
fait de la médecine si les sangsues n'étaient venues
en aide aux praticiens. La consommation en peu
de temps en a été tellement prodigieuse que vous
avez vu l'académie s'émouvoir dans la crainte que
la race de ces précieux animaux ne finît par s'é-
teindre. Heureusement pour l'humanité que la
ferveur des médecins s'est éteinte la première :
aujourd'hui l'enthousiasme est de beaucoup refroi-
di, on commence à se familiariser avec l'idée que
la santé est compatible avec un certain volume de
sang dans les vaisseaux. Espérons qu'on ne s'en
tiendra pas là, et qu'on arrivera par des analyses
et des observations sévères à faire la part des liquides dans l'histoire de la pathologie de l'homme.

Le moyen d'atteindre ce but, c'est de modifier

la composition du sang chez des animaux, et de tenir religieusement note des phénomènes morbides qu'ils présentent. Comparant ensuite ces symptômes avec ceux qu'on observe dans certaines maladies propres à notre espèce, nous arriverons peut-être, par une communauté d'effets, à remonter à une communauté d'origine.

Pour ces études comme pour celles dont nous nous sommes jusqu'à ce jour occupés, la meilleure méthode, je dirai même la seule bonne, c'est la méthode expérimentale. En physiologie l'art de raisonner consiste bien moins à déduire des conclusions rationnelles, mais prématurées, qu'à saisir la relation qui existe entre tel et tel fait. Voyez un peu combien de choses nous échappent alors que nous nous contentons des apparences. Ce que nous regardions au commencement de ce cours comme un obstacle à la circulation, la coagulabilité du sang, est maintenant envisagé par nous comme une condition indispensable aux mouvements du liquide. Toutes nos théories ont été obligées de céder devant une seule expérience. Que cet exemple ne soit pas perdu pour vous.

Nous allons aujourd'hui faire une tentative qui n'a jamais été essayée ni par nous, ni par personne; elle consiste à attaquer, par un acide injecté dans les veines, le fluide circulatoire privé de la faculté de se solidifier. Déjà nous savons que du sang resté liquide dans un vase par suite de son mélange avec du sous-carbonate de soude, redevient apte à former caillot quand on y verse une petite quantité d'acide sulfurique étendu d'eau. La même chose arrivera-t-elle dans les tuyaux vivants? Je l'ignore. Nous pouvons facilement nous en assurer. Voici d'ailleurs un chien qui me paraît très propre à ce genre d'expériences. Déjà par trois fois nous lui avons injecté dans la jugulaire 20 grammes de sous-carbonate de soude; et, chose remarquable, il paraît moins malade aujourd'hui qu'après la première injection. Quoi qu'il en soit, son sang ne doit plus être coagulable; par conséquent nous pouvons introduire dans le système vasculaire de l'eau acidulée afin de voir si le liquide redeviendra apte à se prendre en masse.

Mais, Messieurs, il y a une précaution qu'il ne faut jamais omettre quand on veut parvenir à des résultats positifs, c'est de vérifier, au moment même d'agir, la réalité du phénomène contre lequel sont dirigés nos moyens de traitement. Bon nombre de remèdes ont dû leur vogue, leur prétendue efficacité, à mille causes d'erreurs que l'habitude d'observer peut seule faire éviter. Vous voulez essayer une médication nouvelle, l'individu guérit. Mais êtes-vous bien sûr que la maladie que vous vouliez combattre existât réellement? Il n'est pas de bonne femme qui n'ait sa formule contre la rage; des personnes fort intelligentes, fort consciencieuses, vous citent les individus qui après avoir été mordu par un chien enragé ont pris de certaines drogues qui les ont sauvés. Sauvés de quoi, si l'animal n'était pas malade? Aussi, avant d'introduire notre injection allons-nous nous assurer que le sang est véritablement privé de sa coagulabilité.

Je fais avec la lancette une petite piqûre à la

veine jugulaire : il en sort un sang évidemment modifié dans sa coloration. Laissons le quelques instants reposer dans ce vase afin de voir s'il est encore susceptible de se solidifier.

Eh bien ! une minute s'est à peine écoulée, et voilà un caillot déjà organisé ! Nous avons donc bien fait d'examiner l'état actuel du sang. Si, nous fondant sur nos expériences antérieures, nous avions omis cet examen, et injecté dans la circulation une certaine quantité d'acide, voyez à quelles conséquences nous serions arrivés ? Vous auriez nécessairement partagé notre erreur. Enfin, aurions-nous dit : il est atteint ce problème que depuis long-temps nous nous évertuions à chercher. Nous pouvons enlever au sang sa coagulabilité, nous pouvons la lui restituer ; en d'autres termes, un agent chimique allait tuer l'animal, un agent chimique lui rend la vie. Cependant il n'en était rien ! Tant il est vrai que pour être en droit de généraliser une proposition, il ne suffit pas de bien voir ce qu'on voit, il faut encore être bien sûr qu'il n'ait rien échappé d'important.

Je vous prie de remarquer sur ce chien un phénomène assez curieux : je ne me souviens pas de l'avoir jamais observé. La jugulaire droite qui se trouve mise à découvert, est le siége de tremblottements singuliers, produits par le choc du sang repoussé du cœur contre la ligature appliquée au vaisseau. Ce pouls veineux ne peut être attribué aux mouvements respiratoires, ni à la transmission de l'impulsion ventriculaire à travers les tuyaux de la pompe gauche : il ne peut dépendre

que des contractions de l'oreillette droite. Chaque
fois que ce réservoir se resserre, le liquide comprimé se divise en deux parties, l'une, progressive,
pénètre dans la cavité voisine ; l'autre, rétrograde,
reflue dans les conduits qui l'ont apporté. C'est
ce reflux qui constitue les tremblottements que
nous apercevons ici.

Je vais réintroduire dans le sang une nouvelle
quantité de sous-carbonate de soude (20 grammes
dans les deux tiers d'une livre d'eau distillée).
Il est probable que cette nouvelle injection va dissoudre ce qui restait encore de fibrine coagulable,
et que nous pourrons essayer les effets d'une liqueur acide. Attendons quelques instants que le
sel ait eu le temps de se mêler au sang. Nous pouvons maintenant essayer. *(Une petite saignée est
faite à l'animal : le liquide extrait de la veine se
coagule presque im édiatement).* Voilà, Messieurs, un fait fort extraordinaire, comment, près
de 80 grammes de sous-carbonate de soude ont pu
être à diverses reprises injectés dans les veines de
ce chien et le sang jouit encore de la faculté de se
prendre en masse ! Nous sommes pourtant bien
sûr de la substance que nous avons employée. Avant
la séance on a injecté 25 grammes à peu près chez
un autre chien qui est mort une demi-heure après.
Il y a donc là quelque chose qui nous échappe.
Permettez-moi à ce propos une réflexion pratique.

Le chien sur lequel nous expérimentons actuellement est beaucoup plus fort, beaucoup plus
grand que celui que nous vous disons être mort en
très peu de temps. Aussi, à dose égale, le sel al-

kalin a-t-il dû agir avec moins d'intensité sur le premier que sur le second. De là, un précepte important, vous n'irez pas ordonner à un homme de petite taille la même prescription qu'à un homme de six pieds. Il faut proportionner la quantité des médicaments à la stature des individus, sans quoi on s'expose à dépasser ou à ne pas atteindre le degré d'action qu'on s'est proposé.

La différence de taille chez ces deux animaux doit bien être pour quelque chose dans la diversité des résultats, mais il s'en faut de beaucoup qu'elle suffise pour en rendre suffisamment compte. Je serais fort embarrassé s'il me fallait émettre même une conjecture sur la cause de cette anomalie : jamais l'expérience ne nous avait manqué. Voyons si, en dehors de ses vaisseaux, le sang mélangé au sous-carbonate de soude, formera caillot. J'ouvre la veine.

J'ai versé un peu de la solution alkaline dans le vase où je fais tomber le liquide qui coule du vaisseau. Il n'y a pas la moindre trace de caillot : le sang conserve sa fluidité.

Nous remettrons l'expérience à un autre jour : que celle-ci vous serve de leçon. Lors même que vous croirez avoir pris toutes vos précautions, envisagez de nouveau la question sous toutes ses faces, éclaircissez ce qui est douteux, vérifiez ce qui est vraisemblable, repassez encore ce qui est certain. Ce n'est qu'à ce prix que vous arriverez à asseoir un fait sur des bases inébranlables.

VINGTIÈME LEÇON.

6 juillet 1837.

MESSIEURS,

Il résulte de nos expériences sur la coagulabilité du sang que plus on enlève de fibrine à un animal vivant, plus la dernière extraite perd de ses caractères de fibrine pour en revêtir d'autres qui lui donnent l'aspect d'un nouveau produit. Ce n'est plus de la fibrine véritable, cependant elle s'en rapproche encore beaucoup, de sorte qu'il y a plutôt transformation incomplète que disparition de ce principe immédiat : nous l'avons nommé pseudo-fibrine. Cette substance ne jouit pas de la faculté d'empêcher le sang de s'extravaser, bien qu'elle soit dissoute dans ce liquide et circule avec lui ; il se fait des exhalaisons morbides au sein des tissus, entre les tuniques de l'intestin, dans le parenchyme du poumon, à la surface des membranes muqueuses et jusque dans les cavités séreuses.

Le sang lancé par la pompe musculaire ne suit plus le trajet de ses tuyaux ; il filtre à travers leurs parois comme si celles - ci n'existaient pas, ou étaient criblées d'ouvertures, assez larges pour n'opposer aucun obstacle à son issue. Nous connaissons les caractères anatomiques de ces maladies artificielles ; ce qui nous a particulièrement frappés, c'est leur ressemblance avec ceux qu'on rencontre dans certaines fièvres graves, désignées dans les anciens auteurs par l'épithéte de *putrides.* Et d'abord qu'elle est la valeur de cette dénomination ?

Elle exprime une idée juste, si nous nous en rapportons à la décomposition avancée de ce chien défibriné, dont vous voyez le corps déposé sur la table. Hier seulement il est mort, et déjà la putréfaction s'en est emparé. La même chose s'observe dans ce qu'on appelle les affections typhoïdes ; une odeur nauséabonde s'échappe pendant la vie de tout l'individu; la sueur, l'exhalation pulmonaire, les gaz rejetés de l'estomac, les évacuations alvines ont une fétidité des plus caractéristiques. Quelques heures se sont à peine écoulées depuis la mort, que tous les tissus éprouvent la fermentation putride. Les solides n'ont plus leur même cohésion, les liquides leur même aspect : on dirait un corps mort depuis une semaine.

L'organe le plus gravement compromis, sur cet animal, c'est le poumon. Il n'est pas rare non plus de voir pendant la convalescence des maladies aiguës, la circulation pulmonaire s'embarrasser, et les malades succomber à ce qu'on appelle une pneumonie intercurrente. Pourquoi cette complication survenue à l'instant où tout rentrait dans l'ordre ? Vous en trouverez la raison , mais bien moins dans la nature même de la maladie antérieure que dans le traitement dirigé contre elle. Il est sans aucun doute des cas où une saignée peut faire beaucoup de bien , mais il en est aussi où une seule et à plus forte raison plusieurs, peuvent faire beaucoup de mal. Une pratique, ou mieux une routine universellement répandue dans le vulgaire des médecins, consiste à faire ouvrir la veine pour peu qu'au début d'une affection le pouls présente la moindre fréquence. Si la santé reparaît peu après , on se dit : j'ai bien fait de saigner, car j'ai prévenu l'inflammation; si le mal fait des progrès, on s'applaudit encore bien d'avantage d'avoir ôté du sang , seulement on éprouve le regret de ne point en avoir extrait assez. Il est vrai qu'on n'a point ce reproche à se faire quand on administre la saignée d'après la formule proposée récemment par un habile professeur de la faculté. Comme cette méthode n'est pas nouvelle , je n'ai point à me prononcer sur sa valeur , que depuis longtemps l'expérience a jugée. Disons toutefois qu'il est au moins fort douteux que ce soit toujours la maladie que l'on *jugule*. Mais laissons les mots et revenons aux choses qui ont pour nous un bien autre intérêt. Je vous disais que quand on voit une première saignée échouer, on a recours à une seconde, puis à une troisième, à une quatrième, souvent même à un bien plus grand nombre. Ces émissions sanguines successivement répétées , ne diminuent pas seulement le volume du sang , elles altèrent sa composition. Les boissons aqueuses , absorbées par les veines , vont seules remplacer le liquide absent. Qu'en résulte-t-il ? que le sang devient moins visqueux , moins coagulable, que par conséquent il a plus de tendance à s'extravaser. Quand on voit au déclin des maladies vigoureusement traitées par les saignées, des embarras survenir vers la circulation du poumon , il est rationnel de supposer que le sang ne sort de ses vaisseaux que parce qu'il n'a plus ses propriétés normales. Vous vous obstinez à saigner , et l'intensité des accidents augmente. Ne sont-ce pas vos saignées qui accélèrent les progrès de la maladie vers une terminaison fatale?

Ce chien nous a offert un autre phénomène que déjà nous avions observé , à un degré plus faible, sur d'autres animaux soumis aux mêmes expériences , c'est une infiltration œdémateuse des membres. Tandis que le tronc présente une maigreur excessive , les membres sont arrondis, la peau qui les recouvre , tendue, comme s'ils n'avaient pas pris part au dépérissement général. Mais ne confondez pas un gonflement par extravasation morbide , avec un embonpoint véritable. Vous venez de voir s'écouler une sérosité rougeâtre à la surface des incisions que j'ai pratiquées avec mon bistouri ? Elle s'était épanchée dans le tissu cellulaire , après s'être imbibée à travers les parois des vaisseaux. Ce n'est point du sérum avec sa transparence , car une certaine quantité de globules altérés s'y trouve mélangée : on dirait une eau légèrement visqueuse tenant en dissolution quelques gouttelettes de sang.

Le même phénomène s'observe fréquemment vers la fin des maladies chroniques : c'est un des symptômes les plus fâcheux. Il n'est pas de sœur de charité, d'infirmière, qui ne sachent que la mort est imminente dès l'instant où les jambes viennent à enfler. Peut-être leur science ne va-t-elle pas jusqu'à dire que dans pareils cas, il y a atonie des *absorbants*, ou suractivité des *exhalants*. Mais si elles sont très excusables d'ignorer des explications de cette nature, bon nombre de praticiens ne le sont pas de les accueillir et surtout de les professer encore aujourd'hui. Il est évident pour nous que ces œdèmes des extrémités les plus déclives et les plus éloignées de la pompe centrale, dépendent de l'affaiblissement de la contraction ventriculaire, de l'accumulation du liquide sanguin dans ses petits tuyaux, de l'issue de quelques-uns de ses matériaux à travers les parois vasculaires, dont les porosités se trouvent agrandies par suite de la distension intérieure qu'elles supportent. Mais est-ce là tout ? je ne le pense pas. Il est impossible que la composition même du sang ne soit pas pour quelque chose dans ces extravasations au sein des capillaires. Depuis long-temps les malades étaient soumis à une diète plus ou moins rigoureuse, les saignées ne leur avaient laissé que la quantité de fluide circulatoire indispensable à l'entretien de la vie, par conséquent le sang devait être moins riche en fibrine. N'y a-t-il pas quelque analogie à établir entre l'histoire de ces malades et celle de nos chiens défibrinés ? Notons toujours le fait, plus tard nous discuterons ses conséquences.

Il me semble que ces questions valent au moins bien la peine d'être soulevées et discutées. On n'arrivera jamais à connaître leur véritable portée tant qu'on s'abstiendra sinon de les défendre, du moins de les réfuter. Ne dirait-on pas, à voir l'oubli profond où on les laisse, qu'elles sont toujours sous le coup d'une première condamnation , et qu'il n'est pas permis d'en rappeler contre l'arrêt, dont une secte médicale les a arbitrairement frappées. J'ai été surpris, je dirai plus, j'ai été affligé de la manière dont on a traité la question proposée au concours par l'académie des sciences , et qui avait rapport aux fièvres graves. Les mémoires qui nous ont été remis sont au nombre de dix-huit : à peine si deux ou trois font mention des liquides, ou émettent le soupçon qu'il puissent être altérés. Ce sont toujours de très belles descriptions anatomiques. On signale la coloration, la consistance, le volume des organes : on compte les plaques, les follicules ulcérés de l'intestin, les éruptions de la peau, tout cela avec une exactitude et une patience admirables. Pas une syllabe de l'état du sang. Les symptômes sont successivement passés en revue, leurs degrés de gravité appréciés par des faits nombreux, leur traitement présenté sous milles formes. (En général il faut se défier des maladies qui comptent tant de ressources thérapeutiques : rien de plus difficile à guérir que celles que tout guérit). Vient ensuite l'article de la saignée ; c'est alors qu'on discute pour savoir s'il convient d'être avare ou prodigue des émissions sanguines. On consacre des chapitres entiers à l'examen des effets produits par la soustraction du sang, et on se tait sur les propriétés physiques et chimiques de ce liquide. Je suis loin de contester les avantages qu'on peut retirer de l'étude anatomique des maladies, bien que pourtant le traitement jusqu'ici n'y ait pas beaucoup gagné. Mais pour remonter aux causes des désordres, il ne suffit pas d'en explorer les conséquences matériel les. Vous parlez à tout propos d'inflammation? Eh bien ! si je voulais vous emprunter votre langage métaphorique, je dirais que le moyen de prévenir ou d'éteindre un incendie ne consiste pas à supputer les ravages qu'il a laissés après lui.

L'amaigrissement considérable que les animaux éprouvent quand on leur soustrait la fibrine, établit une nouvelle analogie entre leur maladie et celle des personnes frappées de fièvres graves. Dans le tiphus et les affections analogues, en peu de jours les joues deviennent creuses, les faisceaux musculaires s'affaissent, les saillies osseuses deviennent apparentes : plus le traitement est actif plus l'amaigrissement est rapide. On dirait que la fibrine qui fait partie constituante des tissus, repasse dans la circulation, ainsi que nous l'avons soupçonné chez les animaux défibrinés. Il serait sans doute fort important de découvrir par quel mécanisme les solides eux-mêmes se trouvent modifiés dans leur mode de nutrition, quel est celui de leurs matériaux qui diminue le plus sensiblement, et, par suite, quelle est l'espèce d'alimentation la plus convenable pour réparer les pertes de l'économie. Toutes ces questions attendent leur solution de nos connaissances sur les altérations du sang. On se contente aujourd'hui d'écrire dans les observations : atrophie générale, ou bien maigreur squelettiforme , ou encore : émaciation profonde. Ces remarques sont sans doute d'une grande exactitude, mais c'est le pourquoi des phénomènes, bien plus encore que les phénomènes eux-mêmes, qu'il importe de connaître.

Je néglige à dessein une foule de particularités anatomiques que nous offre l'autopsie de ce chien, mais qui ne se rattachent que d'une manière secondaire à l'objet de nos études actuelles. Il vaut beaucoup mieux insister sur ce qui est capital, que de mentionner, en les effleurant, les plus minutieux détails de désorganisation, car cela nous distrairait de notre sujet.

Ce n'est pas seulement en privant le sang de sa coagulabilité qu'on arrête la circulation capillaire ; Toute disproportion de volume entre le liquide et les tuyaux qu'il doit traverser, amène inévitablement des obstructions mécaniques et des extravasations. Le mercure par sa fluidité, est une des substances les plus propres à nos injections. Cependant ses particules ne peuvent, sur le vivant, traverser librement les dernières ramifications des canaux sanguins. Sur le cadavre, la force brutale avec laquelle on meut le piston de la seringue triomphe des obstacles, déchire les parois ou les dilate outre-mesure. Le même effet peut être pro-

duit, quoiqu'à un moindre degré, par le jeu dés-
ordonné du cœur, mais souvent il n'y a pas de
rupture, et la colonne liquide reste immobile parce
que le métal injecté l'empêche d'avancer. Le mercure peut être impunément introduit dans l'estomac, car ce n'est que globule à globule qu'il s'imbibe dans les veines. Il peut de même être absorbé
à l'aide de frictions ; car il a été préalablement
trituré avec un corps gras, et il lui faut encore traverser l'enveloppe tégumenteuse avant d'arriver
au réseau vasculaire du chorion. Au contraire
toutes les fois qu'on l'injecte directement dans la
circulation sans le faire passer par l'appareil de
tamisation que constituent nos membranes, il
n'est plus assez subdivisé, des globules se réunis-
sent par masses infiniment trop volumineuses
pour la ténuité des conduits qu'il lui faut traverser. A l'instant les capillaires se bouchent, tout
mouvement de liquide à leur intérieur se suspend,
si les fonctions de l'organe sur lequel on expérimente est indispensable à la vie, celle-ci se trouble
et s'éteint.

C'est ce qui est arrivé à l'animal, que je viens
de faire placer sur ma table. Deux cents grammes
de mercure ont été injectés dans l'artère carotide primitive droite, et aussitôt il a été pris de
tous les accidents qui caractérisent ce qu'on appelle le *coup de sang*. Au bout de quelques minutes il avait cessé de vivre. Ouvrons le crâne.

Au moment où je divise les tissus pour mettre à
nu les surfaces osseuses, vous apercevez des gouttelettes mercurielles s'échapper entre les bords des

incisions ; ceci vous montre combien sont faciles les communications anastomotiques des deux carotides externes. Le métal n'a été injecté que dans une seule et il a pénétré avec une égale facilité dans les branches de l'artère opposée.

J'enlève la voûte du crâne et la dure-mère qui enveloppe l'encéphale. Voici, Messieurs, un bien beau coup-d'œil. La pie-mère s'offre à vous sous la forme d'une pellicule argentée, déployée tout autour de la substance nerveuse, dont elle suit les contours , embrasse les éminences , accompagne les dépressions. Le cerveau, le cervelet sont enlacés de toute part dans un admirable réseau qui n'est autre chose que l'entrecroisement des infiniment petits canaux où a pénétré l'injection. Mais il est des points où la colonne métallique semble brusquement tronquée ; c'est que les globules de mercure se sont trouvés trop volumineux pour aller au-delà. Je vous ferai ici, relativement aux anastomoses, la même remarque que pour l'extérieur du crâne. Telle est l'uniformité de distribution du fluide injecté, qu'il serait impossible par la seule inspection des vaisseaux de la pie-mère, de dire si le métal a été poussé dans la carotide droite ou dans la gauche.

En présence de semblables phénomènes on peut se faire cette question : est-il possible que sur le vivant le sang s'altère de manière à renfermer des corpuscules trop volumineux pour se mouvoir dans l'aire des capillaires. Malgré les changements continuels qu'éprouve ce liquide recevant sans cesse de nouveaux matériaux par les surfaces absorbantes, se dépouillant de quelques-uns de ses éléments par les sécrétions et les nombreuses voies d'exhalation, on conçoit difficilement qu'il puisse admettre des substances disproportionnées au calibre de son tuyau, et en voici la raison : ces substances n'arrivent jusqu'au sang que par l'intermédiaire de membranes poreuses. Les pores qu'elles traversent, représentent des orifices si fins, si ténus, que leur diamètre doit à peine égaler celui des capillaires. Par conséquent l'introduction directe de corpuscules très gros proportionnellement aux tuyaux, me paraît chose peu probable. Mais voici ce qui peut fort bien arriver.

Un réactif quelconque est absorbé, passe dans la circulation, altère les globules ou quelques-uns des éléments qui constituent le sang. Par suite d'un travail chimique, des granulations se déposent à l'intérieur des petits conduits; elles obstruent leur lumière et arrêtent la colonne sanguine. C'est ainsi qu'un acide concentré, ingéré dans l'estomac, donne la mort en coagulant l'albumine du sang, et en bouchant mécaniquement les vaisseaux capillaires.

Nous vous avons dit que le sang tient en suspension des myriades de petites lentilles qui toutes marchent isolées dans le sérum qui les charrie. Ne peut-il pas arriver des cas où la partie séreuse diminue de quantité, de manière que la viscosité du liquide soit sensiblement accrue? Ce n'est pas là une simple supposition, car on voit quelquefois le sang extrait de la veine se prendre en un caillot volumineux, comme s'il n'était formé que d'éléments coagulables. Je me rappelle à ce sujet une expérience que nous avons faite dans le précédent semestre. Nous avions à plusieurs reprises injecté sur un chien de la fécule de *mirabilis jalapa*, sans que l'animal en parût notablement incommodé, mais voilà qu'un jour nous poussons dans la veine une certaine quantité de la même solution aqueuse, mais qui était restée longtemps exposée à l'air. L'évaporation d'une certaine quantité d'eau avait augmenté la viscosité de la liqueur. A peine celle-ci eut traversé la pompe droite, que la circulation du poumon s'embarrassa, et la mort vint au milieu d'une prompte asphyxie. Les globules du sang peuvent ici être comparés aux grains d'amidon. Que le sérum se trouve en proportion moindre : il en résulte que le fluide circulatoire devient plus visqueux, et par suite des obstacles apparaissent du côté des capillaires. Le poumon doit être l'organe qui se trouble le premier, car son isolement, sa texture éminemment vasculaire, l'épanouissement et le resserrement alternatif de son tissu, les influences atmosphériques l'exposent plus que tout autre à des obstructions de cette nature. Ajoutez à cela que ses moindres troubles retentissent sur l'organisme et ont une gravité proportionnée à l'importance de ses fonctions.

Il est un moyen bien simple de prouver qu'au delà d'un certain degré de viscosité, le sang ne peut plus qu'incomplétement servir à la circulation. Nous avons injecté dans la veine jugulaire de l'huile d'olive de la même qualité que celle qu'on sert sur nos tables, et vous avez vu le tissu pulmonaire devenir ferme, compacte, ne plus se laisser traverser ni par les liquides, ni par l'air : il n'y a plus eu de respiration, par conséquent plus de vie. L'obstruction des capillaires est moins complète dans les cas où on pousse l'injection huileuse par une des artères mésentériques; la liqueur revient en partie par la veine correspondante. La disposition anatomique des parties vous rend facilement raison de ces différences. Les petits tuyaux intermédiaires à la veine et à l'artère de l'intestin sont très favorablement disposés pour que le sang y circule ; ils ne décrivent pas ces innombrables flexuosités que présentent les veines pulmonaires, forcées de s'accommoder à l'enceinte étroite que circonscrivent les parois de la poitrine. Aussi tel liquide ne pourra traverser le poumon, qui passera par beaucoup de difficultés, de l'artère dans la veine mésentérique.

Quand on se donne la peine de faire quelques expériences, on arrive à des résultats qu'il serait impossible de soupçonner par la seule voie de l'induction et de l'hypothèse. Demandez à un médecin, excellent praticien d'ailleurs, mais peu versé dans les analyses microscopiques, dans quelle liqueur il convient d'étendre le sang afin d'isoler les globules, il vous répondra de prendre de l'eau pure, et à plus forte raison de l'eau distillée. Si vous paraissez hésiter, il lui serait facile de vous prouver par de beaux raisonnements l'innocuité de ce liquide. Par des raisonnements, oui, mais par des preuves, non. Ne savons-nous pas que l'eau peut attaquer les globules, et dissoudre leur enveloppe membraneuse? Chaque jour on introduit dans le sang, par l'estomac, des boissons de tout genre, et il serait possible qu'il s'en trouvât parmi elles qui eussent la propriété d'altérer les globules, soit dans leur enveloppe, soit dans leur noyau central si tant est qu'il existe. Je ne puis encore émettre que des soupçons, proposer des sujets d'étude, mais vous voilà maintenant sur la voie d'importantes découvertes, c'est à vous d'y marcher.

MM. Prévost, Dumas, Muller, etc., se sont livrés à des recherches fort délicates sur l'anatomie de ces petits globules : ils ont noté avec soin leur forme et leur diamètre dans les différentes espèces d'animaux. Tous les physiologistes qui se sont occupés de ces questions, ont signalé comme condition indispensable de la circulation un rapport exact de dimension entre les capillaires et les globules sanguins. Ils ont vu, par exemple, qu'en transfusant le sang d'un reptile chez un mammifère, il se fait des obstructions, et la mort ne tarde pas à arriver. Dans ce cas il a paru tout naturel de rattacher ces accidents à l'oblitération des petits vaisseaux par des globules trop volumineux. On a fait aussi l'expérience inverse. Du sang d'un animal à globules plus petits a été injecté dans les veines d'un autre animal à globules plus gros, et on a remarqué que cette transfusion a été pareillement suivie de la mort. Enfin on a pris des animaux de même taille, de même âge, de même espèce. Une saignée leur a été faite et, par un mutuel échange, on a réinjecté dans les veines de chacun le liquide extrait, de manière que le sang de l'un circulât dans les veines de l'autre, et *vice versâ*. Eh bien ! ces phénomènes morbides ont apparu immédiatement ; quelquefois même leur gravité a été de nature à mettre la vie de l'animal en danger. Il résulterait donc de ces expériences que le sang a son individualité, qu'il ne peut se mouvoir utilement dans des tuyaux qui ne sont pas les siens, et que par conséquent toute idée de transfusion doit être proscrite dans tous les cas indistinctement.

Mais n'allez pas si loin. Avant de tirer de pareilles conclusions, il faut voir si réintroduit dans la circulation après en avoir été extrait, le sang conserve encore ses propriétés normales, et si les troubles qui surviennent dans l'économie ne reconnaissent pas pour point de départ quelque complication dépendant de son contact sur des parois inertes. Le plus généralement, on se contente d'adapter une seringue au vaisseau, et d'aspirer le sang avec le piston. Mais quelque court que soit le séjour du liquide dans la cavité de l'instrument, de petits caillots ont eu le temps de se former ; ils passent dans les courants sanguins, sont emportés vers le capillaire, là ils s'arrêtent : leur volume ne leur permet pas de traverser ces infiniment petits tuyaux, et alors on pourrait attribuer aux globules sanguins ce qui dépend de la présence dans le sang de petits grains de coagulum.

Il est vrai qu'on peut parer à ces inconvénients en enlevant la fibrine du sang avant de le réin-

tégrer. C'est même ce qu'ont fait la plupart des expérimentateurs modernes. Qu'en est-il résulté ?
Que la soustraction de ce principe immédiat, bien
loin de prévenir la mort, est devenue justement
la cause qui l'a occasionée. Une fois dépouillé
de la propriété de se coaguler, le sang, vous·le
savez, ne peut plus se mouvoir dans ses tuyaux ;
il s'infiltre à travers leurs parois et s'épanche dans
les tissus environnants. Vous vous garderez donc
bien de suivre les préceptes émis dernièrement
par M. Diffenbach. Cet habile chirurgien de
Berlin, voulant réhabiliter la tranfusion dans la
vue de restaurer le liquide circulatoire avec du
sang nouveau, recommande d'extraire la fibrine,
afin de prévenir la formation des caillots, et par
suite l'obstruction des capillaires. Il y a quelques
mois encore, un pareil procédé m'eut semblé fort
rationnel : aujourd'hui il ne serait plus proposa-
ble. Tant que je ne voyais dans la présence de
la fibrine, qu'un obstacle à la circulation, sa
soustraction devait me paraître une circonstance
favorable aux mouvements de ce liquide. Mes
idées ont changé, car l'expérience en a prononcé
autrement.

Si on jugeait nécessaire de pratiquer la transfusion, il faudrait, ainsi que vous nous l'avez vu
faire, adapter une seringue à une artère et la laisser se remplir par la pression même du sang. A
chaque contraction du cœur, vous voyez le piston
monter jusqu'à ce que la seringue soit pleine :
alors vous pouvez réinjecter le liquide sans qu'il ait
perdu sa fluidité. Je ne sais pourquoi dans ce cas

le sang ne se coagule pas, mais jamais l'expérience ne nous a manqué. Quel que soit d'ailleurs
le procédé que vous adoptiez pour cette opération,
vous vous garderez bien d'oter préalablement la
fibrine , sous peine de voir votre malade succomber à une mort inévitable.

Il est évident qu'une des questions les plus intéressantes que soulève l'étude de la circulation
capillaire, c'est de savoir s'il n'y a pas de circonstances où les infiniment petits tuyaux s'oblitèrent
au lieu de continuer à se laisser traverser par le
sang. Déjà nous connaissons une foule de causes
qui peuvent déterminer ces oblitérations , il ne
tient qu'à nous de les produire, de diminuer ou
d'accroître leur intensité , mais bon nombre d'entre elles doivent encore nous être inconnues. Ce
qui doit le plus nous surprendre , c'est que le
sang, soumis à tant d'influences venues du dehors
ou développées à l'intérieur de notre être , ne soit
pas plus fréquemment modifié au point de s'extravaser dans les tissus que parcourent ses tuyaux.
Nous ne pouvons changer en quoique ce soit quelques-unes de ses propriétés physiques ou chimiques, sans qu'aussitôt sa marche ne se trouble ou
même ne se suspende. Aussi la nature a-t-elle pris
toutes les précautions imaginables pour prévenir de semblables accidents. Par la digestion , les
substances alimentaires sont réduites en grains
assez fins pour pouvoir sans danger passer dans
l'appareil vasculaire. Par la respiration , le sang
recouvre les propriétés indispensables à l'entretien de nos fonctions , et laisse échapper sous

forme de vapeur l'excédant de sa sérosité ; la mem:
brane qui le sépare de l'air atmosphérique est
assez mince pour être traversée par l'oxigène, assez dense pour s'opposer au passage des corpuscules étrangers emportés par ce fluide. Par les diverses sécrétions, le sang se dépouille d'un certain
nombre de matériaux, de manière qu'il y ait un
équilibre constant entre les proportions de ses
éléments. Examinez isolément chaque organe,
vous le verrez concourir à l'harmonie de la circulation.

Ainsi, dans l'état physiologique, le sang exerce
une immense influence sur le jeu des rouages de
l'économie, et vous voulez que dès l'instant où
ces rouages se troublent, se désordonnent, le
rôle du liquide devienne nul ? Je sais bien qu'on
trouve les solides malades, mais reste à savoir si
ce n'est pas là souvent un phénomène consécutif.
Nos expériences vous ont montré et montreront à
qui voudra les répéter, qu'il suffit de changer celle
de toutes les propriétés du sang qu'on envisageait
comme la moins importante, la coagulabilité,
pour suspendre les grandes fonctions et par suite
la vie elle-même. Les plus belles hypothèses ne
peuvent rien contre un fait aussi capital.

Il n'est peut-être pas un ouvrage de médecine,
tant ancien que moderne, dans lequel vous ne
trouviez de longues pages consacrées à l'examen
de ce qu'on est convenu d'appeler inflammation.
A en croire les auteurs, on connaissait jusque dans
leurs moindres particularités les caractéres physiologiques et anatomiques de cette question : mal-

heureusement le microscope prouve tout le contraire, et il reste constant pour quiconque sait s'en servir, que les explications dont elle a été l'objet ne sont que de pures rêveries. J'en excepte pourtant les travaux de quelques modernes expérimentateurs : je dis expérimentateurs, car je ne sache pas qu'un seul de nos théoriciens ou faiseurs de doctrines ait fait faire à la science un seul pas en avant, malgré la prodigieuse fécondité dont ils ont fait preuve, quand il ne s'est agi que de disserter sur l'inflammation. Que sait-on sur la manière dont le sang circule au sein des tissus enflammés ? Que son passage est plus rapide, son affluence plus considérable dans les capillaires dont la *sensibilité est exaltée*, c'est opposer une assertion gratuite au témoignage rigoureux de l'observation, c'est imaginer l'inverse de ce qui existe réellement. Bien loin de se mouvoir avec vélocité, le sang le plus souvent ne se meut plus !

J'espère pouvoir vous dire quelques mots de ce qu'on sait aujourd'hui de positif sur cette question tant de fois controversée. Jusqu'ici chacun s'en est emparé pour la commenter à sa manière et pour la façonner sur ses idées et ses inspirations : il est temps que l'observation rigoureuse vienne enfin nous tirer de cette incertitude préjudiciable à la science et à l'humanité.

VINGT-UNIÈME LEÇON.

12 juillet 1837.

Messieurs,

Les principaux phénomènes morbides ou physiologiques qui se passent dans l'intimité de nos tissus ont pour siége les vaisseaux capillaires. Il existe entre les gros et les petits tuyaux des différences notables sous le rapport de leurs usages : les uns ne sont que des moyens de transport du liquide, les autres, au contraire, sont chargés de sa distribution dans les divers points de l'organisme. L'anatomie des premiers éclaire suffisamment leurs fonctions : l'anatomie des seconds très délicate, par fois même très obscure, ne satisfait pas aussi complètement l'esprit, et on n'éprouve que trop de tendance à remplir par des hypothèses les lueurs que laisse après elle l'investigation la plus minutieuse. Plus la texture d'un organe est vasculaire, plus ses maladies sont nombreuses, pourvu toutefois qu'il soit exposé aux influences qui peuvent modifier les fonctions dont il est chargé. La rate, par l'abondance du sang qu'elle reçoit, peut en quelque sorte être comparée au poumon; cependant elle est bien moins souvent affectée que ce dernier organe. La raison en est simple. Sa position profonde dans l'enceinte abdominale la met à l'abri d'une foule d'agents tant extérieurs qu'intérieurs qui à tout instant pèsent sur l'appareil pulmonaire et troublent la marche du liquide à travers son parenchyme.

Toute altération de forme et de structure des solides, toute modification de consistance, toute transformation de tissus est la conséquence de troubles survenus dans la circulation capillaire. L'atrophie ou l'hypertrophie d'une partie dépendait d'un accroissement ou d'une diminution dans la nutrition. Ne sont-ce pas les capillaires qui sont encore ici le siége des phénomènes pathologiques? Tout ce qui peut éclairer l'histoire de ces infiniment petits tuyaux est digne de l'attention des personnes qui étudient sérieusement la physiologie.

Deux points fondamentaux doivent surtout être envisagés dans le passage du sang au sein des capillaires, la nature du liquide et l'état des tuyaux. Si le liquide est trop ou trop peu visqueux, si sa coagulabilité est modifiée, s'il charrie des corpuscules plus volumineux que ses propres globules, il se fait des extravasations ou des arrêts mécaniques. De même, suivant que les tuyaux sont libres ou obstrués, que leurs parois se laissent ou ne se laissent pas imbiber, la circulation subit des changements immenses. Il peut arriver que ces deux ordres de phénomènes ne soient que la conséquence de leur solidarité mutuelle, que les tuyaux ne se bouchent que parce que le liquide est altéré, et que le liquide ne s'altère que parce que les tuyaux sont bouchés, mais cela rend plus indispensable encore les divisions que nous avons admises. L'omission d'une pareille analyse nous exposerait à confondre ce qui n'est que l'effet avec ce qui est la cause. Comme les altérations des liquides ne sont souvent appréciables à nos sens que par celles des solides, nous négligerions l'examen des premières pour concentrer toute notre attention sur l'étude des secondes. De là une confusion dont il serait impossible de faire jaillir la moindre lumière.

Dans la plupart des expériences que nous avons faites devant vous, nous avons modifié de diverses manières les propriétés physiques et chimiques du sang, et toujours vous avez vu la circulation capillaire se troubler, des épanchements survenir, des obstructions se former. Sans avoir prononcé le mot inflammation, nous marchons depuis long-temps sur son terrain, et les principales formes qu'elle revêt nous sont déjà à peu près connues. Nous aurions pu nous conformer au langage des écoles, vous dire, par exemple, en vous montrant une pièce anatomique : voilà une inflammation. Ce n'est pas parce qu'il sonne mal à mon oreille ou qu'il m'inspire la moindre antipathie que j'ai à peu près proscrit ce mot, c'est à cause des idées absurdes qu'il représente. Un mot par lui-même n'est qu'un mot, qu'un assemblage de quelques lettres sans valeur, mais du moment qu'on y rattache un sens précis, qu'il exprime toute une doctrine, il acquiert une importance extrême. C'est ainsi que chaque jour vous nous entendez répéter que la médecine et la physiologie ne forment qu'une même science, et cependant qui oserait encore aujourd'hui s'avouer *médecin physiologiste ?* De même, nous sommes loin de nier l'existence des phénomènes dits inflammatoires, mais nous ne pouvons accepter la dénomination consacrée, car elle sanctionne une théorie qui est loin d'être la nôtre.

Avant de résumer nos idées sur ce que l'on doit entendre par le mot inflammation, je veux encore vous entretenir de quelques faits de physiologie expérimentale.

Voici un des animaux défibrinés que nous vous avions présentés dans l'avant-dernière séance. Il nous offrait alors tous les caractères de l'ophtalmie purulente, rougeur et gonflement de la conjonctive, teinte opaque de la cornée, larmoiement puriforme, impression douloureuse de la lumière, tous les signes, en un mot, d'une inflammation vive du globe oculaire. L'ensemble des autres fonctions organiques révélait un état typhoïde des plus prononcés. Nous avons soumis cet animal à un régime convenable, des aliments fortifiants lui ont été donnés en quantité suffisante, et vous voyez qu'il a subi une métamorphose complète. La dernière fois il était triste, abattu, aujourd'hui il paraît gai, plein de vie. Ses yeux sont guéris, la cornée offre son poli et sa transparence naturelle, seulement vous apercevez dans la circonférence de cette membrane deux ou trois petites taies qui ne sont autre chose que la cicatrice d'ulcérations qui avaient commencé à s'y former. Ceci vous montre qu'on peut guérir sans médicaments; et quand on en a administré, il est fort difficile de faire la part de leur action et de ne pas leur attribuer ce qui n'appartient qu'aux seuls efforts de la nature : c'est surtout dans les cas les plus graves que celle-ci fait seule les frais de la guérison. Combien d'individus n'ont dû la vie qu'à l'intensité même de la maladie qui les avait frappés, et parce qu'ils avaient été, comme on dit, abandonnés des médecins ? Si un traitement inopportun fut venu troubler la marche des symptômes, peut-être la terminaison eut-elle été fatale. Que les gens du monde croient ne pouvoir guérir sans une ordonnance du docteur ; rien de mieux. Ce sont là des préjugés fort respectables qu'il nous faut ménager, sans pourtant les partager nous-mêmes, car quand on exerce la médecine sur un théâtre un peu répandu, on n'a que trop souvent la preuve de l'impuissance de son art.

J'avais appelé votre attention sur un fait assez curieux que nous avions observé chez plusieurs animaux privés par nous d'une partie de leur fibrine, c'était la formation d'échymoses et même d'ulcérations de la peau. Ces phénomènes étaient-ils liés aux effets de l'altération même du liquide ou à une maladie cutanée antérieure à nos expériences ? Le moyen de savoir exactement à quoi s'en tenir, consistait à examiner avec soin l'animal avant de lui soustraire de sa fibrine, puis surveiller l'état des téguments à la suite de cette opération. C'est ce que nous avons fait sur cette petite levrette que vous voyez. Plusieurs saignées lui ont été pratiquées à diverses reprises, et à chaque fois, le sang défibriné a été réintégré dans la veine. Elle nous a offert tous les phénomènes morbides que nous savons se développer en pareilles circonstances , mais de plus elle a éprouvé vers la peau , parfaitement saine auparavant, un mode d'altération que je suis bien aise de vous faire remarquer. Lorsque l'animal se tient de bout, son corps, de distance en distance, vous offre des plaques ulcéreuses d'une largeur variable entre lesquelles les poils et les téguments qu'ils recouvrent sont intacts. On ne se rend pas d'abord très bien compte de cette disposition , pourquoi telle surface est-elle envahie, telle autre respectée? Faites coucher l'animal ainsi que je le fais maintenant , et vous verrez que les ulcérations sont limitées aux parties qui reposent sur le sol. Le côté droit est seul affecté , parce que le décubitus avait lieu à droite : les plaques les plus larges s'observent au niveau de l'avant-bras et des parties saillantes du bassin , parce que ce sont les points qui supportent le plus habituellement le poids du corps. Ainsi, la pression exercée sur les téguments a été la cause pour laquelle ils se sont ulcérés.

Il m'est impossible de ne pas rapprocher ce cas de ceux qu'on observe sur l'homme vers la fin des maladies graves. La maigreur , à cette période , est d'ordinaire considérable : le pouls est peu développé, car le cœur participe à l'affaiblissement du reste du système musculaire, et ses contractions ont à peine l'énergie suffisante pour mettre en mouvement les colonnes sanguines. Le coucher sur le dos est l'attitude la moins fatigante pour les malades : la tête et la partie supérieure du tronc reposent en général sur des coussins en plume, et par suite du plan incliné qu'ils représentent, le point le plus déclive correspond à la face postérieure du sacrum. C'est donc en cet endroit que le corps pèse davantage. La peau qui recouvre ces parties est incessamment pressée entre les saillies osseuses et le plan sur lequel repose le malade. Tant qu'il pouvait changer de place, cette pression n'était qu'alternative et n'entraînait pas d'accidents : mais une fois que sa faiblesse le condamne à une immobilité complète, alors la circulation capillaire se trouve mécaniquement suspendue dans les tissus comprimés, les téguments rougissent, s'ulcèrent, des escarres se forment. Aussi, pour éviter cette fâcheuse complication, est-on dans l'habitude de placer sous le siége des malades un coussin percé à son centre d'une large ouverture, de manière que les points les plus dégarnis de parties molles ne portent pas immédiatement sur le lit.

Remarquez que c'est aux mêmes époques de la maladie que vous voyez des ulcérations survenir chez le chien défibriné et chez l'individu atteint de fièvre grave. Chez l'un et chez l'autre, il n'y a d'affectés que les endroits où le passage du sang dans les capillaires est rendu impossible par une compression mécanique. N'y a-t-il donc aucune conséquence à déduire de ces faits ?

Quand vous voyez une pneumonie emporter en quelques heures les malades qui entraient en pleine convalescence, irez-vous attribuer à une recrudescence de l'élément inflammatoire, l'invasion de ce nouveau travail morbide ? Examinez plutôt l'ensemble de l'économie. Pendant plusieurs semaines, vous avez, par intervalles, soustrait du sang, et pour toute nourriture, vous avez donné des boissons aqueuses. Puis tout-à-coup la respiration s'embarrasse, les bronches s'obstruent, les cellules aériennes sont gorgées de liquide : ni le sang ni l'air ne peuvent pénétrer dans la parenchyme du poumon : la mort arrive par asphyxie. Eh ! Messieurs, n'est-ce pas là littéralement l'histoire des animaux que nous saignons et chez lesquels nous injectons de l'eau dans les veines. Ne voyous-nous pas survenir chez eux des obstructions pulmonaires, ne voyons nous pas le tissu aréolaire de l'organe se transformer en un tissu compacte. Mêmes causes d'épuisement, même insuffisance de nutrition. Le sang extrait est remplacé par l'eau, qui dans un cas, est absorbé dans l'estomac, que dans l'autre vous injectez dans la veine, mais quelle que soit la voie par laquelle ce fluide arrive, c'est toujours de l'eau, dont la présence en excès amène une diminution de la coagulabilité du sang. Reportez-vous à nos expériences antérieures. Comment se comporte un sang trop peu coagulable? Il s'imbibe dans les parois de ses tuyaux, s'extravase, entraîne la suspension des phénomènes vitaux. Or, quelle autre série d'accidents rencontrez-vous dans ce poumon dit *enflammé*? Je vois les mêmes causes débilitantes s'accompagner des mêmes symptômes, je vois un sang trop aqueux s'épancher hors de ses tuyaux membraneux, parce qu'il n'y a plus de relation exacte entre les propriétés physiques du liquide et celles de ses conduits. Qu'ai-je besoin d'imaginer des hypothèses? Ici la vérité est si simple, si facile à comprendre !

A l'appui de ces idées, je dois vous montrer une pièce pathologique que j'ai fait, ce matin, apporter de l'Hôtel-Dieu. Depuis quelques jours on avait transporté dans mes salles une femme d'une maigreur et d'une faiblesse extrêmes, offrant tous les symptômes de ce qu'on appelle la *fièvre hectique*, avec un pouls petit, fréquent, des sueurs nocturnes, une diarrhée sanguinolente, vouée, en un mot, à une mort inévitable. Cependant tout annonçait qu'elle traînerait ainsi quelque temps encore, lorsque tout à coup, sans cause connue, elle a été prise de dyspnée, de toux, de suffocation. Les accidents se sont rapidement aggravés ; elle avait cessé de vivre au bout d'un petit nombre d'heures. Nous savions d'avance quel organe était altéré, et quel mode d'altération avait frappé ses organes. Cependant l'autopsie nous a révélé d'autres particularités, qui ont une telle connexion avec nos études actuelles, que je crois devoir vous les communiquer.

Et d'abord la couleur foncée, la densité du tissu

pulmonaire, vous indiquent déjà qu'il y a eu désorganisation profonde de l'organe. Ce sont bien
les caractères anatomiques de l'engouement, mais
à un degré beaucoup plus avancé que dans les
pneumonies simples. On ne peut pourtant pas dire
qu'il y ait hépatisation. C'est une sorte d'état mixte
qui dépend évidemment de la nature même du liquide épanché. Le sang, échappé de ses vaisseaux,
ne s'est pas solidifié; il est resté fluide dans les
aréoles du poumon, et, soumis, comme toute substance animale, aux lois de la décomposition, il
offre dans quelques points l'aspect d'un véritable
pus. Le parenchyme de l'organe n'est pas seul affecté : sa surface, tapissée par le feuillet de la plèvre, n'a plus sa transparence normale, elle est
rougeâtre, ecchymosée, comme si elle avait macéré dans le sang. C'est effectivement ce qui est
arrivé. Nous avons trouvé de chaque côté, dans les
cavités pleurales, un épanchement considérable
formé par du sang liquide. Du reste, pas de caillot,
pas de flocons fibrineux, en un mot aucune trace
de coagulabilité.

Notre malade a donc succombé aux troubles survenus vers la circulation pulmonaire. La fluidité
du sang nous rend parfaitement raison des extravasations opérées pendant la vie à travers les parois
vasculaires, et par suite de l'infiltration du liquide
entre les porosités de la membrane séreuse jusque
dans la cavité des plèvres. Nous retrouvons là
toutes les nuances d'altération que nous produi-
sons artificiellement sur l'animal vivant.

Cet état particulier du sang une fois connu, il

nous a été facile de décrire, avant de les avoir vues, les autres lésions organiques. Après les nombreuses expériences que nous avions faites, ce n'était plus pour nous qu'une affaire de mémoire.

Ainsi, le foie, la rate devaient être gorgés de sang : et en effet, ces organes paraissent, et sont réellement plus volumineux en raison du liquide épanché dans leur parenchyme. Il y a tout aussi bien hépatite, splénite que pneumonie. Ce sont toutes modifications de même famille.

L'intestin devait être plus coloré que de coutume : vous voyez qu'effectivement la membrane muqueuse est d'un rouge foncé, dans quelques points, elle est légèrement ulcérée. Il est évident que les capillaires qui rampent entre les tuniques des conduits digestifs sont dilatés par une plus grande quantité de sang, que ce liquide s'est en partie épanché dans le tissu de l'organe, en partie exhalé à sa surface interne. Ceci explique les selles sanguinolentes.

Nous avons trouvé la vessie dilatée par de l'urine colorée par les globules du sang. En fendant les urétères dans toute leur longueur, leur teinte rosée, interrompue par des taches violettes, nous a indiqué que ce n'était pas seulement à l'intérieur du réservoir urinaire que s'étaient produites des extravasations, et que les reins eux-mêmes étaient compromis. Je les ai divisés dans divers sens. Vous apercevez sur la tranche de chaque incision des espèces d'ecchymoses qui forment un pointillé à grains de volume inégal. Dans certains points, on dirait qu'il n'y a qu'une gouttelette de sang épanché; dans d'autres, qu'une cuillerée est sortie des vaisseaux, et s'est creusé un foyer dans l'épaisseur du rein.

Toutes les fois qu'une personne rend des urines teintes de sang dans le courant ou vers la terminaison d'une maladie grave, portez un fâcheux pronostic. Si, en même temps, le poumon s'embarrasse, si les selles deviennent aqueuses et sanglantes, il est fort à craindre que le sang ne soit altéré.

Comparez entre elles ces diverses pièces pathologiques, vous aurez la confirmation de ce que j'ai eu bien des fois l'honneur de vous répéter relativement à l'influence que chaque organe en particulier exerce sur l'ensemble de nos fonctions. Le rein est aussi grièvement compromis que le poumon ; cependant ses désordres n'ont eu qu'une très faible part à la manifestation des accidents mortels. C'est que le rein n'est qu'un organe secondaire, tandis que le poumon est un organe de première nécessité. Un chien à qui on a enlevé les deux reins vit encore cinq à six jours ; mais jamais il n'est entré dans l'esprit de personne de priver un tel animal de ses deux poumons. C'est donc moins par l'intensité même d'une lésion que par l'importance de l'organe affecté, qu'on arrive à comprendre le caractère et le degré d'importance des phénomènes morbides.

Voilà un exemple frappant de l'influence exercée par les propriétés physiques du sang sur la marche de ce liquide à l'intérieur de ses tuyaux. La physique vitale nous est ici d'un bien grand secours, car elle nous permet de remonter au principe des désordres organiques ; et c'est là que gît la question. Si , au lieu de comparer entre elles les modifications de texture des solides afin de voir si elles ne découlent point d'une commune origine , nous eussions pris chaque organe isolément , énuméré les petits points rouges , décrit la forme, le volume de chaque ecchymose, nous aurions sans doute bien mérité de la société médicale, qui s'intitule : *École d'observation*. Ainsi , nous saurions combien de granulations sont malades dans le rein , combien de lobules dans le poumon, combien d'onces de liquide sont épanchées dans la plèvre. Nous vous dirions : Ici sont trois taches de la largeur d'un haricot ; là , deux autres du volume d'une lentille ; plusieurs ont deux millimètres carrés de surface. Dans tel point, les capillaires sont d'un rouge vif ; dans tel autre , d'un rouge obscur : ceci est mou , cela dur. Telle artère offre une douzaine d'aspérités calcaires ; telle autre, une demi-douzaine , ou même peut-être cinq : car il serait possible qu'on se fût trompé d'une. Nous arriverions ainsi à des chiffres exacts, et nous aurions fait preuve d'une grande patience. Mais, Messieurs , que font les nombres dans une question de cette nature ? Je suis loin de vouloir jeter du blâme sur les médecins qui se livrent à ces recherches : quiconque travaille avec zèle et persévérance commande à notre estime et à nos félicitations ; j'applaudis à l'intention ; mais je ne puis m'empêcher de signaler les causes qui frappent à jamais de stérilité tant et de si minutieuses investigations. J'aime beaucoup mieux connaître la nature du sang sorti des vaisseaux, et les organes dont il a altéré la texture, que la quantité mathématique du liquide épanché, et le nombre de points où il s'est déposé. La première partie du problème éveille seule ma sollicitude : j'abandonne la solution de la seconde à qui veut s'en charger.

Toute obstruction des vaisseaux par une cause mécanique quelconque détermine l'arrêt de la circulation, et suivant qu'elle est temporaire ou permanente, le liquide reprend son cours ou, suspendu dans sa marche, amène des troubles et souvent la mort des parties. Une foule de causes peuvent modifier le passage du sang dans les capillaires : tantôt les grains suspendus dans la colonne fluide sont trop gros pour le diamètre infiniment étroit de ces tuyaux ; tantôt le liquide est trop visqueux, trop coagulable ; tantôt une tumeur développée dans l'épaisseur des tissus comprime les parois des petits conduits, efface leur cavité, et s'oppose aux mouvements du sang, etc. Vous aurez autant de formes d'obstacle que d'agents différents, autant de phénomènes morbides que de modifications dans la circulation capillaire.

Peu de moments après que le sang cesse de se mouvoir dans un membre, ce membre ne vit plus, la putréfaction s'en empare, il se résout en une sanie infecte. L'extinction totale de la vie dans une partie molle y détermine la cessation des phénomènes organiques : c'est ce que les pathologistes appellent *gangrène sphacèle*. En général, on reconnait qu'une partie est mortifiée à la privation absolue du mouvement, de la sensibilité, de la chaleur naturelle, au dégagement de gaz putride, au changement de consistance et de coloration. Suivant que tel ou tel symptôme prédomine, la maladie revêt une physionomie particulière dans les classifications nosologiques. On distingue une gangrène *sèche* et une gangrène *humide*; l'absence ou l'abondance des fluides dans la partie qui en est atteinte constitue toute la différence de ces deux états. Il est probable que la première espèce reconnaît surtout pour point de départ un obstacle dans la circulation artérielle ayant pour résultats d'empêcher le passage du sang à travers le réseau capillaire, tandis que la seconde serait principalement constituée par un obstacle dans la circulation veineuse et par l'impossibilité du retour du liquide vers l'organe moteur central. Les anciens attachaient une grande importance à distinguer la gangrène sèche de la gangrène humide ; mais comme ils négligeaient l'étude des causes pour concentrer toute leur attention sur celle des résultats, l'histoire de ces affections est encore très peu avancée; encore saurez-vous que dans l'une, les escarres sont raccornies, dures, comme momifiées, que dans l'autre elles sont gonflées, ramollies, friables, vous n'aurez pas pour cela d'indications positives sur les moyens thérapeutiques à employer. Il s'agit bien moins d'analyser les phénomènes qui suivent la gangrène que ceux qui la précèdent. Les premiers appartiennent à la nature morte, les seconds à la nature vivante.

Il est des pathologistes qui ne voient jamais dans la gangrène qu'une des terminaisons de l'inflammation, et comme ils appellent inflammation toute espéce de troubles survenus dans l'appareil circulatoire, cette opinion ne manque pas d'un certain degré de vraisemblance. La composition des fluides n'est rien pour eux. La grande affaire c'est de prouver l'influence de l'*élément inflammatoire*. Y a-t-il dans la partie une vive rougeur, une élévation sensible de température, des douleurs aiguës, c'est qu'alors *la violence de l'inflammation épuise l'action organique qui réagit inutilement contre le travail désorganisateur*. Un membre au contraire devient-il bleuâtre, livide, sans avoir offert les signes précurseurs de l'inflammation, celle-ci n'en existe pas moins, seulement son intensité est remplacée par *sa malignité*, ou bien la *vitalité des tissus se trouvait préalablement diminuée*. Dans un cas trop de sang afflue vers un point, première forme d'inflammation. Dans un autre il n'en arrive pas assez, deuxième forme d'inflammation. La quantité du liquide est pour tout dans la production des phénomènes morbides, sa qualité n'y fait rien, absolument rien. Voyons un peu jusqu'à quel point tout cela est exact.

J'ai injecté dans l'artère crurale de ce chien, un gros de vernis tenant en suspension du charbon animal tamisé et porphyrisé : l'expérience a été faite avant-hier matin. Voilà déjà la patte devenue froide, immobile, insensible. L'animal ne s'appuie point sur elle en marchant, il ne donne aucun signe de douleurs quand je la pince, ou quand j'y enfonce la pointe du bistouri. Au dessous de la ligature du vaisseau, le membre est tuméfié ; la peau distendue par des gaz exhalés au sein des tissus frappés de mort. C'est à leur présence qu'est due la sensation particulière qu'on perçoit en comprimant les téguments, sensation qui rappelle parfaitement la crépitation produite par l'entrée accidentelle de l'air dans le tissu cellulaire. Les poils qui recouvraient le membre sont en partie tombés. De distance en distance l'épiderme est soulevé par un liquide brunâtre, comme à la suite de l'application d'une liqueur brûlante. Ces phlyctènes sont occasionnées par l'extravasation de quelques-uns des matériaux du sang qui, arrêté dans ses canaux, s'y est putréfié et s'est ensuite imbibé à travers les porosités de leurs parois. Cet animal nous offre donc tous les caractères d'une gangrène confirmée.

Pourquoi l'introduction dans le système vasculaire d'un peu de vernis et de poussière charbonneuse a-t-elle déterminé la mortification de tout un membre ? Parce que le système capillaire qui fait communiquer les veines avec les artères de ce membre a été mécaniquement obstrué. Notre injection a pénétré dans le tronc et les principales divisions du vaisseau où nous l'avons pou sée ; mais arrivée aux infiniment petits conduits elle n'a pu aller plus loin. Les grains de charbon à quelque degré de finesse que nous les réduisions ne peuvent passer où passent les globules sanguins; beaucoup trop volumineux pour le diamètre des derniers tuyaux, ils s'arrêtent, et résistent à l'impulsion du cœur. Le sang contenu dans les artères et les veines se trouvant ainsi soustrait à tout mouvement progressif, se putréfie, et sa décomposition entraîne celle des solides voisins. La vie ne cesse donc que parce que la circulation est empêchée par l'obstruction du réseau capillaire.

On pourrait objecter que comme l'artère crurale a été liée, la gangrène de la cuisse dépend de la ligature du vaisseau, et non de la nature même du liquide injecté. Mais il suffit de songer aux nombreuses communications qui existent entre les diverses parties du système vasculaire chez le chien, pour reconnaître que telle ne peut être la cause de la mort du membre. Tous les jours nous lions l'artère crurale en de ça ou au de-là de la naissance de la fémorale profonde, et jamais nous ne voyons survenir de gangrène. Le anastomoses entre les artères de la cuisse et celles du bassin sont si larges que la ligature de la crurale ralentit à peine la circulation ; celle-ci se rétablit presqu'immédiatement. Nous avons pu lier l'aorte abdominale sur ces animaux, et ils ont continué à vivre sans qu'aucune partie se mortifiât. Ainsi ce n'est pas parce que nous avons obliteré le tronc même de l'artère crurale, qu'il y a eu gangrène, mais bien parce que les capillaires n'ont plus été perméables au sang.

L'arrêt de la circulation peut résulter d'un affaiblissement de la puissance contractile du cœur. Dans le choléra tout le monde a été frappé de la couleur bleuâtre, livide des téguments, de l'abaissement de la température animale, de la disparition plus ou moins complète des bruits cardiaques. Les symptômes reconnaissaient pour origine le défaut d'énergie de la pompe musculaire et par suite l'accumulation du sang dans les veines superficielles et qui formaient un réseau appréciable à travers la peau.

Voici un autre animal chez lequel nous avons injecté hier de la fécule de pomme de terre réduite en une poussière extrêmement fine ; cependant les grains en sont encore plus volumineux que les globules du sang. L'artère carotide est le vaisseau qui nous a servi, mais au lieu d'introduire le liquide dans le sens du courant sanguin, c'est-à-dire vers l'encéphale, nous avons dirigé le tube de la seringue vers le cœur, de cette manière la circulation cérébrale n'a point été spécialement compromise. La suspension amylacée s'est répandue à peu près uniformément dans le système artériel, et le passage du sang devenu partout difficile, est pourtant resté assez libre dans les principaux viscères pour qu'ils continuassent à satisfaire au besoin de l'économie.

Aujourd'hui il y a fièvre, dyspnée, toux, inappétence, diarrhée, prostration, en un mot tous les signes d'une affection générale. On observera les changements qui surviendront dans l'état de cet animal : peut-être la maladie se fixera-t-elle en un point, et alors ce serait vers le poumon ou tout autre organe abondamment pourvu de vaisseaux capillaires ; mais nous n'oublierons pas qu'avant de devenir locale elle a été générale.

VINGT-DEUXIÈME LEÇON.

14 juillet 1837.

Messieurs,

La cessation momentanée de la circulation dans une partie y détermine une mort apparente par suite de la suspension des phénomènes physiques et vitaux dont elle est habituellement le siége : cet état a reçu des pathologistes modernes le nom d'*asphyxie locale*. Il ne faut pas le confondre avec la gangrène véritable; car dans celle-ci la vie est à jamais éteinte, tandis que dans l'autre les tissus reviennent à leur état naturel dès l'instant où le cours du sang se rétablit. La putréfaction d'une partie est le signe le plus certain de sa mort ; elle est rapide si l'abondance du fluide et la température élevée de l'atmosphère favorisent la fermentation septique, elle est lente dans les circonstances opposées.

La gangrène est d'autant plus grave qu'elle attaque des organes plus importants ou plus profondément situés. Si les escarres ne peuvent être rejetées à l'extérieur, le contact des liquides et des solides putréfiés avec les parties vivantes, entretient au sein de l'économie un foyer d'où s'irradient des accidents formidables; c'est sous ce rapport que les gangrènes des membres ou des parois du tronc sont moins souvent mortelles que celles des viscères renfermées dans les cavités splanchniques.

Mais il n'est pas toujours aussi simple de reconnaître le sphacèle d'une partie que l'énumération des symptômes propres à cette affection le ferait supposer. La suspension temporaire de la circulation peut en imposer pour une véritable gangrène : la stupeur d'un membre à la suite d'une violente contusion ou de l'action du froid, des ecchymoses profondes, noirâtres, ont fait croire quelquefois à l'anéantissement des phénomènes organiques. Des productions pseudo – membraneuses adhérentes à des surfaces ulcérées, ou se détachant par lambeaux ont été prises pour des escarres gangréneuses. Mais quand une odeur infecte, caractéristique s'exhale d'une partie, quand des gaz putrides s'infiltrent entre les mailles des tissus, quand la peau est soulevée par des ampoules livides, il ne peut s'élever aucun doute sur la nature même de l'affection : la gangrène existe. Tous ces signes, nous les rencontrons au plus haut degré chez cet animal dont tout un membre a été privé de circulation par l'effet de notre injection de charbon et de vernis : le système vasculaire bouché, il n'y a plus de vie possible. Aussi voyez combien est profonde la désorganisation des parties mortifiées. Muscles tissu cellulaire, derme, vaisseaux, etc., paraissent convertis en une sorte de putrilage fétide, abreuvé d'une sanie noirâtre. Les tissus fibreux, les nerfs conservent encore leur intégrité, mais bientôt ils vont se ramollir et se transformer en une pulpe lactescente. De distance en distance la cuisse est creusée de profondes excavations comme si des scarifications y avaient été pratiquées avec le bistouri : ce sont les débris de foyers où s'étaient accumulés des fluides putrides qui se sont fait jour au-dehors en perforant les téguments, on dirait le membre d'un cadavre de plusieurs semaines, bien que l'animal auquel il appartient soit encore vivant. Vous comprenez toute l'impuissance en pareil cas des substances réputées antiseptiques : saupoudrez les parties sphacélées de quinquina, de charbon pulvérisé, de chlorures, de poudres aromatiques, vous pourrez masquer l'odeur, mais jamais rappeler la vie là où elle est éteinte. Les tissus frappés de mort sont devenus de véritables corps étrangers dont la nature tend à se débarrasser : l'art du chirurgien doit plutôt en favoriser la chute qu'en essayer la conservation.

La séparation des parties gangrénées abandonnées à elles-mêmes, est le résultat d'un travail qui a reçu le nom d'*inflammation éliminatoire*. Remarquez, je vous prie, que nous avons vu l'inflammation amener la gangrène, et que maintenant nous retrouvons cette même inflammation réparer les maux qu'elle a faits : tant il est vrai qu'à quelque chose malheur est bon.

Si vous examinez le membre de l'animal dont nous avons obstrué l'artère crurale, vous apercevez une ligne de démarcation entre le mort et le vif ; cette ligne correspond exactement au point où nous avons lié le vaisseau. Pourquoi donc l'inflammation éliminatoire se fixe - t - elle plutôt vers ce point que vers tout autre? parce qu'en deçà les vaisseaux restent perméables, tandis qu'au-delà ils sont bouchés. C'est donc encore ici un phénomène d'hydraulique, qu'on a bien à tort désigné par un langage métaphorique, *inflammation!* Mais les tissus se pourrissent et ne sont pas consumés : *éliminatoire!* A quoi bon créer un mot pour exprimer ce que tout le monde connaît, savoir : que les parties mortes se détachent des parties vivantes, ne vaudrait-il pas mieux créer une idée? On a établi en principe qu'il faut attendre que la gangrène soit bornée avant de pratiquer l'amputation, car, en opérant plus tôt, il serait à craindre de voir la gangrène s'emparer du moignon. Les praticiens ne sont pas d'accord sur la valeur de ce précepte : les uns y attachent une grande importance, d'autres le négligent complètement. Il est bien évident que si vous agissez sur des tissus privés de circulation, l'opération ne sera jamais suivie de succès, aussi la première chose à faire c'est de s'assurer quels sont les endroits où le sang se meut, quels sont ceux où il ne se meut plus. Les expériences que nous faisons maintenant me semblent de nature à jeter quelque lumière sur ces questions. Si nous arrivons à démontrer que la gangrène dépend de l'arrêt du sang à l'intérieur de ses tuyaux, nous aurons suggéré à la thérapeuthique une source d'indications nouvelles et remplacé des hypothèses erronées par une théorie scientifique.

Que n'a-t-on pas écrit à propos de la gangrène déterminée par l'usage du seigle ergoté? J'ai fait des recherches sur cette substance, et à quelque dose que je l'aie administrée à l'homme, aux animaux, jamais je n'ai vu se développer la gangrène. Cependant je suis loin de contester l'authenticité des cas où on prétend l'avoir observée sur l'homme. Ils sont relatés par des observateurs dignes de toute confiance. Je vous ferai remarquer qu'on est loin d'avoir des notions bien précises sur l'action du seigle ergoté ; on le prescrit tantôt pour activer, tantôt pour amoindrir les contractions de la matrice, tantôt pour suspendre des hémorrhagies utérines, d'autrefois pour en provoquer, etc., etc.; aussi les accidents qui ont suivi son administration me paraissent-ils devoir être soumis à un nouvel examen. Il ne serait pas impossible que les circonstances morbides qui nécessitent l'emploi du seigle ergoté eussent plus de part dans la production de la gangrène que le médicament lui - même. S'il jouissait d'une action spécifique, pourquoi serait-il sans influence sur des animaux bien portants ?

L'oblitération des vaisseaux d'un membre peut être partielle ou incomplète ; dans ce cas la vie paraît moins active, sans pourtant y être entièrement éteinte, les pathologistes, généralement beaucoup plus experts en nomenclature qu'en explications réelles, désignent cet état par le mot *asthénie.* Une partie est infiltrée, œdémateuse: c'est qu'elle est frappée d'asthénie. La gangrène s'en empare-t-elle? c'est que l'inflammation s'y est développée et n'a plus trouvé assez de principe vital pour réagir contre elle. Voilà ce que partout on répète à la grande satisfaction des personnes qui racontent ou entendent raconter toutes ces agréables choses. Quand on veut étudier plus sérieusement les phénomènes de ce genre, il faut remonter à la cause matérielle des désordres survenus dans l'appareil circulatoire. Le tout est de savoir les y chercher. Permettez-moi de vous montrer comme preuves de ces assertions une pièce pathologique qui m'a été communiquée avant la leçon , par M. C. James, interne des hôpitaux.

C'est l'aorte d'une femme, âgée d'environ une soixantaine d'années. A l'endroit où cette artère se divise en deux branches, les iliaques primitives, elle offre un renflement formé par la dilatation anévrismale de ses parois. Celles-ci sont épaisses, très sensiblement altérées. Leur surface interne est hérissée d'une multitude d'aspérités calcaires, et en y promenant le doigt on éprouve une sensation âpre , bien différente de celle que produit le contact d'une membrane onctueuse. Ces modifications de texture sont très propres à coaguler le sang. Nous savons que toutes les fois que ce liquide ne coule plus dans des canaux d'un poli parfait, il se prend en petites masses qui, d'abord isolées, s'agglutinent, se disposent par couches, et bientôt ne constituent plus qu'un seul caillot. C'est effectivement ce qui est arrivé dans le cas qui nous occupe. Une masse fibrineuse, déjà fort ancienne d'après sa contexture, de couleur jaunâtre, d'une consistance assez ferme, occupe le centre du vaisseau malade. Elle adhère par quelques points de sa circonférence aux parois artérielles, dépouillées de leur membrane interne; dans les autres points elle leur est juxta-posée, ou même elle en est séparée par un intervalle d'une à deux lignes, qui pouvait encore servir au passage du liquide. Cette masse n'est autre chose que du sang coagulé. Elle envoie deux prolongements dans les artères iliaques; de sorte que le caillot principal est comme à cheval sur ces deux vaisseaux. Ceux-ci ne sont pas complétement oblitérés, mais leur capacité est diminuée d'une manière notable. L'aorte ne paraît pas saine au-dessus de sa dilatation; depuis la naissance des valvules sigmoïdes jusqu'au renflement anévrismal, on aperçoit de petites saillies rugueuses, des plaques osseuses et calcaires, disséminées dans toute la longueur de l'artère. Les orifices cardiaques sont libres, les soupapes mobiles.

La nature des lésions cadavériques suffit ici pour vous indiquer quels devaient être les symptômes offerts par la malade durant la vie. Puisque l'impulsion du cœur, épuisée contre un obstacle mécanique, ne pouvait retentir avec son énergie habituelle jusqu'aux capillaires et aux veines, il est de toute évidence que la circulation était notablement gênée , et que le retour du sang éprouvait des difficultés insurmontables. C'est vous dire qu'il existait un œdème des membres inférieurs. Je ne prétends point ici deviner la maladie, car M. James m'a communiqué ce qu'il a observé sur cette femme avant la séance ; ce que je tiens à vous faire bien constater , c'est le nouveau témoignage de certitude que reçoivent dans cette circonstance nos assertions sur l'hydraulique animale.

Ainsi par cela seul, que la force qui chasse le sang dans le système artériel a été diminuée, le passage du liquide à travers les capillaires est devenu difficile, son retour par les veines est considérablement géné. Pourquoi s'est-il déposé un caillot au centre de l'aorte? parce que les parois du vaisseau avaient perdu en ce point leur poli normal. Le sang ne coulait plus sur une surface lisse et glissante ; sa marche était ralentie par les aspérités contre lesquelles il heurtait , et il se trouvait dans les mêmes conditions que quand nous lui faisons traverser dans nos expériences des tubes métalliques. La diminution du mouvement du liquide n'est certainement pas l'unique cause de sa coagulation : le contact d'une surface dépolie y a le plus puissamment contribué. Nous avons déjà appelé votre attention sur un œdème considérable survenu chez un animal défibriné ; seulement l'infiltration était générale, tandis qu'ici elle est partielle : c'est que dans un cas la masse du fluide circulatoire était altérée, tandis qu'ici les tuyaux seuls étaient malades. Un caillot s'étant déposé dans l'aorte, on comprend aisément comment la circulation devient languissante dans les nombreux conduits qui émanent de cette artère, comment l'exhalation augmente par suite de l'arrêt prolongé de la colonne sanguine, comment l'absorption des matériaux épanchés n'est plus aussi active par les veines où le liquide se meut avec une extrême lenteur. J'oubliais de vous dire que la veine-cave inférieure était un peu comprimée par la tumeur de l'aorte : la disposition anatomique de ce vaisseau vous faisait sans doute soupçonner cette complication. Nous trouvons donc une double cause à cet œdème, d'une part la présence d'un volumineux caillot dans l'aorte, d'autre part le rétrécissement du calibre de la veine-cave. Si la malade eut vécu quelque temps encore, il est probable que tout mouvement de liquide serait devenu impossible sans ces vaisseaux, et que les membres inférieurs seraient tombés en gangrène.

M. James m'a remis une autre pièce qui rentre tout-à-fait dans nos études actuelles par le caractère des désordres survenus vers l'appareil circulatoire. La voici : je ne vous en dirai que quelques mots.

Vous apercevez la coloration extraordinaire de cette anse d'intestin qui a appartenu à une vieille femme morte dans la journée d'hier. La membrane muqueuse est noire, mais cette teinte n'est pas uniforme : de distance en distance des lignes circulaires tranchent par un noir éclatant, sur la couleur générale, et lui donnent un aspect tigré.

C'est surtout au voisinage de l'orifice inférieur du rectum que cette disposition est le mieux prononcée : on ne la rencontrait plus à un degré aussi avancé près de la valvule iléo-cœcale, et l'intestin grêle ne présentait que des ecchymoses séparées par des espaces assez larges où la muqueuse conservait l'intégrité de sa texture. Des ulcérations occupent le bord flottant des replis valvulaires : leur fond est d'un noir luisant comme s'il était enduit d'une couche de vernis. Je m'inquiète peu du nombre, de la forme, de la profondeur de ces ulcérations : toutes ces minuties de description peuvent satisfaire certains esprits, mais je n'y attache pas la moindre importance. Si cependant, messieurs, pour l'édification d'une école de récente création, il plaisait à quelqu'un d'entre vous de compter tous les points ulcérés, je m'empresserais de mettre à sa disposition cette pièce ainsi que celle que nous venons d'examiner afin qu'il pût en même temps avoir un chiffre exact des granulations calcaires de l'aorte.

Nous dirons donc que l'intestin est noir. A quoi tient cette coloration si remarquable ? A l'extravasation du sang et de sa matière colorante entre les tuniques du canal digestif. La membrane muqueuse offre tous les signes·d'une inflammation des plus vives, inflammation dont nous connaissons d'autant mieux le point de départ, qu'il ne tient qu'à nous d'en reproduire une tout-à-fait semblable sur l'animal vivant. Injectez dans les veines une solution alkaline, vous développez de ces ecchymoses, de ces transsudations morbides à la surface intestinale. Seulement au lieu d'être noires, elles sont rouges : la différence de coloration tient à l'âge de la malade. Depuis quelle époque cette femme était-elle atteinte de dyssenterie ? M. James qui l'a soignée me dit qu'il y a près d'un an. Je suis faché qu'il ne m'ait pas laissé faire moi-même la réponse, car, d'après l'aspect des lésions, j'avais seulement reconnu que la maladie remontait à une date déjà ancienne. Jamais dans les épanchements récents vous ne rencontrez cette teinte noire : ce n'est qu'à la longue que la matière colorante du sang, de rouge qu'elle était d'abord, devient de plus en plus foncée, jusqu'à ce qu'enfin elle offre une couleur complétement noire. J'ai eu plusieurs fois l'occasion d'observer cette même coloration de la vessie à la suite de vieux catarrhes : on ne la retrouve plus dans ce qu'on appelle la cystite aiguë.

La nature des selles dans les affections dyssentériques, n'est pas moins remarquable que les caractères pathologiques. Les malades rendent des mucosités sanglantes que l'on a comparées à de la lavure de viande. En effet la sécrétion intestinale, plus abondante par l'afflux d'une plus grande quantité de liquide, n'est pas constitué par un simple mucus, mais du sang en substance s'échappe à travers les porosités ou les ulcérations de la tunique interne, se mêle au mucus, et entraîne avec lui des lambeaux de fibrine coagulée. Bien loin d'être plus active dans les parties enflammées, la circulation s'y ralentit, ou même s'y suspend ; c'est ce que d'ailleurs on voit parfaitement bien au microscope : il en résulte que la vitalité de la membrane muqueuse diminue; dans quelques points, elle est éteinte. Alors son tissu se ramollit par le contact des mucosités intestinales, les fécès en passant, en détachent des pellicules mortifiées, et bientôt le sang épanché sous elle est mis à découvert : de là des ulcérations.

Je n'oserais me prononcer sur la nature intime de la maladie qui a enlevé cette femme. Y avait-il altération du sang? Ce soupçon a dû nécessairement se présenter à mon esprit, car nous trouvons ici tous les désordres de circulation qui caractérisent un défaut de coagulabilité de ce liquide. Voici un intestin de chien, mort d'une injection de sous-carbonate de soude, comparez le avec celui de notre malade. L'altération est la même, aux nuances de couleur près. Il serait donc très-possible que la diarrhée dyssentérique et les accidents qu'elle a entraînés n'aient été que la conséquence d'une diminution de la coagulabilité du sang. A l'autopsie, M. James n'a point trouvé de caillots dans le cœur, ni dans les gros vaisseaux : un épanchement assez considérable occupait la cavité des plèvres, et le tissu pulmonaire a paru infiltré d'une sérosité sanguinolente, absolument comme dans des pneumonies produites par une surabondance d'alkali dans le sang.

Continuons l'examen de pièces pathologiques; nous venons d'en voir de naturelles, il nous faut maintenant, comme objet de comparaison, passer en revue quelques unes de celles que nous produirons artificiellement.

Vous vous rappelez cet animal auquel nous avions, par trois fois injecté dans les veines du sous-carbonate de soude, sans pouvoir enlever au sang la propriété de former caillot : il est mort hier. Je suis encore à me demander pourquoi le passage dans la circulation d'une notable quantité de solution alkaline n'a pas déterminé ses effets habituels. Mon préparateur, M. Cazalis, a pensé que cela pouvait tenir à la *constitution médicale* : je n'ai pas grande confiance à l'intervention d'une semblable influence Un médicament parait réussir aujourd'hui, et dans quinze jours il échouera dans les mêmes circonstances, vous direz alors : c'est la constitution médicale. Exprimez donc votre pensée en d'autres termes, afin de vous faire comprendre. Qui a changé ? Est-ce le malade, le médicament, l'atmosphère ? Ce sont là de ces faux-fuyants auxquels on a recours pour éluder les difficultés et non pour les résoudre. Avec les mots de constitution médicale, et mille autres de la même valeur, on a des explications pour tout, sans jamais craindre d'être pris au dépourvu.

Quoi qu'il en soit, l'animal a succombé avec tous les signes d'un embarras considérable vers la circulation pulmonaire. L'autopsie nous a fait voir le poumon plus lourd, plus dense que de coutume : il y avait une infiltration générale de son parenchyme. A l'instant où nous avons ouvert la poitrine, les plèvres ne contenaient dans leur cavité aucune trace d'épanchement ; mais les ayant examinées dix-huit heures après, nous y avons rencontré une certaine quantité de sang liquide.

D'où provient ce sang ? Le tissu du poumon n'avait point été incisé, aucun vaisseau volumineux n'avait été ouvert : c'était donc un simple phénomène d'imbibition cadavérique. Voici comment les choses se sont passées : le sang exhalé entre les mailles de l'organe a obéi aux lois de la pesanteur et s'est accumulé vers les points les plus déclives ; il a traversé comme un filtre le feuillet séreux qui le séparait de la cavité pleurale, et est venu former l'épanchement que vous voyez de chaque côté de la poitrine. Je vous prie de songer aux conséquences pratiques qui découlent d'un semblable phénomène. Comme nos autopsies ne se font que vingt-quatre heures après la mort, ne serait-il pas possible que certaines altérations très apparentes sur le cadavre n'eussent pas existé pendant la vie, qu'elles fussent le résultat d'extravasations pareilles à celles que nous observons sur cet animal ? Ceci me semble très vraisemblable. N'ajoutez donc pas une confiance illimitée à l'anatomie pathologique, car elle peut vous montrer des désordres là où il n'y avait rien de modifié sur les organes vivants.

Uu fait grave ressort des expériences auxquelles nous nous livrons, c'est qu'un sang trop alkalin est impropre à la circulation et s'imbibe à travers les parois de ses tuyaux. Il est des maladies caractérisées surtout par des extravasations de ce liquide au sein des tissus : tel est le scorbut. S'il existait dans le sang des personnes qui en sont atteintes, quelque chose d'analogue au sang des animaux que nous rendons alkalin, nous serions sur

la voie d'importantes applications thérapeutiques.
J'ai voulu faire cet essai devant vous. Voici une
petite fiole remplie de sang de scorbutique, que
M. James m'a procurée ce matin : vous remarquez
que le sérum est très abondant, le caillot très petit, tremblant, mou, d'une friabilité singulière.
Ce sont les indices d'une diminution de coagulabilité. Je vais maintenant plonger dans le vase du
papier de tournesol rougi par un acide : à la rapidité avec laquelle la couleur bleue a reparu,
vous savez déjà que le sang est très fortement alkalin; or, du sang très fortement alkalin n'est point
pour nous dans des conditions favorables pour
circuler. Chez le scorbutique, tous les tissus sont
remplis d'ecchymoses : la peau est recouverte de
plaques livides, les membranes muqueuses sont
soulevées par des dépôts de sang échappés des vaisseaux, les gencives ramollies, fongueuses, sai-
gnantes, ont perdu toute apparence de structure.
Il est évident que les solides sont profondément
altérés : les liquides sont dans le même cas. Le
sang est beaucoup moins coagulable dans le scorbut que dans les conditions normales de l'économie ; son alcalinité plus prononcée le rapproche
beaucoup de celui des animaux qui ont reçu une
injection de sous-carbonate de soude. Est-ce à dire
que nous possédions là toute la théorie du scorbut?
Non, assurément. Mais, pour être insuffisantes
quant à l'étiologie même de cette affection, ces remarques n'en ont pas moins de valeur en ce qu'elles
nous mettent sur la voie de recherches nouvelles

dont on peut dès à présent soupçonner la portée et l'avenir.

L'animal dont nous venons d'examiner le poumon nous présente à l'intérieur des tuyaux aérifères une mousse abondante qui en obture la cavité. Ceci n'est point une maladie spéciale, mais seulement une complication. Un médecin de beaucoup de zèle et d'activité, M. Piorri a, dans ces derniers temps, appelé l'attention des praticiens sur ce qu'il a nommé l'*écume bronchique*. Je ne pense pas que la formation de cette écume dans les divisions des bronches tienne à une modification de vitalité de la membrane qui les tapisse ; je crois plutôt que ce n'est qu'un accident tout mécanique d'un élément morbide plus général, l'altération du sang. Lorsque la partie aqueuse de ce fluide devient prédominante, plus de sérosité est exhalée à la surface des canaux aériens : si le malade conserve assez de force, il l'expectore, si au contraire, ses forces sont éteintes, l'expectoration est nulle ou insuffisante. Qu'arrive-t-il alors ? Le liquide s'accumule en quantité plus considérable, il se mêle à l'air qui entre et sort à chaque mouvement respiratoire, des bulles se forment et restent suspendues comme une mousse légère et sont entraînées vers les dernières ramifications des bronches. Celles-ci s'oblitèrent, l'oxigène atmosphérique n'arrive plus jusqu'au sang. Le malade meurt asphyxié. L'ouverture du cadavre montre l'arbre aérien depuis la trachée jusqu'à ses dernières divisions, rempli d'une écume assez semblable à de l'eau savonneuse que l'on a fait mousser : ce n'est autre chose que le sérum du sang intimement mélangé à l'air. Sans doute, cette complication a hâté la mort, mais il ne faut pas en chercher la cause dans une altération de la membrane muqueuse elle-même. Le sang avait primitivement perdu de sa coagulabilité. Aussi, remarquez que c'est surtout à la suite de maladies chroniques qui ont épuisé l'économie et vicié la composition des liquides, qu'on voit se former l'écume bronchique.

Voici un autre fait qui pourra servir à éclairer l'histoire des épanchements survenus dans les cavités séreuses.

Hier on a injecté dans la plèvre de ce chien une petite quantité de bile, aussitôt une inflammation très vive s'est manifestée. La membrane ou plutôt le réseau vasculaire sous-jacent offre une rougeur des plus prononcées, accompagnée d'une exaltation considérable de la sensibilité. Dans les pleurésies, on peut toujours détacher les feuillets de la plèvre, car ils restent intacts : ce qui est injecté, c'est la couche de capillaires qui rampent au-dessous. On décrit l'inflammation de l'arachnoïde, sa rougeur, l'arborisation de ses vaisseaux. Il y a là erreur d'anatomie et de physiologie. L'arachnoïde, pas plus que la plèvre, n'est traversée par des vaisseaux sanguins : des fluides blancs sont les seuls qui pénètrent ces membranes ; je vous disais donc que nous avions injecté dans la cavité pleurale d'un chien, de la bile en petite quantité. Le contact de cette liqueur a eu pour effet de resserrer les petits vaisseaux, de contracter leurs parois et de s'opposer au libre cours du sang. La circulation

s'est arrêtée dans les capillaires : de là des épanchements par extravasation. On peut à volonté
déterminer des épanchements dans la poitrine,
l'abdomen et les autres cavités séreuses en y in-
jectant une substance irritante quelconque. C'est
même un des meilleurs moyens dont on puisse
se servir pour se procurer la fibrine dissoute
dans le sérum et séparée des globules. Il est en
général assez difficile d'isoler la fibrine des autres éléments du sang : dans les procédés ordinaires, on ne l'obtient que mélangée aux globules
et à la matière colorante. Au contraire, par le
moyen que je vous indique, elle sort seule, en dissolution dans le sérum. Une fois échappée des
vaisseaux, elle se prend en masse avec beaucoup
de promptitude, forme des filaments, des lamelles
blanchâtres et peut être aisément recueillie.

Ainsi il suffit d'oblitérer les vaisseaux capillaires pour produire des épanchements de sang en
substance, ou de quelques-uns de ses éléments. Ces
phénomènes, vous pouvez les observer dans de plus
amples dimensions, en faisant l'expérience sur de
grands animaux, tel que le cheval. Donnez à un
cheval une pleurésie artificielle, des litres de liquides seront exhalés à la surface de la plèvre. Ce
liquide laissera bientôt déposer la fibrine qu'il tient
en dissolution, non par cristallisation confuse, mais
sous des formes déterminées et rattachées à un type
commun d'organisation.

Le mode de suppuration propre aux membranes
séreuses est constitué par deux substances qui s'i-
solent avec une grande promptitude, l'une liqui-

de, c'est la sérosité, l'autre demi-concrète, ce sont les fausses membranes.

La sérosité est de couleur citrine ou légèrement fauve. Quelquefois on en trouve une énorme quantité et peu de fausses membranes ; d'autrefois le contraire a lieu. On l'a comparée avec assez de justesse à du petit-lait non clarifié.

Les fausses membranes mériteraient plutôt le nom de membranes de nouvelle formation, car ce sont des membranes véritables ayant une organisation complète. Elles se présentent d'abord sous l'aspect d'une matière opaque, caséiforme, suspendue dans la sérosité, ou étendue en nappe sur les feuilles de la plèvre, à laquelle elles adhèrent. Si la maladie tend vers la guérison, voici ce qu'on observe. Le liquide épanché est peu-à-peu résorbé. Le poumon se développe, son tissu s'épanouit et n'est plus séparé des parois thoraciques que par les fausses membranes, réunies en une couche informe que subdivisent des feuillets mous et tremblants. Bientôt apparaissent à leur centre des stries rougeâtres ; ce sont les rudiments des vaisseaux sanguins ; irrégulières dans le principe, elles ne tardent pas à prendre une forme cylindrique, et à passer par une foule de graduations insensibles, jusqu'au moment où elles se transforment en tuyaux véritables, avant que les tuniques vasculaires soient organisées, les traînées de sang paraissent contenues dans un canal perforé à l'intérieur des faisceaux fibrineux, et dont les parois ne sont pas distinctes du tissu qui les enveloppe L'exsudation pseudo-membraneuse se trouve à cette époque transformée en lames vivantes. Par suite des mouvements de dilatation et de resserrement du thorax, ces lames s'alongent, s'étendent, sous forme de brides, de la plèvre costale à la plèvre pulmonaire, et n'apportent plus aucun obstacle à la respiration. Ce tissu accidentel n'a pas encore une consistance bien énergique : peu à peu elle augmente, et arrive au moment où il déchirerait les parties circonvoisines plutôt que de se rompre. La nouvelle membrane est alors définitivement organisée.

Une circonstance assez curieuse, c'est que la liqueur irritante est absorbée en entier avant qu'il survienne d'exhalation morbide sur la surface où elle a été appliquée. Je peux goûter la matière de l'épanchement, consécutif à l'injection de la bile dans la plèvre : elle n'est pas amère.

Nous en resterons là pour aujourd'hui. Si je voulais me borner à faire l'histoire anatomique de l'inflammation, je n'aurais pas besoin d'entrer dans tous ces détails, et je consacrerais les moments qui nous restent à esquisser un tableau rapide des principaux caractères de ces importants phénomènes. J'ai préféré attaquer le cœur même de la question que d'en effleurer simplement la surface. Vous profiterez davantage en suivant des yeux le début, la marche, la terminaison de l'inflammation, qu'en confiant à votre mémoire l'exposé d'une théorie quelque savante qu'elle soit d'ailleurs. En cela comme en tout, l'observation aidée de l'expérience est la méthode par excellence.

VINGT-TROISIÈME LEÇON.

19 juillet 1837.

MESSIEURS,

L'animal auquel nous avions donné une gangrène est mort : la désorganisation qui avait frappé le membre dont les vaisseaux étaient oblitérés est devenue de plus en plus profonde, et aujourd'hui les tissus sphacélés sont confondus en une pulpe noirâtre et d'une fétidité repoussante. J'ai recceuilli un peu de cette sanie pour l'examiner au microscope : je n'y ai trouvé aucunes traces de globule sanguin ni de fibre musculaire. Tout vestige d'organisation a disparu. Les tendons et les autres parties fibreuses ont une teinte d'un gris sale, leur consistance est moindre, ils se laissent crévasser par le doigt. Les os sont noires, friables, imprégnés de sucs putrescents. Nous avons vu que ces tissus sont les derniers qui résistent à la décomposition, parceque leur circulation n'est pas très active.

Voici un autre chien sur lequel nous avons répété la même expérience, seulement au lieu d'introduire l'injection dans le tronc même de l'artère
crurale, nous ne l'avons fait pénétrer que dans
une des branches de ce vaisseau qui correspond
chez l'homme à l'artère honteuse externe. La quantité de liqueur injectée est très peu considérable,
cependant l'animal souffre cruellement ; ses cris,
son agitation, son anxiété, la fréquence de la respiration, tout indique une exaltation extraordinaire de la sensibilité. Nous lui avons fait prendre
huit à dix gouttes de laudanum : mais cela ne l'a
pas calmé. Nous allons revenir à l'emploi des
narcotiques pour tâcher d'amoindrir ses souffrances.

Ce fait, comme vous voyez, est un fait nouveau.
Il n'est peut-être pas impossible de le rattacher
à certains cas de médecine pratique dont l'histoire
physiologique est encore à faire. Essayons quelques rapprochements.

La diminution lente et progressive de la sensibilité est souvent un signe précurseur de la gangrène,
d'autrefois c'est le contraire qui a lieu. Les malades
se plaignent d'abord de fourmillements, d'élancements dans tout un membre ou seulement dans
une partie, puis la douleur augmente, s'exaspère
par intervalle, enfin arrive un moment où elle devient atroce, au point d'arracher des cris de déses-
poir. Tel est le caractère des gangrènes dites *spontanées* : on les appelle ainsi parce que la vie s'éteint
peu à peu en un point de l'économie, sans qu'on
puisse remonter aux causes qui ont amené la mor-

tification. L'examen anatomique des parties sphacélées montre les artères remplies de caillots fibrineux, leurs parois fortement colorées en rouge.
Bien loin de voir dans la suspension mécanique du
cours du sang au sein de ses tuyaux la cause de la
gangrène, on se complaît dans les idées favorites
d'inflammation, et, pour l'emploi des moyens thérapeutiques, on consulte des théories erronées de
préférence à l'observation matérielle des faits.
Pourquoi dire qu'une artère est enflammée quand
elle s'offre à vos yeux, obstruée ? Elle est rouge !
je le sais bien, car je sais qu'elle est poreuse et par
conséquent le sang ne peut long-temps stagner
dans sa cavité sans s'imbiber dans ses parois ; mais
ce sont là des phénomènes consécutifs à l'arrêt de
la circulation. S'il me fallait exprimer par un mot
le traitement de la gangrène, je dirais qu'au lieu
d'*antiphlogistiques*, il est besoin de *désobstruants*
(bien entendu que je ne rattache pas à cette dernière expression l'idée qu'elle exprime dans le langage des anciens médecins). L'oblitération des
vaisseaux par des caillots fibrineux n'est, j'en conviens, qu'un phénomène consécutif qu'il faut tâcher de prévoir et de combattre, mais ce n'est pas
en ôtant du sang que vous empêcherez celui qui
reste dans la circulation de se coaguler. Il vaudrait
bien mieux s'attaquer à la composition même du
liquide qu'à son volume : malheureusement c'est
ce qu'on ne peut pas ou qu'on ne veut pas entendre.

Comment expliquer maintenant ces souffrances
excessives que vous voyez accompagner certai-

nes gangrènes développées spontanément chez l'homme, ou produites chez les animaux par des procédés artificiels? Ici, nous nous trouvons transportés sur un autre terrain. L'obstruction des artères est un phénomène tout physique, l'apparition de la douleur est un phénomène essentiellement vital. Nous n'avons point, pour le moment, à nous occuper des phénomènes vitaux; je vous ferai toutefois remarquer que cette exaltation subite de la sensibilité peut être rat'achée, soit à la présence dans les vaisseaux d'une liqueur étrangère, soit à l'arrêt du cours du sang, soit enfin à ces deux influences réunies. La question est donc complexe. Cependant, comme l'application d'un agent irritant sur une artère ou une veine ne provoque point de douleur, je suis porté à soupçonner que celle-ci reconnaît pour point de départ l'interruption du passage du sang à travers le réseau capillaire. Il y aurait donc une relation intime entre la sensibilité des parois vasculaires et le contact du liquide, d'où il résulterait que le sang ne peut cesser de se mouvoir sans qu'aussitôt la partie à laquelle il était destiné ne devînt douloureuse. Si le fait est exact, vous aurez ainsi l'explication de ces crampes insupportables qui fatiguent quelquefois les malades à la suite de la ligature d'artères volumineuses, alors même qu'aucuns filets nerveux n'ont été embrassés par le fil constricteur. Elles cessent quand la circulation se rétablit.

Quelle que soit la valeur de ces conjectures, je suis bien aise d'avoir appelé votre attention sur le développement spontané de douleurs atroces par l'effet de l'obstruction des tuyaux capillaires.

Vous avez pu remarquer, Messieurs, que nous mettons une sorte d'affectation à ne point prononcer le mot *inflammation*, ou bien, quand il nous arrive de le prononcer, c'est plutôt pour en faire la critique que pour y rattacher un sens défini. Cependant il exprime quelque chose. Si son seul défaut était d'être mal choisi, d'avoir été emprunté à une métaphore inexacte, la répugnance qu'il nous inspire ne reposerait que sur des motifs puérils, plus dignes de la morgue d'un pédant que de l'attention du physiologiste; mais il n'en est pas ainsi. Vous savez déjà combien sont erronées les théories que réprésente le mot inflammation, chacun s'étant empressé d'y apporter son tribut d'erreurs. Avant d'y revenir encore, je vais vous exposer les principaux phénomènes qui se passent au sein des tissus enflammés, phénomènes qu'il vous sera facile de vérifier à l'aide du microscope.

Pour bien apprécier les modifications qui surviennent dans la circulation capillaire, il faut nécessairement bien connaître l'état normal de cette circulation. Sans cela, on s'expose à n'y rien comprendre, ainsi qu'il est arrivé à bon nombre de physiologistes. Voici l'animal solidement fixé sur une lame de liége. Votre œil, placé à l'oculaire du microscope, suit la marche des globules sanguins à travers les infiniment petits tuyaux du mésentère. Appliquez sur un point de la membrane un alcali ou tout autre agent chimique, la circulation s'arrête immédiatement en ce point; vous n'y apercevez plus qu'une tache obscure, immobile·

tout autour les capillaires sont gonflés. Il est évident que le sang qui aurait dû passer par les vaisseaux oblitérés reflue dans les vaisseaux circonvoisins, dont les parois supportent une pression considérable. Ce que je dis ici de l'application d'un alcali se rapporte également à toute substance qui modifie la texture des tuyaux ou la compression des liquides. Du moment qu'il existe un défaut d'harmonie entre le diamètre des capillaires et le volume des molécules sanguines, des obstructions surviennent, et alors apparaissent les caractères de l'inflammation. Voyons quels doivent être les résultats de cet arrêt de la circulation. Disons-le d'avance ; ici la théorie est parfaitement conforme aux observations microscopiques.

Puisque plus de sang passe, dans un temps donné, à travers les vaisseaux restés libres, plus de globules sont contenus dans ces vaisseaux, par conséquent la couleur qu'ils réfléchissent devient plus intense. Ceci vous explique pourquoi les tissus enflammés rougissent. Il peut se faire que le sang pénètre dans des tuyaux où ses éléments blancs sont ordinairement les seuls admis, ainsi qu'on l'observe dans l'ophtalmie. On est averti de cette circonstance pathologique par l'apparition d'une rougeur insolite sur la partie.

L'augmentation de la pression exercée sur l'intérieur des capillaires entraine nécessairement la dilatation de leurs parois. Celles-ci se gonflent, occupet plus de place, et laissent échapper à travers leurs pores agrandis, du sang en substance ou quelques-uns de ses matériaux. Ces phénomènes de dilatation et d'extravasation amènent à un degré plus ou moins marqué la tuméfaction de la partie qui en est le siége. Au centre, où tout mouvement de liquide est suspendu, le gonflement est à son maximum. A la circonférence où le sang continue à se mouvoir, mais en colonnes plus volumineuses, le gonflement est moindre et il diminue à mesure qu'on s'éloigne du point enflammé. Aussi vous remarquerez que les gomflements inflammatoires sont en général coniques, et que la partie la plus saillante correspond au centre de la tumeur. C'est là, en effet, que l'obstruction est plus complète.

Comme la température du corps dépend du passage du sang au sein des tissus, il est évident qu'elle croîtra en raison directe du volume du liquide. Nous venons de voir que l'inflammation s'accompagne de l'accumulation d'une plus grande quantité de sang dans les vaisseaux, la chaleur animale y est donc notablement plus élevée. Ce phénomène est tellement vulgaire qu'il n'a échappé à personne. Le malade lui-même a la conscience de cette élévation de température, qui peut monter de plusieurs degrés, ainsi que nous la voyons descendre sous l'impression du froid. Qui ne sait que dans l'hiver la main peut n'offrir que 5°, 10° à 15° th. R., tandis qu'à l'aisselle on en trouve 25 à 30° ? De même dans certains accès de fièvre, la température de tout le corps peut être élevée au point de donner au médecin la sensation d'un objet brûlant. Il est donc impossible, physiquement parlant, que la dilatation du réseau capillaire ne détermine pas un accroissement de température: C'est ce même phénomène qui a le plus frappé les observateurs lorsqu'ils ont désigné cet état particulier par le mot inflammation. Une expérience assez curieuse consiste à placer un thermomètre sur une partie enflammée et comparativement sur une partie saine : on trouve quelquefois des différences considérables. Ainsi un doigt affecté de panaris sera à tel degré, et son voisin, qui est intact, à tel autre; c'est que dans un cas la circulation est en partie arrêtée, et que dans l'autre elle est libre. Le passage momentané d'une plus grande quantité de sang dans un point y détermine une élévation subite de température. Sous l'influence d'impressions morales vives, ou de toute autre cause, la face devient brûlante, la paume des mains sèche, aride, chaude. Certaines personnes sont sujettes à des bouffées de chaleur qui leur montent au visage, par suite de la réplétion exagérée du système capillaire; d'autres ont habituellement la tête brulante et *lourde*. Cette dernière épithète n'est pas aussi impropre qu'on serait porté à se le figurer : quand la circulation cérébrale s'embarrasse, les vaisseaux sont dilatés plus que de coutume, et par conséquent le volume de liquide qu'ils contiennent est notablement augmenté. L'inflammation est donc caractérisée par une élévation de température. Elle diffère de la *congestion*, en ce que dans celle-ci il n'y a que dilatation des capillaires sans obstruction ni rupture de leurs parois. Ne confondez pas ces deux états. S'ils ont quelques symptômes communs , ils en ont d'autres qui les différencient.

En même temps que le point enflammé est rouge, enflé, brûlant, il est le siége de douleurs aiguës ou sourdes suivant la nature des tissus envahis. S'il s'agit de tissus insensibles comme les ligaments, les tendons, les cartilages, la douleur peut manquer complètement ; elle est au contraire extrêmement vive dans les parties qui jouissent d'une grande sensibilité. Tantôt les malades accusent des élancements comme si on y enfonçait des milliers d'aiguilles, tantôt ils éprouvent une sensation de brûlure qu'ils comparent à l'application d'un fer incandescent : dans les panaris la douleur revêt un caractère particulier , elle consiste dans un resserrement, une constriction analogue à celle qu'on éprouverait si le doigt était vigoureusement serré dans un étau. Le mode de distribution de filets nerveux, leur abondance ou leur rareté, la présence ou l'absence d'aponévrose d'enveloppe, vous expliquént ces infinies variétés de la sensibilité dans les divers tissus malades. Les nerfs qui rampent entre les interstices des organes et s'épanouissent dans la profondeur de leur parenchyme sont comprimés par le gonflement des vaisseaux et les matières épanchées hors de leur cavité : ce sont eux qui renvoient au cerveau l'impression de la douleur. Peut-être aussi que les parois vasculaires elles-mêmes suivant qu'elles sont ou ne sont plus parcourues par les courants sanguins, deviennent douloureuses : du moins c'est ce qu'il est permis de conjecturer d'après notre dernière expérience sur l'injection de vernis et de charbon dans l'artère crurale.

Les parties enflammées présentent souvent des battements insolites, d'où on en a conclu que la vitalité même des vaisseaux était modifiée puisque les malades ont la conscience de ces battements. Mais a-t-on assez tenu compte des modifications mécaniques que subit dans ce cas le passage du sang ? Toutes les fois qu'une artère est fermée par son extrémité, qu'elle présente une résistance in- surmontable à l'abord des liquides dans le réseau capillaire, ses parois supportent une pression con- sidérable et se dilatent davantage à chaque con- traction du cœur ; elles se resserrent en proportion à l'instant où les fibres du ventricule se détendent. D'où il résulte que ces effets d'élasticité qui se passaient en petit dans les tissus sains se passent en grand dans les tissus enflammés. Les nerfs pressés à chaque pulsation artérielle en renvoient l'impression au cerveau, mais c'est là un phéno- mène physique dans son principe, vital par ses résultats : la cause première de ces troubles cir- culatoires est l'obstruction des capillaires.

Ainsi l'analyse du cours du sang dans une partie frappée d'inflammation, nous explique la véritable signification de ces quatre mots fameux: *dolor, calor, tumor, rubor.* La douleur résulte de la compression des filets nerveux par les vaisseaux oblitérés ou distendus ; la chaleur indique que le sang passe en colonnes plus volumineuses dans les capillaires circonvoisins qui sont restés perméables; le gonflement provient de la dilatation du réseau vasculaire, et de l'extravasation des matériaux du sang ; la rougeur dépend de la présence dans les vaisseaux d'une plus grande quantité de globules. Rendez à la circulation sa liberté, peu à peu les accidents se calment, les tissus reprennent leur sensibilité, leur température, leur volume, leur coloration normale, en un mot tout rentre dans l'ordre, pourvu toutefois que la suspension momentanée du cours du sang n'ait pas déjà déterminé une désorganisation profonde.

Dans tout ce que je viens de vous dire il n'a pas été question d'*irritation*, de *contractilité organique*, de *sensibilité insensible devenue sensible*, de *mouvements spontanés des globules sanguins*, et c'est qu'en effet ces explications sont tout-à-fait décevantes, et elles ne reposent que sur des suppositions gratuitement admises, gratuitement exploitées. Pour ajouter foi à tout ce qu'on a débité à ce sujet, il faut une crédulité par trop innocente.

Il est surtout une expérience que l'on cite comme convaincante et même qui depuis des siècles sert de base à bon nombre de doctrines médicales. On dit : prenez le mésentère d'un animal vivant et faites y une piqûre avec la pointe d'un stylet. L'endroit piqué devient un centre de fluxions, le sang y abonde de toute part. Pourquoi ces courants changent-ils de direction, deviennent-ils rétrogrades dans certains capillaires ? Il faut donc qu'il y ait une force qui les attire, une force plus énergique que le cœur lui-même, puisque les globules cheminent souvent contre l'impulsion de cet organe. Cette force, c'est l'irritation. Vous avez stimulé un point de la membrane, perverti sa vitalité, provoqué une sorte d'appel du sang contenu dans les vaisseaux circonvoisins ; tous ces phénomènes sont le résultat de l'irritation. Bientôt vous voyez les tissus se gonfler, rougir, devenir brûlants, douloureux, des extravasations s'opérer tout autour, c'est qu'un nouveau travail morbide, l'inflammation, vient de se déclarer. Appelant *fluxus* l'irritation, *stimulus* l'inflammation, on reproduit le mémorable axiome : *ubi stimulus*, *ibi fluxus*; seulement oubliant la date de ces idées aussi vieilles que la. médecine, on vous parle d'une nouvelle doctrine médicale, basée sur la physiologie.

Messieurs, j'ai répété ainsi que d'autres observateurs cette expérience, or, voici ce que j'ai vu : dans le cas où on pique un capillaire mésentérique, le sang s'échappe par l'ouverture, et les globules des vaisseaux environnants y affluent, quel que fût d'ailleurs le sens dans lequel ils marchaient auparavant. Si au contraire la pointe du stylet est simplement enfoncée dans le tissu de la membrane, sans intéresser aucun capillaire, le cours du sang continue à se faire avec la même régularité. Il ne survient rien d'anormal dans la marche des globules.

Ces résultats méritent un sérieux examen. Comment, l'inflammation dépend, dites-vous, d'une exaltation de la vitalité d'une partie, et voilà que la piqûre d'une artère détermine un afflux de sang, tandis que la piqûre d'une membrane ne trouble en rien la marche de ce fluide ? Cependant la sensibilité de l'artère est nulle relativement à celle dont jouit la membrane où elle rampe. Si votre théorie est exacte, l'intensité des phénomènes inflammatoires doit être en harmonie avec le degré de vitalité des tissus. Eh bien ! l'expérience montre que l'inverse a directement lieu. L'*irritation* (pour parler votre langage) est nulle dans les parties très *irritables*, vive dans celles qui sont dépourvues d'*irritabilité*. Mais laissons de côté ces hypothèses absurdes et contradictoires et venons à l'explication véritable du fait. Aussi bien je vois avec plaisir que dans plusieurs mémoires composés récemment, et entre autres, dans celui de M. Tod, imprimé à Liverpool, on a envisagé l'inflammation tout autrement qu'on ne l'avait fait jusqu'ici, et substitué des recherches microscopiques exactes à des observations grossières et superficielles. Voici donc comment il faut comprendre ces phénomènes.

Quand vous percez la paroi d'un capillaire, le sang, trouvant moins de résistance en ce point que dans le reste du vaisseau, s'échappe par l'ouverture et coule tant que l'élasticité des tuniques vasculaires n'est pas épuisée. Mais nous savons que ce capillaire ne marche pas isolé, qu'il communique par une multitude de branches avec les capillaires voisins et que la pression est également répartie dans tous. En agissant sur l'un de ces vaisseaux, vous agissez en même temps sur tous les autres. Les globules les plus éloignés ont autant de tendance à sortir que ceux qui sont plus près de l'ouverture, car l'équilibre tend à se rétablir. Mais on a vu le sang rétrograder, se diriger des veines vers les artères ! Je le crois bien, ce serait miracle qu'il en fût autrement, du moment que la résistance devient moindre en un endroit, tout le liquide y afflue, et les courants affectent tous la même direction. Distendez par de l'eau un tube en caoutchouc ; puis faites un trou à sa partie moyenne, trouvez-vous étrange que le fluide y arrive avec une égale facilité de l'une et l'autre extrémité ? Non, évidemment, l'élasticité des parois vous rendra raison du phénomène. Le même mécanisme se passe dans un tuyau vivant. On voit quelquefois les globules reprendre tout à coup leur marche normale. Examinez alors le point où votre stylet a divisé le vaisseau, il s'y est formé un caillot, et l'ouverture est oblitérée. Enlevez le caillot, les globules se précipitent de nouveau vers l'endroit blessé et leur allure redevient désordonnée. Qu'y a-t-il de commun entre ces résultats tous mécaniques et les prétendus effets de l'irritation ? Il n'est pas besoin de faire de grands frais d'imagination pour trouver la solution d'un pareil problème.

Le cours du sang n'est pas troublé dans le cas où on ne pique que la membrane. Pourquoi le serait-il ? Du moment que le liquide conserve ses propriétés, que la continuité de ses tuyaux n'est pas interrompue, que l'agent d'impulsion reste le même, il n'y a pas de raison pour que la circulation se modifie.

On peut faire l'expérience différemment, et sans ouvrir le vaisseau, appliquer sur ses parois une liqueur acide. Vous avez alors des phénomènes d'une autre nature, mais qui dépendent d'une ac-

tion toute chimique, ainsi que l'a prouvé M. Leu-
ret dans plusieurs mémoires fort intéressants.
L'acide se combine avec le tissu, le racornit, en
s'emparant de l'eau, diminue le diamètre du capillaire qui devient trop étroit proportionnellement
au volume des globules : ceux-ci s'arrêtent et restent immobiles derrière le point rétréci. Le sang
qui devait passer en cet endroit reflue dans les
vaisseaux environnants, les dilate, et les fait paraître plus gros qu'ils ne l'étaient auparavant. Dans
ce cas, comme dans le cas précédent, l'irritation
et l'inflammation artificielles sont donc tout simplement des résultats mécaniques. Et pourtant ce
sont ces expériences qui servent de bases aux théories sur l'irritation et l'inflammation, théories où
l'on n'envisage jamais que les modifications apportées à la vitalité des tissus. Je sais bien qu'elles
jouissent aujourd'hui d'une moindre faveur, mais
elles ont encore un certain crédit dans l'esprit de
quelques médecins et il importe d'en anéantir les
derniers vestiges.

Je n'ai pas épuisé la liste des hypothèses surannées qu'on a proposées pour expliquer la nature des phénomènes inflammatoires : la plupart
tiennent du délire. Il semble que ces questions
soient devenues l'écueil des meilleurs esprits et
qu'il suffise de les aborder pour qu'aussitôt on accepte comme réalité les interprétations les plus
absurdes. En voulez-vous des preuves ?

Dans un travail récemment publié en Allemagne,
le docteur Dollinger commence par établir que les
globules sont autant de petits êtres, indépendants

de l'action du cœur, se dirigeant où bon leur semble, n'ayant pour guide que leur caprice. Ils vont
des artères vers les veines, parce qu'ils le veulent
bien : rien ne les y contraint. Quand on les examine au microscope, ils décrivent une foule d'é-
volutions très agréablement racontées par le
physiologiste allemand. Voici d'ailleurs en quels
termes il s'exprime : « Les globules changent quelquefois de figure ; ils s'alongent souvent du double, mais cet alongement ne dépend pas de la pression exercée sur eux par les parois du vaisseau
trop étroit. Je pense que ce changement de forme
est dû au penchant qu'a le globule à se réunir à
son semblable, soit en vertu de forces attractives,
soit par suite de leur mouvement commun. » Et
ailleurs : « Les globules sanguins sont toujours
dans un antagonisme intérieur : tantôt on peut
les considérer comme des organismes animaux
particuliers, comme des infusoires, ayant en eux
quelque chose d'individuel : tantôt ils sont les
parties d'un tout, existant seulement relativement
à la masse et dépendant des rapports généraux du
système sanguin. C'est pourquoi on les voit s'at-
tirer et se repousser, se mouvoir et être mus, se
séparer du système sanguin et chercher de nouveau à s'y réunir. »

Ainsi, il est bien entendu que les globules sont
des animaux, de l'ordre des infusoires, conservant toujours un antagonisme intérieur, et emportés l'un vers l'autre par un penchant hostile.
Cependant par fois leurs relations semblent ami-
cales ; ils se livrent à des délassements dont le

rhythme et la cadence annoncent une harmonie de mouvements et une intelligence de la mesure. « J'ai vu , dit Dollinger , deux de ces globules se » rencontrer, s'arrêter mutuellement, se balancer » l'un contre l'autre, se repousser alternativement, » se rapprocher et s'éloigner ; enfin l'un des deux » cédant, prend une direction déterminée, s'en » retourne, étant suivi par l'autre. » Il est heureux que ces petits êtres trouvent ainsi moyen de charmer leurs ennuis : toujours tourner et se heurter eut été une existence par trop monotone.

Avec de semblables idées sur les fonctions des globules dans la circulation normale , l'auteur que je viens de citer a dû leur faire jouer un rôle très dramatique dans l'inflammation : c'est effectivement ce qui est arrivé. Je pourrais extraire quelques passages de son travail pour vous montrer dans quels écarts se laisse entraîner l'imagination subjuguée par une idée préconçue. Je m'en tiendrai à l'échantillon que je viens de vous montrer , il peut vous faire juger du reste.

Un des élèves de Dollinger , M. Kaltenbrunner, a publié un mémoire dans lequel il expose la théorie de son maître , en y joignant les résultats de ses propres observations. Nous y retrouvons les mêmes errements.

En interceptant l'action du cœur dans une patte de grenouille ;, M. Kaltenbrunner voit un mouvement oscillatoire avoir lieu pendant un certain temps dans les canaux capillaires, et il se demande quelle est la source de ce mouvement. « Il ne faut, » dit-il, en chercher la cause que dans le sang

» lui-même. Ce fluide est formé de globules ; le
» mouvement est une propriété innée propre à ces
» corps ; ils naissent du mouvement, existent par
» le mouvement, et disparaissent aussitôt qu'ils
» ont perdu leur mobilité. » L'auteur ensuite développe longuement ces idées. En voici quelques
passages : « Lorsque le mouvement des globules
» se ralentit, ils perdent aussitôt la précision de
» leurs bords, qui disparaissent au moment où le
» globule cesse de se mouvoir. On ne sait pas si
» l'on doit dire : ils disparaissent parce qu'ils ne
» se meuvent plus, ou bien ils ne se meuvent plus
» parce qu'ils disparaissent.... Les globules san-
» guins, outre leur mobilité innée, ont encore la
» disposition de se mouvoir vers un point central,
» c'est-à-dire vers le cœur. Cette disposition est de
» toute évidence dans le mouvement de la lymphe,
» fluide qui a tant d'analogie avec le sang.... Les
» globules lymphatiques possèdent cette mobilité
» intérieure, aussi bien que les globules du sang
» et du pus.

» Les molécules sanguines ont une disposition
» naturelle à se mouvoir dans les capillaires pour
» pénétrer dans les veines. Ce phénomène doit être
» considéré comme très important dans l'acte cir-
» culatoire; mais en observant cette propriété dans
» les organes sains, on peut m'objecter que cette
» importance n'est pas très manifeste, surtout
» lorsqu'en voyant la vitesse et la régularité avec
» lesquelles le sang est poussé dans les artères pour
» revenir par les veines, sans qu'il y ait interrup-
» tion, le cœur seul paraît être la cause de ce mou-

» vement et de cette régularité. Mais l'harmonie
» qui règne dans l'état sain entre les forces qui
» maintiennent la circulation en mouvement , est
» la seule cause de cette illusion.... on n'aperçoit
» que l'action du cœur , tandis que celle du sang
» dans les vaisseaux capillaires reste cachée. Pour
» prouver la part égale de ces deux forces dans les
» phénomènes de la circulation ; nous possédons
» un moyen que la nature nous offre à tout mo-
» ment dans l'état morbide. Ce moyen est l'inflam-
» mation. »

Nous voilà donc arrivé à l'inflammation. Je vous
prie, Messieurs, de me pardonner cette citation
un peu longue ; vous voyez que je ne pouvais vous
exposer la théorie de M. Kaltenbrunner sur l'inflammation, sans vous avoir préalablement mis au
courant de ses idées sur la marche normale du
sang dans ses vaisseaux.

Vous retrouvez dans l'explication des phénomènes inflammatoires la même indépendance des
globules. Mais c'est peu de s'être affranchis de
l'action du cœur, maintenant ils s'insurgent et
opposent à cet organe une puissance rivale et même
supérieure. Alors s'établit une lutte que le professeur allemand décrit de la manière suivante : « La
» disposition qu'a le sang de retourner vers le
» cœur éprouve par l'inflammation un change-
» ment qui nous est inconnu. Le sang au lieu
» d'affluer vers le cœur, est alors disposé à se
» réunir vers le foyer inflammatoire , qui est
» devenu pour lui comme un second cœur. On
» peut alors comparer la circulation à une lutte

» entre le véritable et le faux cœur. » Les voilà en présence : de quel côté se tournera la victoire ? Écoutons le même auteur : « Si l'inflammation » gagne en intensité, la circulation cesse entière- » ment dans le point où elle est plus violente, » c'est-à-dire vers le centre; plus elle est intense, » plus son étendue augmente , et plus le sang af- » flue vers la partie enflammée. L'animal succombe » enfin , la force du cœur s'arrête, les vaisseaux » de toutes les parties périphériques se vident, et » le sang ne circule plus que vers le siége du mal. » Long-temps même après la mort, on aperçoit » encore ces oscillations dans les vaisseaux autour » du foyer inflammatoire, tandis que dans les par- » ties saines , la circulation , et même tout mou- » vement de sang , ont cessé quelque temps avant » la mort. » C'en est donc fait de l'animal et de son vrai cœur. Le faux cœur l'a emporté ; victo- rieux, il poursuit en pleine sécurité ses manœu- vres, car il ne peut plus être inquiété par son ri- val , que la mort a frappé. Mais les chances de la lutte sont capricieuses : nous allons maintenant voir le faux cœur succomber : « Lorsque l'inflam- » mation est moins violente , la force médicatrice » de la nature et celle du cœur reprennent petit à » petit leur énergie ; l'affluence du sang diminue » autour du lieu enflammé, son mouvement se ré- » gularise, l'hémostasie n'a plus lieu ; et ainsi se » rétablit successivement l'équilibre entre la force » qui entretient la circulation par le moyen du » cœur , et celle qui dépend des vaisseaux capil- » laires. »

Je ne veux point, Messieurs, pousser plus loin cet affligeant examen. Si de pareils contes nous étaient présentés sous forme de roman, nous pourrions peut-être sourire à leur bizarrerie, à leur grotesque accoutrement ; mais on nous les donne comme des faits exacts, que l'observation et l'expérience confirment : c'en est trop ! J'ai hâte d'abandonner ces questions, que j'aurais voulu pouvoir me dispenser d'aborder. A quoi bon montrer par des réfutations sérieuses, le néant de tant d'hypothèses ? Les transcrire littéralement, c'est en faire une assez sévère critique.

VINGT-QUATRIÈME LEÇON.

21 juillet 1857.

MESSIEURS ,

Je m'étais proposé de faire , à la fin de ce semestre, l'histoire complète de l'inflammation, mais il m'est arrivé ce qui arrive au voyageur qui envisage de loin un objet. La distance ne permet pas d'abord d'en apprécier le véritable caractère : il paraît petit. En approche-t-on , ses proportions grandissent, plus près encore, elles se déploient davantage, enfin, quand on l'atteint, on est effrayé de sa taille gigantesque. J'avais donc cru que quelques séances me suffiraient pour envisager sous toutes ses faces, creuser dans toutes ses profondeurs l'important phénomène de l'inflammation : je m'étais abusé. Cette question est bien autrement compliquée qu'elle ne me l'avait semblé à une première vue, et pour être étudiée, il ne suffit pas de l'envisager dans un seul point du système capillaire ; il faut prendre à part chaque organe ,

chaque tissu, car ils ont chacun leur mode individuel de circulation, examiner leur texture vasculaire, les causes qui modifient la marche du sang
dans leur parenchyme, et s'élever graduellement,
de connaissances physiologiques précises, à l'analyse expérimentale des désordres inflammatoires.
Ce n'est que dans les traités de pathologie qu'on
peut, sous le titre de *phlegmasies*, grouper dans
une même famille les maladies caractérisées par
le trouble de la circulation capillaire : l'arbitraire est tout dans ces classifications. Pour nous,
qui n'avons foi qu'à l'observation, nous n'essaierons pas de vous présenter de ces aperçus généraux applicables à tout indistinctement, sans
s'adresser à rien en particulier. Ce n'est pas dans
une seule séance que nous pourrions exposer un
résumé, même succinct, des grands phénomènes
que comprend le mot inflammation ; cette étude,
nous la remettrons à une autre époque. Aujour-
d'hui je me bornerai à toucher quelques-uns des
points les plus délicats de cette question, moins
pour vous mettre au courant de ce qui a été fait de
positif (et le récit n'en serait malheureusement
pas long) que pour vous indiquer tout ce qui reste
encore à faire.

Déjà je me suis expliqué sur la nature même
des phénomènes inflammatoires. Vous avez pu
voir combien ces idées s'éloignent de ce qui est
publiquement enseigné dans nos écoles où chaque
secte médicale a son représentant, chaque proposition absurde son fidèle interprète. Cependant,
nous n'avons fait encore que l'anatomie de la

question. Les causes, la marche, la terminaison, le traitement, auraient besoin d'être soumis à une exploration minutieuse et non plus abandonnés à la discrétion des nosologistes. Dirons-nous avec Brown, que toute maladie est caractérisée par un état de *strictum* ou de *laxum*, avec Bichat, par l'*exaltation*, la *diminution* ou la *perversion* des propriétés vitales, avec quelques contemporains, par l'*irritation*. Mais de semblables explications sont par trop commodes. Aussi bien elles tournent toutes dans un cercle vicieux, et expriment le plus souvent, en d'autres termes, l'énoncé même du problème.

Vous parlerai-je des causes qui déterminent vers la circulation capillaire cet ensemble de phénomènes appelés inflammation ? Elles sont si nombreuses, si variées, qu'on ne peut comprendre comment des circonstances aussi différentes arrivent à un résultat identique. Prenons pour exemple la membrane muqueuse de l'œil ; sa position superficielle et sa couleur blanche habituelle nous permettant de saisir les moindres troubles survenus dans le passage du sang à travers ses infiniment petits vaisseaux.

Une paille s'interpose entre la paupière et le globe oculaire. Si elle n'y séjourne que quelques instants, la rougeur de l'œil est passagère et elle se dissipe après l'extraction du corps étranger. Celui-ci reste-t-il plus long-temps en contact avec la conjonctive, cette membrane rougit, devient douloureuse, larmoyante, sa sécrétion s'altère : il y a ophtalmie.

A côté de ce phénomène en voici un autre dont le point de départ est diamétralement opposé. Coupez dans le crâne et loin de l'œil le nerf de la cinquième paire à son passage sur la pointe du rocher; un des effets de cette section est d'abolir la sensibilité de la conjonctive : l'œil devient aussi insensible que l'épiderme. Cependant il ne tarde pas à s'y développer une ophtalmie. Voilà donc une inflammation qui, dans un cas, est précédée de l'exaltation, dans l'autre de l'extinction de la sensibilité tactile. Direz-vous que dans tous les deux la maladie a débuté par l'irritation ? Mieux vaudrait ne rien dire du tout, car il est par trop absurde de rallier à un même principe des causes aussi disparates. Confessons plutôt notre profonde ignorance sur la nature intime de ces désordres survenus vers la circulation capillaire, et n'allons pas, l'hypothèse en main, nous égarer dans des sentiers sans issues.

On conçoit que l'œil devienne malade lorsqu'on applique un corps étranger sur la membrane qui le protège, ou qu'on coupe les nerfs chargés de lui dispenser sa sensibilité ; mais ce qu'on se refuserait à croire, si l'observation n'avait maintes fois prononcé, c'est que l'alimentation exerce une influence spéciale sur la circulation de cet organe. Vous en avez cependant eu la preuve pendant le cours de ce semestre. Des chiens nourris exclusivement avec de la gélatine, de l'albumine ou tout autre principe immédiat isolé, ont été atteints d'ophtalmie : au bout de quelques jours la cornée s'est ramollie, perforée, et la vision a été à jamais perdue. Cependant la santé générale de ces

animaux n'avait pas encore subi de troubles profonds : il n'y avait que l'œil d'enflammé.

Autre exemple : nous avons extrait à plusieurs
reprises de petites quantités de fibrine sur un
animal vivant, puis nous avons réintégré le sang
défibriné. Entre autres symptômes morbides, il
est survenu vers la conjonctive des ecchymoses,
l'injection des capillaires, la sécrétion d'un mucus
puriforme ; la sensibilité de la rétine s'est exaltée,
la nutrition des membranes de l'œil s'est pervertie.
On ne pouvait méconnaître une inflammation des
plus intenses du globe oculaire. En quoi donc
avions-nous modifié la vitalité de cet organe ? Le
sang contenait un peu moins de fibrine, et voilà
tout.

Au lieu de diminuer le volume de la fibrine,
privez-la seulement de la faculté de se coaguler,
vous aurez encore l'ophtalmie. Vous vous rappelez que nous la développons à volonté en introduisant dans les veines d'un animal une solution
de carbonate de soude. C'est un phénomène
constant.

Voulez-vous encore un autre exemple ? Il suffit
d'injecter dans le système vasculaire un peu d'eau
putride pour produire l'inflammation des deux
yeux ou même d'un seul œil. C'est une chose assez
curieuse que toute modification apportée à la composition ou aux propriétés physiques du sang re-
tentisse sur la circulation de la conjonctive : ce
qui ne l'est pas moins, c'est qu'on désigne par une
même dénomination chacun des troubles survenus
vers cette membrane. On ferait un livre entier de

toutes les idées que représente le mot inflammation, car il est synonyme du mot maladie. La rougeur des tissus n'est même pas son caractère essentiel ; on a admis des *inflammations blanches*, et on en admet encore lorsqu'on appelle *arthrite* rhumatismale les douleurs articulaires qui souvent s'accompagnent d'une décoloration de la partie.

Ne croyez pas, Messieurs, que j'aie épuisé les différentes causes qui peuvent amener l'ophtalmie : il s'en faut de beaucoup. L'action de l'air froid, de l'humidité, les violences extérieures, l'insolation, la réverbération des rayons solaires par des surfaces blanches, l'habitude de travailler sur des objets fins, à la lumière artificielle, les plaies, les brûlures, la déviation des cils, la suspension dans l'atmosphère de corpuscules légers, etc., ce sont là autant de causes d'inflammation. Vous avez encore des ophtalmies scrofuleuse, vénérienne, blennorrhagique, goutteuse, rhumatismale, varioleuse, morbileuse, scarlatineuse, psorique, etc., etc., en un mot, il est peu de circonstances pathologiques où l'ophtalmie ne se rencontre. Essayer de ramener à une unité d'action tant et de si divers éléments morbides, ce serait une entreprise insensée. Pourquoi donc les désigner par une commune épithète ?

Ce qui est vrai pour l'œil est vrai pour tout autre organe. Il nous faudrait prendre partie par partie, tissu par tissu, réseau capillaire par réseau capillaire, afin d'y explorer la manière dont se produit l'imflammation. Quand on aurait fait cette étude partielle et détaillée, peut-être arriverait-on à la résumer en quelques propositions générales.

La sensibilité très vive de la conjonctive, sa structure vasculaire vous rendent compte de l'extrême susceptibilité de cette membrane. Aussi, dans la production des phénomènes inflammatoires, doit-on prendre en grande considération la nature même du tissu affecté. C'est à l'épiderme qui l'enveloppe, que la peau est redevable du peu d'action que les influences extérieures ont sur elle : cependant elle est également sujette à s'enflammer. Qu'un homme reste long-temps exposé à un soleil brûlant, la peau rougit, devient brûlante ; il se développe un érysipèle. Appliquez un synapisme, la pommade stibiée, ammoniacale, sur un membre, ce membre devient douloureux et s'enflamme : il se développe un erysipèle. Voilà donc deux maladies de même nom produites l'une par une élévation de température, l'autre par une action chimique : croyez-vous qu'elles soient de même nature, qu'elles dérivent d'un même principe ? On se figurera peut-être expliquer ces troubles de circulation par l'*irritation* de la peau et l'*appel* des liquides, mais comment sait-on que la peau est irritée et les liquides appelés ? C'est parce que la circulation se trouble. Le premier phénomène sert donc à expliquer le second, et le second le premier : malheureusement tous deux sont inconnus dans leur essence, et par conséquent, ils ne peuvent s'éclairer mutuellement.

Je ne sais comment on a pu soutenir que toute lésion matérielle d'un organe dérivait d'une inflammation, toute inflammation d'une perversion de la vitalité des solides. N'oubliez donc pas que chaque tissu puise dans le sang les matériaux de son organisation. Modifiez le sang, vous modifierez en même temps la marche de ce fluide à travers les capillaires, et par suite la nutrition des parenchymes. Vous pouvez même, sous l'influence d'une alimentation particulière, transformer complètement la substance d'un organe en une autre substance : c'est ce que nous avons faitpour le foie. J'avais déjà remarqué dans des expériences antérieures sur l'injection de liqueurs grasses dans les veines, que le tissu du foie prenait un aspect singulier : j'avais même dit d'une manière conjecturale, que si on perfectionnait ce moyen, on arriverait peut-être à faire des foies gras à volonté. Les choses en étaient là, lorsque j'ai repris mes recherches sur les diverses espèces d'alimentation. Or, voici le résultat que j'ai atteint. Les animaux que nous avons nourris avec du beurre ou de la graisse exclusivement, nons ont tous offert, à l'autopsie, cet état particulier du foie connu par les pathologistes sous le nom de *foie gras*. Rien d'ailleurs ne pouvait pendant la vie faire soupçonner ces changements opérés dans la structure de l'organe : l'appétit était assez bien conservé et la santé dans un état satisfaisant en apparence. Vous voyez ici le foie d'un de ces animaux, il offre tous les caractères de la dégénérescence graisseuse : couleur pâle, de feuille morte ; tissu friable dans lequel le doigt pénètre avec une très grande facilité. Si l'on y enfonce le scalpel, on trouve que les deux côtés de la lame sont imprégnés de graisse. Prenez une tranche de ce foie ainsi altéré, frottez-la sur du papier puis mettez-y le feu, le papier s'enflammera. Nous avons fait toutes ces expériences et nous sommes assurés ici de leur exactitude. J'avais prié M. Fremy d'analyser le foie gras de plusieurs de nos animaux : ce jeune chimiste s'est assuré que cet état du foie est produit par un dépôt considérable de stéarine dans les aréoles de son parenchyme. Vous savez que la graisse est composée de deux principes immédiats, la stéarine et l'oléine : celle-ci en est la partie liquide, celle-là la partie solide. Il paraîtrait donc que la stéarine seule s'est épanchée dans le foie ; car M. Fremy n'y a pas rencontré l'oléine. Nous avons voulu voir si le foie gras de l'homme était dans le même cas et constitué par les mêmes éléments ; plusieurs ont été soumis à l'analyse chimique, et nous y avons retrouvé la stéarine comme base principale. Ce résultat m'a paru fort intéressant : je crois qu'il pourra jeter quelque jour sur l'étiologie de cette maladie du foie.

Je n'ai pas à m'occuper maintenant des questions qui ne sont pas du ressort de la physiologie ni de la médecine. Il n'entre point dans mes attributions de rechercher ici s'il serait possible de remplacer par des moyens plus doux les pratiques barbares qu'on met en usage pour rendre gras le foie de certains oiseaux ; si ce but ne serait pas également atteint en modifiant leur alimentation, au lieu de leur crever les yeux, de les mettre dans l'humidité, de leur déformer le thorax, de les bourrer de matières végétales. Qu'il me suffise d'avoir éveillé vos soupçons à cet égard. Ce que je ne puis trop vous recommander, c'est de donner suite à ces recherches, afin d'éclaircir un des points les plus obscurs de la pathologie de l'homme.

Voici un chien que depuis trois semaines nous nourrissons avec de la graisse de bœuf non épurée. Il est maigre, faible, triste : je ne doute pas que son foie n'éprouve déjà un commencement de dégénérescence graisseuse. Vous apercevez sur ce chien la preuve de ce que je vous disais il n'y a qu'un instant sur l'influence de l'alimentation relativement à la production de l'ophtalmie : les yeux sont rouges, les paupières enduites d'une humeur puriforme. Je vous prie de remarquer l'espèce d'enduit gras qui agglutine les poils de l'animal et leur donne une teinte luisante. Ne dirait-on pas que l'oléine s'est échappée au dehors par l'exhalation cutanée, tandis que la stéarine se déposait dans le foie ? Ce n'est qu'une conjecture à laquelle je ne tiens nullement, mais qu'il serait bon toutefois de vérifier par l'analyse chimique.

Je ne puis citer d'exemple plus frappant que celui-là pour montrer l'immense importance qu'il faut attacher aux diverses espèces d'alimentations sur la nutrition et les maladies de nos organes. Voyez quelle harmonie existe entre le sang et les vaisseaux qui le charrient. Tant que le sang est dans ses conditions normales de structure, il traverse librement les capillaires du foie : devient-il trop visqueux, il s'arrête et laisse quelques-uns de ses matériaux s'infiltrer dans le parenchyme de l'organe. Je ne connais pas et je ne sache pas que personne connaisse. le moyen de diagnostiquer sur le vivant la maladie appelée foie gras : excepté dans certaines phthisies, il est même impossible d'en soupçonner l'existence. Supposez qu'on y parvienne ; quel traitement faut-il conseiller ? Ce serait sans doute de ces traitements, comme ils sont presque tous, qui font passer le temps, soutiennent l'espérance, tandis que le mal va son train. Quelques purgatifs pour *activer la sécrétion biliaire et dégorger le foie*, quelques sangsues à l'anus pour *désemplir les veines mésentériques*, des moxas et des cautères sur le côté droit de l'abdomen pour *déplacer l'irritation*, une saignée générale pour *abattre l'inflammation*, que sais-je enfin ? On ne manquerait certainement pas de moyens héroïques ! Pour moi, si j'avais à combattre une semblable affection, je commencerais par m'enquérir du régime antérieur du malade, s'il n'a pas fait abus d'aliments gras, huileux. Il est des personnes qui ont un goût prononcé pour les substances grasses, le beurre, la graisse, les huiles : elles en mangent dans tout et avec excès. Nul doute que si le développement du foie gras avait suivi une pareille alimentation, la première chose à faire serait de changer complètement le régime et de le remplacer par l'usage de la chair musculaire. Peut-être arriverait-on aussi à restituer au foie sa structure normale. L'animal lui-même semble nous indiquer cette médication. Il recherche avec un soin extrême toutes les petites parcelles de muscles que contient la graisse que nous lui donnons, et il n'en laisse pas échapper la moindre fibre. Ce n'est là que de l'instinct, j'en conviens, mais l'instinct, pour qui sait le comprendre, est souvent notre meilleur guide.

Ce ne serait pas la première fois qu'on corrigerait par l'alimentation les effets morbides de l'alimentation elle-même. Une personne fait usage abusif d'oseille et rend dans ses urines des graviers d'oxalate de chaux : suspendez l'emploi de l'oseille, les graviers disparaissent.

Ainsi le sang ne peut être modifié dans quelqu'une de ses propriétés sans offrir des phénomènes pathologiques vers la circulation capillaire. Ce que nous apercevons sur une membrane comme la conjonctive où l'on peut suivre de l'œil les moindres nuances d'altérations, nous met à même de juger de ce qui se passe dans les autres organes, si profondément situés que nos regards ne peuvent les atteindre. Bien loin de s'enquérir de la cause de ces désordres, on se contente en général de les rallier à certaines théories favorites, et avec un mot qui ne signifie absolument rien, on se figure exprimer beaucoup de choses. La circulation est-elle brusquement troublée, il y a *inflammation aiguë* ; les troubles suivent-ils une marche plus lente, il y a *inflammation chronique* ; voit-on un tissu désorganisé, sans travail morbide reconnu antérieurement, il y a eu *inflammation latente*. Tout se trouve expliqué de la sorte, surtout ce qui est inexplicable.

Si nos connaissances sur la manière dont débute

l'inflammation sont encore aussi obscures, avons-nous du moins des notions plus positives sur les divers modes de terminaison ? non , Messieurs. Nous en venons toujours à des classifications routinières, qui ne reposent que sur la partie la plus grossière des phénomènes dont les tissus malades nous offrent le spectacle. Quand on réfléchit à l'immense étendue des faits qu'embrasse un sujet aussi vaste, on reste confondu du peu que l'on sait : il n'est que trop manifeste que la physiologie expérimentale n'a pas encore passé par là ; comme ces questions sont exclusivement de son domaine, nous nous réservons de les aborder et de les discuter dans un des prochains semestres.

Pour beaucoup de personnes, les divers modes de terminaison de l'inflammation se réduisent à six chefs , savoir : la délitescence, la métastase, la résolution, la suppuration, l'induration et la gangrène. Une inflammation étant donnée, la difficulté ne consiste donc plus qu'à désigner la catégorie dans laquelle il convient de la ranger. Ce serait sans doute plus simple et fort ingénieux si chacun de ces six groupes représentait une théorie raisonnable des phénomènes qui s'y rallient , mais telle n'est pas à cet égard la nature de nos connaissances. Des mots, tant qu'on en voudra : des idées justes, très-peu ou point.

On appelle *délitescence*, la disparition subite de l'inflammation. Pourquoi cette cessation prompte des symptômes pathologiques ? parce que la circulation momentanément troublée a repris son cours avant que des obstructions ou des extravasations considérables aient eu le temps de s'effectuer ; en voici un exemple : vous appliquez sur votre main un liquide brûlant, elle rougit, plus de sang y afflue ; *il y a irritation* ; la plongez-vous dans de l'eau glacée, moins de sang y arrive, la rougeur diminue : vous avez fait *avorter l'inflammation*. Nous ne nous sommes servis ici des mots irritation et inflammation que pour vous faire sentir combien ces expressions sont impropres, puisqu'elles détournent l'attention du point capital, l'influence exercée par la température sur la marche du sang dans les vaisseaux. Je vous renvoie pour l'intelligence de ces phénomènes à nos expériences sur le froid et le chaud avec l'hémodynamomètre.

Par *métastase* on désigne le transport subit de l'inflammation en un point plus ou moins éloigné de celui qu'elle avait d'abord attaqué, et qu'elle a spontanément abandonné. Je vous fais grâce de toutes les hypothèses qui ont été imaginées, pour décrire l'itinéraire de l'élément inflammatoire. Les uns l'ont fait voyager avec le sang, d'autres ont supposé qu'il était appelé par les sympathies, d'autres n'ont trouvé rien de mieux que de le faire sauter d'un endroit à un autre en vertu d'une puissance inconnue, émanation des propriétés vitales. Il règne encore beaucoup de vague sur ce qu'on doit entendre par le mot métastase : c'est à l'expérience qu'il est réservé de donner la solution du problème.

La *résolution* est la disparition graduelle de l'inflammation : c'est la terminaison la plus favorable.

La maladie, dans ce cas, parcourt toutes ses périodes par degrés; la douleur diminue, le gonflement se dissipe, les parties reviennent insensiblement à leur état normal et au libre exercice de leurs fonctions : tout rentre dans l'ordre. Comment des vaisseaux obstrués peuvent-ils recouvrer leurs propriétés perdues? Je crois que cela tient aux modifications subies par le sang arrêté dans les canaux. D'abord il s'était solidifié, sa partie liquide s'étant imbibée à travers les porosités ou les ruptures des parois vasculaires : plus tard sa fibrine coagulée se liquéfie, redevient fluide, et est emportée par les courants sanguins que le cœur, à chaque contraction, projette dans tout le système artériel. Une fois les capillaires débouchés, les matériaux extravasés rentrent dans la circulation et le gonflement disparaît. L'élévation de température de la partie enflammée rend très-bien compte de ces transformations chimiques qu'éprouve le sang dont la marche a été accidentellement suspendue. Voyez ce qui arrive dans ces vastes ecchymoses, résultats de contusions violentes : pendant un certain temps le sang reste fluide, puis sa partie aqueuse s'infiltre par imbibition dans les tissus circonvoisins : un caillot solide occupe seul le centre du foyer; cependant peu à peu ce caillot se ramollit, il se divise par grumeaux, qui eux-mêmes se dissolvent dans la sérosité ; bientôt le sang coagulé est redevenu liquide ; alors un nouveau travail de résorption commence, jusqu'à ce que l'épanchement ait totalement disparu. C'est par le même mécanisme que je m'explique la résolution de l'inflammation , le sang extravasé cesse d'être liquide pour récupérer ensuite sa fluidité première ; toutefois ces transformations pour être bien connues auraient encore besoin d'être soumises au microscope.

Une fois ramollis, les matériaux du sang arrêtés dans les vaisseaux ou épanchés au-dehors, ne repassent pas toujours dans la circulation ; un trop long séjour dans la partie enflammée désorganise la structure des tissus, et la vie, suspendue un instant, y cesse presque tout-à-fait. Peu à peu la tumeur devient moins dure : son centre s'élève en pointe et on y sent de la fluctuation, tandis que le reste de son étendue présente de l'empâtement et une consistance assez grande, la maladie se termine alors *par suppuration*. Là l'inflammation est superficielle; la douleur pulsative, la fluctuation, l'amincissement de la peau indiquent très-bien qu'il s'est formé du pus ; mais il est plus difficile de s'en assurer si elle est située dans la profondeur des membres au-dessous des fortes aponévroses ; car alors on ne peut plus suivre de l'œil les modifications physiques que subit la tumeur ; on est obligé dans ce cas d'avoir recours aux signes rationnels, qu'il n'est point de mon sujet de vous indiquer ici. Quoi qu'il en soit, vous voyez que la terminaison par suppuration ne diffère de la terminaison par résolution qu'en ce que, dans celle-ci les molécules du sang une fois ramollies sont resorbées, tandis que dans l'autre elles s'altèrent davantage, se transforment, et sont rejetées au-dehors.

Les auteurs ne sont pas d'accord sur le mécanisme de la suppuration et sur les substances qui produisent le pus. La question ne me paraît pourtant pas insoluble. Nous avons vu les principaux matériaux du sang s'extravaser pour constituer l'engorgement inflammatoire : en se liquéfiant, ils se combinent intimement avec les tissus au milieu desquels ils se sont épanchés ; de sorte que le pus provient à la fois des solides et des liquides. Comment voudriez – vous qu'il ne se fût pas formé dans la partie malade même ? Ne savons – nous pas qu'il revêt des caractères particuliers suivant le point de l'économie où il se rencontre ? Ténu, grisâtre dans les os , opaque, caséeux dans le tissu cellulaire, floconneux dans les membranes séreuses, verdâtre, filant dans les membranes muqueuses , roussâtre dans le foie , d'un jaune gris dans les muscles , le pus offre partout une physionomie spéciale. Il n'est même pas impossible de reconnaître avec le microscope la source d'où il provient. Ainsi une des personnes qui m'écoutent, M. le docteur Glugé, est arrivé à distinguer entre elles les différentes espèces de pus, par la seule inspection des globules qui les constituent. J'ai été témoin de plusieurs épreuves dont ce jeune médecin est sorti victorieux. Du pus recueilli par moi à l'hôpital, dans le poumon, la plèvre, le péritoine , les tumeurs phlegmoneuses, lui a été présenté , et il en a parfaitement indiqué l'origine. Je me rappelle même avoir voulu lui tendre un piége en lui donnant du pus artificiel de ma façon, comme provenant d'un de mes malades; mais il ne s'y est pas laissé prendre. Je ne doute donc pas qu'on ne puisse reconnaître à de certains caractères physiques des globules les diverses espèces de pus. Cet important résultat est encore une des conquêtes de l'étude expérimentale. Et on oserait aujourd'hui contester l'utilité de cette marche féconde de l'esprit humain !

Lorsque l'engorgement inflammatoire reste stationnaire, que les autres symptômes ayant disparu, l'endurcissement des tissus augmente et persiste seul, on dit que la maladie s'est terminée *par induration*. Cette terminaison est propre aux organes glanduleux, et succède en général à des inflammations lentes, sourdes, à marche mal dessinée. On n'a pas encore de renseignements bien précis sur les modifications que subissent les parties indurées. Ce qu'on sait, c'est que les matières extravasées ne rentrent pas dans la circulation, qu'elles s'organisent et font bientôt partie intégrante des tissus. Par quelle série de phénomènes l'inflammation du testicule finit-elle par se transformer en squirrhe? Comment le cancer encéphaloïde de cet organe ne paraît-il souvent succéder qu'à de simples troubles dans la marche du sang? Nul doute que la nature même des matériaux épanchés n'imprime une direction particulière au mode de terminaison de la maladie. Suivant que ceux-ci restent solides ou se liquéfient, la consistance de la partie subit des transformations qu'il serait d'un haut intérêt d'analyser, mais qu'on s'est simplement contenté de désigner par des épithètes différentes, sans en rechercher la cause dans son origine première.

Je n'ai rien à vous dire de la terminaison par

gangrène. Nous avons éclairci ce point de pathologie par des expériences récentes, dont le souvenir doit encore être présent à votre esprit.

J'aurais encore à vous parler du traitement de l'inflammation ; mais, Messieurs, ce sujet est tellement vaste, les indications qu'il embrasse ont une telle portée, que ce n'est pas dans les quelques minutes dont je puis disposer encore que je pourrais en aborder les points les plus culminants. Disons toutefois que s'il est impossible de rallier les phénomènes inflammatoires à une même origine, la même impossibilité existe pour le traitement. Que doit-on entendre par cette bizarre dénomination d'*antiphlogistique*, en d'autres termes, *contre la brûlure ?* Sera-ce avec de l'eau de veau, de poulet, des boissons mucilagineuses, que vous rendrez au sang sa coagulabilité, que vous l'empêcherez de s'extravaser à travers les parois de ses vaisseaux ? Et les sangsues restent-elles l'unique moyen de soustraire *l'aiguillon* qui stimule la partie enflammée ? Il est rationnel de s'attaquer au sang lui-même quand la marche de ce fluide est troublée, mais c'est sa composition bien plutôt que son volume qu'il importe de modifier. Ce qui convient à telle inflammation, ne convient pas à telle autre. Dans un cas, il faut stimuler l'action des organes, dans un autre, l'amoindrir : chez tel malade le sang cesse de se mouvoir, parce qu'il est trop fluide, chez tel autre, parce qu'il est trop visqueux. En un mot, chaque inflammation réclame sa thérapeutique individuelle.

Que de choses, Messieurs, il me reste à vous

dire, que de préceptes à puiser à ces intarissables sources , l'observation et l'expérience. Mais le temps presse. Depuis plusieurs jours tous les autres cours du collége de France sont fermés , et je suis forcé , bien malgré moi, de clore le mien aujourd'hui. Nous avions réservé , pour la fin de ce semestre, l'étude de l'inflammation , car l'examen des désordres circulatoires nous semble le complément nécessaire des recherches auxquelles nous venions de nous livrer sur la marche normale du sang dans ses tuyaux vasculaires. Si nous avions le loisir de glaner dans chacune de nos expériences précédentes , nous recueillerions , j'ose m'en flatter, une ample et riche moisson. Mais à quoi bon d'inutiles regrets ? N'avons-nous pas en perspective les moyens de donner à ces questions tous les développements dont elles sont susceptibles ? Qui sait même si notre enseignement ne gagnera pas à cet ajournement forcé ? Nos impressions seront moins récentes, nos idées plus mûres, notre esprit familiarisé avec des faits, qui maintenant encore, nous frappent et nous étonnent par leur singularité. Aussi bien je sens qu'il est des points tellement délicats que j'ai besoin de recueillir et de comparer mes souvenirs avant d'avoir à leur égard une opinion arrêtée.

Toutefois, avant de nous séparer, vous me permettrez , Messieurs, de vous remercier et de me féliciter du bienveillant intérêt avec lequel vous avez suivi un enseignement hors de la portée d'un auditoire vulgaire. Les entretiens que j'ai eu avec plusieurs d'entre vous , les objections qui par fois m'étaient adressées, soit directement, soit par lettre, m'ont convaincu que mes intentions avaient été comprises et que ma voix avait retenti bien au-delà de cette enceinte. Si votre attention a été constamment soutenue, si votre assiduité ne s'est jamais démentie, je suis loin de m'en faire un mérite : non, Messieurs, ce n'étaient pas vos suffrages que je m'étais proposé de conquérir avant tout, quelque flatteurs qu'ils fussent pour moi ; j'avais une autre ambition, celle de faire marcher la science, celle d'être utile à l'humanité. Le dirai-je, j'avais, comme j'ai toujours eu, comme j'aurai toute ma vie, le vif désir de relever la médecine de l'état subalterne où elle se trouve, et de la placer à son véritable rang, je veux dire à la tête des connaissances humaines.

Après la séance, le professeur injecte dans les veines d'un jeune renard, méchant et farouche, du sang d'un jeune chien doux et caressant. C'est, dit-il, une expérience physiologico-morale, dont il désire connaître les résultats. Le renard, après cette injection, ne paraît pas revenu à des habitudes plus paisibles. La première émotion passée, il cherche de nouveau à mordre ceux qui l'approchent. Peut-être faudra-t-il tenter une nouvelle expérience : cela dépendra de sa conduite ultérieure.

FIN DU TOME TROISIÈME.

TABLE INDICATIVE

DES SUJETS

TRAITÉS DANS CES LEÇONS.

(470)

(471)

FIN DE LA TABLE ET DU TROISIÈME VOLUME.